Noni
Morinda citrifolia

Altes Wissen und neue Erkenntnisse

von Johannes Westendorf
und Cornelia Mettlich

Vorwort

Dieses Buch wurde geschrieben, um sowohl denen, die Noni bereits kennen und schätzen, als auch denen, die es kennen lernen möchten, einen Überblick über die traditionelle Anwendung dieser bemerkenswerten tropischen Pflanze und deren rasante weltweite Verbreitung in den vergangenen zehn Jahren zu verschaffen.

Wir leben in einer Zeit, in der die menschliche Psyche oft mit dem raschen Wandel und Fortschritt der Technik nicht mehr mithalten kann. Technisch leben wir im 21. Jahrhundert, emotional sind wir jedoch Kinder einer früheren Zeit. Aus dieser Diskrepanz erwächst ein Misstrauen moderner Technik gegenüber, welches besonders dann vorherrscht, wenn wir uns der Technik ausgeliefert fühlen. Das ist in besonderem Maße der Fall, wenn wir mit medizinischer Technik zu tun bekommen.

Eine der schlimmsten Erfahrungen, die ein Mensch im Laufe seines Lebens machen kann, ist die zu begreifen, unter einer Krankheit zu leiden, gegen die er sich nicht wehren kann. Mögen wir noch so stark und erfolgreich alle Schwierigkeiten des Lebens bestanden haben, kann uns doch plötzlich bewusst werden, dass wir uns nicht selber helfen können. Wir müssen unser kostbarstes Gut, unseren Körper, anderen Menschen und einer Technik anvertrauen, die wir selbst nicht durchschauen. Daraus erwächst ängstliches Misstrauen, das noch verstärkt werden kann, wenn wir mit unterschiedlichen

Diagnosen und Prognosen unserer Erkrankung konfrontiert werden, weil wir mehrere Mediziner dazu befragt haben.

Viele Menschen suchen einen Ausweg aus dieser Situation, indem sie sich der Naturheilkunde anvertrauen. Positiv wird dabei empfunden, dass ein Heilpraktiker oder ein naturheilkundlich ausgerichteter Mediziner sich häufig intensiver mit der Gesamtsituation des Patienten befasst, als Schulmediziner dies für gewöhnlich tun. Während die Schulmedizin vornehmlich die Krankheitssymptome behandelt, versucht die Naturheilkunde, die Selbstheilungskräfte des Körpers zu aktivieren und für die Heilung zu nutzen. Obwohl sich dieses Buch mit einer Pflanze befasst, die ihren Platz in der traditionellen Naturheilkunde hat, wollen wir nicht Partei für eine der beiden Richtungen ergreifen, sondern vielmehr zeigen, dass aus der Synthese beider Richtungen der größte Nutzen für die Patienten erwächst. Während die Schulmedizin noch vor einigen Jahrzehnten etwas mitleidig auf die Naturheilkunde herabgesehen oder sie sogar bewusst bekämpft hat, ist mittlerweile ein Wandel eingetreten. Naturheilkundliche Disziplinen wie etwa Phytotherapie, Homöopathie, Akupunktur oder traditionelle chinesische Medizin gehören heute zu den Pflichtfächern der Medizinstudenten. Wenn auch der Raum, den sie im Studium einnehmen, eher bescheiden ist, so werden sie doch nicht mehr ausgegrenzt, wie es früher üblich war. So zeigt auch das Interesse, das viele Mediziner inzwischen der Nonipflanze entgegenbringen, dass traditionelle Formen der Medizin Hand in Hand mit den Erfahrungen, die Generationen von Menschen durch genaue Beobachtung der Natur gesammelt haben, mehr und mehr Eingang in die ärztliche Praxis finden.

Damit das Misstrauen, das viele Mediziner gegen naturheilkundliche Verfahren hegen, abgebaut werden kann, ist es erforderlich, dass sich die Vertreter der Naturheilkunde nicht gegen die Schulmedizin stellen, sondern sich vielmehr von einer naturwissenschaftlichen Betrachtungsweise leiten lassen. Nehmen wir einmal an, ein Patient geht zu seinem Arzt und erzählt ihm von Noni und dessen „wunderbaren“ Heilkräften. Der Arzt, der noch nie zuvor von dieser Pflanze gehört hat, gibt den Begriff in eine Suchmaschine des Internets ein und erhält daraufhin eine riesige Fülle von Daten. Er beginnt zu lesen und schon bald stehen ihm die Haare zu Berge, weil dort teilweise offensichtlicher Unsinn verbreitet wird. Da er nicht Wochen damit zubringen kann, die Beiträge kritisch zu ordnen, steht sein Urteil schnell fest. Beim nächsten Besuch des Patienten wird dieser vom Arzt erfahren, dass Noni aus medizinischer Sicht nicht empfohlen werden kann. Bringt man allerdings Mediziner dazu, Noni versuchsweise therapeutisch zu nutzen, ändert sich deren Meinung sehr häufig, denn die offensichtlich positive Wirkung von Noni lässt sich nicht einfach ignorieren.

Wie also lässt es sich erreichen, die Bereitwilligkeit der Mediziner zu wecken, Noni in ihr Therapiekonzept einzubeziehen? Unserer Überzeugung gemäß nur durch glaubhafte Berichte von Fallstudien und wissenschaftlichen Untersuchungen zum Thema Noni. Das ist der Leitgedanke unseres Buches.

Mittlerweile gibt es mehrere hundert Veröffentlichungen zum Thema Noni. Viele davon sind in so genannten „peer reviewed Journals“ erschienen. Das sind wissenschaftliche Zeitschriften, deren Artikel von mehreren, unabhängigen wissenschaftlichen Gutachtern gelesen und beurteilt werden, bevor sie erscheinen können. Dadurch wird ihre Qualität garantiert und ihre Akzeptanz in der wissenschaftlichen Welt gewährleistet. Diese Untersuchungen sind in der medizinischen Fachwelt weitgehend unbekannt und immer wieder begegnen wir der Meinung, es gäbe keine wissenschaftlichen Beweise für eine Wirksamkeit von Noniprodukten. In diesem Buch werden wir daher einen Überblick über diese Studien geben und sie in Beziehung setzen zu den überlieferten und gegenwärtigen Erfahrungen, die mit der Nonipflanze gesammelt werden konnten. Zusätzlich haben wir eine epidemiologische Studie begonnen. In ihr sollen möglichst viele Personen erfasst werden, die mehr oder weniger regelmäßig Nonifruchtsaft trinken. Dabei werden sie befragt, wie viel Nonifruchtsaft sie einnehmen, wie oft sie dies tun und warum sie es tun. Sie sollen außerdem Auskunft darüber geben, ob Noni ihnen geholfen hat, Beschwerden zu lindern oder sogar zu heilen, oder auch nur darüber, ob sie sich besser fühlen, seit sie Nonifruchtsaft trinken. Besondere Aufmerksamkeit widmen wir den Fragen, ob ein Arzt die Anwendung von Nonifruchtsaft begleitet oder zumindest zur Kenntnis genommen hat und ob medizinische Daten vorliegen, die den Verlauf einer Erkrankung unter der Einwirkung von Nonifruchtsaft beschreiben. Die bislang gesammelten Erfahrungen mit dieser Studie werden in diesem Buch beschrieben. Darüber hinaus werden wir ausführlich auf alle Fälle eingehen, in denen über bestimmte Nebenwirkungen von Nonifruchtsaft berichtet wird, etwa auf die Leber, die Nieren oder die Blutgerinnung. Wir werden den Leser auf den spekulativen Charakter der geschilderten Zusammenhänge zwischen den Erkrankungen und der Einnahme von Nonifruchtsaft aufmerksam machen. Schließlich werden wir auch noch beschreiben, wodurch man hochwertige Noniprodukte von minderwertigen, die in zunehmendem Maße auf dem Markt erscheinen, unterscheiden kann.

Es ist unser Ziel, dass die Anwender von Noniprodukten die Kräfte, die in dieser Pflanze stecken, besser verstehen und für sich nutzen können. Vor allem aber wollen wir dazu beitragen, dass immer mehr Mediziner sich mit Noni befassen und eigene Erfahrungen sammeln, sodass Noni eines Tages den Platz in der Medizin einnimmt, der ihm, wie wir überzeugt sind, zusteht.

Bremen den 1. 5. 2009
Johannes Westendorf
Cornelia Mettlich

Inhaltsangabe **Seite**

Morinda citrifolia (Noni)

Lebensraum und Erscheinungsformen

Kaum eine Pflanze der Tropen ist so anpassungsfähig wie die Nonipflanze. Man findet sie im gesamten Tropengürtel zwischen den Wendekreisen beiderseits des Äquators. Es ist nicht genau bekannt, woher die Pflanze ursprünglich stammt. Es wird vermutet, dass sie sich vom nördlichen Australien und Neuguinea oder Borneo nach Osten über die Inseln des südlichen Pazifiks und nach Westen bis an die afrikanische Küste verbreitet hat. Dabei haben wahrscheinlich sowohl natürliche Prozesse als auch menschliches Zutun eine Rolle gespielt (1). Auf die Inseln des Hawaii Archipels ist Noni mit größter Wahrscheinlichkeit durch die ersten polynesischen Siedler gelangt. Diese sind vor etwa 1000 Jahren von Inseln des heutigen Französisch-Polynesien aufgebrochen, um neuen Lebensraum zu suchen. In ihren Auslegerbooten haben sie alles mit sich geführt, was zur Gründung einer neuen Siedlung unbedingt nötig war. Neben Werkzeug und Haustieren (Hühner und Schweine) gehörten dazu auch bestimmte Nahrungspflanzen wie Taro, Brotfrucht und Kokospalmen und auch Heilpflanzen wie Noni und andere, die sie für unentbehrlich hielten (2).

Nonipflanzen kommen als Bäume bis zu einer Höhe von mehr als zehn Metern oder auch als Sträucher vor. Sie wachsen auf Muschelkalk am Strand und auf dunkelroter oder schwarzer vulkanischer Erde bis zu einer Höhe von 1000 m, meistens aber nur bis 500 m. Sogar auf erstarrten Lavaströmen können Nonipflanzen gedeihen, solange ihre Wurzeln genügend Halt finden. Wir haben auf Tahiti Nonipflanzen gesehen, die zwischen den Wurzeln eines Banyan-Baumes wuchsen und auf den Malediven sogar in einer hohlen Palme. Haben Nonipflanzen erst einmal irgendwo Fuß gefasst, verbreiten sie sich unweigerlich über den gesamten verfügbaren Lebensraum.

Die Blätter der Nonipflanze können rund oder oval bis lanzettförmig sein. Sie schwanken beträchtlich in der Größe. Das ist wahrscheinlich als Anpassungsprozess zu verstehen. Eine große Blattoberfläche begünstigt das Wachstum der Pflanze, da viel Licht eingefangen wird, das zur Photosynthese und damit zum Wachstum der Pflanzen unentbehrlich ist. Auf der anderen Seite fördert eine große Blattoberfläche die Verdunstung von Wasser. Enthält die Luft ausreichend Feuchtigkeit, ist die Verdunstung für die Pflanzen unproblematisch. In einem trockeneren Klima oder bei großer Hitze allerdings erweist sich ein großes Blatt als Nachteil, weil die Pflanze über das Blatt viel Wasser verliert.

Wir haben von einer Malediveninsel junge Nonipflanzen mit nach Deutschland gebracht. In ihrer natürlichen Umgebung nahe am Äquator hatten die Pflanzen lanzettförmige Blätter. Im Labor in Hamburg entwickelten sie dann große ovale Blätter. Es ist noch nicht genau bekannt, ob die unterschiedlichen Erscheinungsformen der Pflanze echte botanische Varianten oder bloß Anpassungsformen darstellen. Eine genetische Analyse, die darauf eine Antwort geben könnte, liegt bisher nicht vor.

Die Früchte der Nonipflanzen wachsen auf der Oberseite der Äste vom Stamm her nach außen, wobei sie nicht wie bei unseren heimischen Pflanzen gleichzeitig reifen, sondern nacheinander. Die Anlagen der Fruchtstände folgen einer strengen symmetrischen Ordnung. Während ein seitlicher Trieb vom Stamm nach außen wächst, bilden sich immer abwechselnd zwei Blätter, die waagerecht im Winkel von 180° zueinander stehen, und dann je ein Blatt und ein Fruchtansatz, die genau wie die Blätter zueinander, jedoch senkrecht zu diesen am Ast stehen, so dass die Frucht stets nach oben gerichtet ist. Es entstehen zuerst einzelne kleine weiße Blüten, die nach ihrer Befruchtung durch Insekten einen Fruchtstand bilden.

Die einzelnen Fruchtstände fusionieren zu einer Frucht, deren Oberfläche aus vielen Segmenten besteht und an ein Facettenauge erinnert. Jedes Segment ist aus einer eigenen Blüte hervorgegangen. Je mehr Blüten sich bilden, umso größer wird später die Frucht. Die Fruchtgröße kann je nach Region beträchtlich schwanken. Früchte von der Größe einer Orange haben wir auf Hawaii und einigen Inseln Französisch-Polynesiens gesehen. Die Früchte auf den Malediven erreichen dagegen höchstens die Größe einer Mandarine. In unserem Labor in Hamburg werden die Früchte nur so groß wie eine Kirsche.

Nonifrüchte sind zuerst grün und sehr hart. Während der Reifung werden sie langsam heller. Am Ende nehmen sie eine gelblich weiße Farbe an, werden sehr weich und fallen zu Boden. Die jungen Früchte sind geruchlos, während reife Früchte einen üblen Geruch ausströmen, der an überreifen Käse erinnert. Dieser Geruch rührt von Fettsäuren wie Hexansäure und Oktansäure her, die sich in der reifen Frucht durch Spaltung der betreffenden Fettsäureglykoside bilden. Beim Reifungsvorgang werden glycosidspaltende Enzyme gebildet, die die Zersetzung vorantreiben. Das geschieht sehr rasch. Wenn man eine der gelblichen, noch festen Früchte abpflückt, ist sie zuerst geruchlos. Innerhalb von wenigen Stunden aber beginnt sie weich zu werden und strömt einen üblen käsigen Geruch aus. Es konnte gezeigt werden, dass Oktansäure eine hohe Toxizität für Insekten besitzt (3). Wahrscheinlich schützt die Pflanze so ihre Früchte davor, von Insekten befallen und gefressen zu werden. Interessanterweise hat man auf den Seychellen eine Fruchtfliegenart entdeckt, die nicht nur resistent gegen Oktansäure ist, sondern von ihr sogar angelockt wird. Diese Art lebt ausschließlich auf Nonipflanzen (4). Die Eingeborenen der Südsee nutzen die insektiziden Eigenschaften der Nonifrüchte, indem sie sich den Brei reifer Früchte vermischt mit Kokosöl in die Haare reiben. Danach waschen sie mit Wasser Fruchtreste und Kokospartikel aus. Die stark riechenden Säuren verbleiben mit dem Öl im Haar und töten die auf der Kopfhaut lebenden Parasiten. Nonibäume tragen das ganze Jahr über Früchte, sodass ständig eine Ernte möglich ist.

Unter der äußeren Schale der Nonifrucht befinden sich dunkle längliche Samen, deren Schale sehr hart ist. Je nach Größe hat eine Frucht zwischen 50–150 Samen. Sie enthalten 2–3% Öl, das reich an ungesättigten Fettsäuren ist und schon von den alten Polynesiern geschätzt wurde. In den Samen befindet sich eine Luftkammer, die es ihnen ermöglicht zu schwimmen. Nonisamen können monatelang im Salzwasser treiben, ohne dabei ihre Keimfähigkeit zu verlieren. Auf diese Weise können sie weite Strecken zurücklegen und an neuen Ufern keimen, sodass dann neue Nonipflanzen wachsen. Wegen der harten Schale sind die Nonisamen für Tiere unverdaulich. Vor allem Vögel und Pflanzen fressende Flugsäuger wie z.B. fliegende Hunde sorgen so dafür, dass die Pflanzen sich vom Strand her schnell über die ganze Insel oder das Festland verteilen.

Die Wurzeln der Nonipflanze haben eine gelbliche bis rötliche Farbe, die von so genannten Anthrachinonen herrührt. Diese Stoffe haben antimikrobielle Eigenschaften und schützen die Wurzeln so vor Zersetzung durch Pilze oder Bakterien. Außerdem schmecken sie derart bitter, dass Nagetiere sie nicht anrühren. Anthrachinone befinden sich außerdem in der Rinde. Ihre Zusammensetzung dort ist allerdings etwas anders als in den Wurzeln, wodurch die Farbe gelblich ist. Wurzeln und Rinde dienten überall, wo die Pflanze wächst, als Farbstoff zum Färben von Tüchern (5, 6, 7). Diese Tradition wurde inzwischen weitgehend durch synthetische Farbstoffe verdrängt, ist aber in einigen Gebieten, etwa in Indien, noch heute anzutreffen.

Traditionelle Verwendung der Nonipflanze

Noni als Nahrungspflanze

Im Zuge der Zulassung von Nonifruchtsaft und anderen Teilen der Pflanze als Nahrungsmittel oder Nahrungsergänzungsstoff in der Europäischen Union kam die Frage auf, ob es überhaupt eine Tradition zur Verwendung von Noni als Nahrungsmittel gibt. Diese Frage muss entschieden mit „ja" beantwortet werden. Es gibt eine Vielzahl von Quellen, teilweise von beträchtlichem Alter, in denen berichtet wird, dass Nonifrüchte, -blätter und -samen teils roh, teils gekocht gegessen wurden. Schon Kapitän James Cook, der 1769 Tahiti erstmals besucht hat, berichtete, dass die Früchte der Nonipflanzen dort gegessen wurden (8).

Auf der indonesischen Insel Bali konnte eine unserer Doktorandinnen erst kürzlich die Verwendung von Nonifrüchten als Nahrung beobachten. Sie berichtet: „Die jüngeren noch etwas festeren Früchte werden gerne zu einer Art Obstsalat verarbeitet. Dabei werden die geschälten Früchte in kleine Stücke geschnitten und mit Palmzucker, getrockneten Pflaumen, Chili, Curry, Salz und Glutamat gewürzt."

In einem Buch, in dem alle essbaren Pflanzen der Erde verzeichnet sind (9), heißt es über *Morinda citrifolia*: „Unreife Früchte werden in Sambals und Curries verwendet. Aus reifen Früchten wird unter Zusatz von Zucker oder Sirup ein Getränk bereitet. Die Samen werden geröstet gegessen."

Junge Blätter, die 4,5 – 6 % Protein enthalten und leicht bitter schmecken, werden roh oder gedämpft gegessen oder um Fisch gewickelt und mit diesem gegart. Diese Tradition ist offenbar in vielen Teilen der pazifischen Inselwelt gepflegt worden (10).

Wir hatten 2005 selbst die Gelegenheit, auf Tahiti an einer solchen Mahlzeit teilzunehmen. Die von uns zuvor am Riff gefangenen Fische wurden von einem alten Tahitianer nach traditionellem Rezept zubereitet, allerdings in einem modernen Ofen gegart anstatt im traditionellen polynesischen Erdofen. Die Noniblätter gaben dem Fisch ein eigentümlich würziges Aroma.

Es ist übrigens bemerkenswert, dass die amerikanische Behörde für Lebensmittel und Medikamente (FDA) von einem Hersteller von Noniprodukten den Beweis für die traditionelle Verwendung von Nonifrüchten als Lebensmittel einforderte und daraufhin eine Literaturangabe erhielt, die von der amerikanischen Regierung selbst stammte. Im Kriegsjahr 1943 hatte die US Army ein Verzeichnis der essbaren Pflanzen der pazifischen Inselwelt herausgegeben, um ihren Soldaten auf abgelegenen Inseln das Überleben zu erleichtern. Diese Liste enthielt auch Nonifrüchte (11).

Auch als Tierfutter wurden Nonifrüchte und -blätter genutzt (12). In Indien wurden die eiweißreichen Blätter zum Füttern der wertvollen Seidenraupen verwendet. Wahrscheinlich rührt daher der Name „Indische Maulbeere“, denn die Blätter der echten Maulbeere *(Morus nigra)* stellen die eigentliche Nahrung der Seidenraupen dar. Hier sei darauf hingewiesen, dass die Nonipflanze nicht zur Gruppe der Maulbeergewächse (Moraceen) gehört, wie fälschlicherweise oft behauptet wird, sondern zur Pflanzenfamilie der Rötegewächse *(Rubiaceen).*

Auf den Marquesa-Inseln wurden die Nonifrüchte an Schweine verfüttert. Auch heute noch leben in den Nonihainen wilde Schweine, die sich überwiegend von den herabfallenden reifen Früchten ernähren. Auf den Cayman-Inseln wird die Nonifrucht auch als „Schweineapfel“ (hog apple) bezeichnet. Das deutet darauf hin, dass sie dort ebenfalls als Schweinefutter verwendet wird (13).

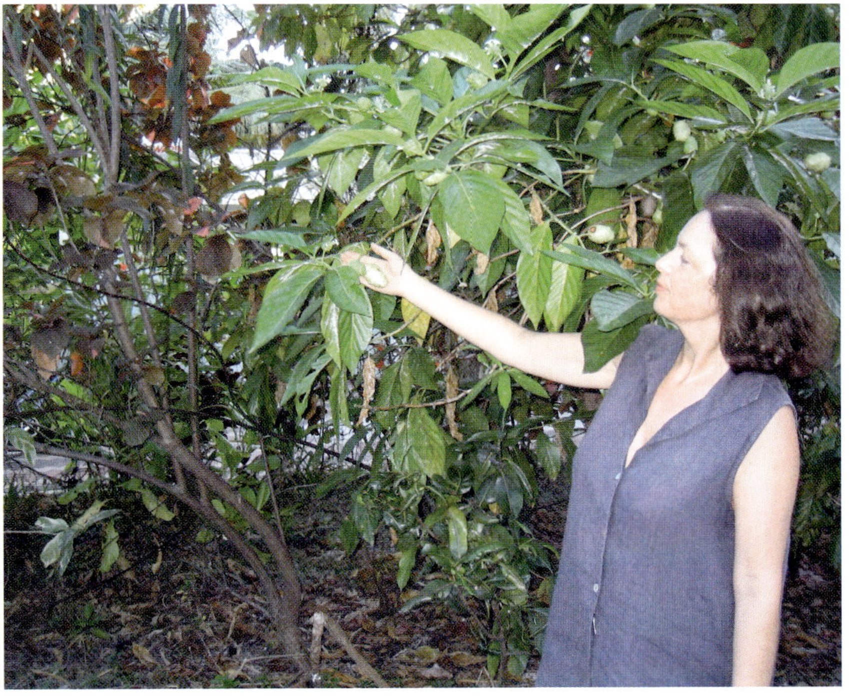

Die Autorin vor einer Nonipflanze auf Sun Island, Malediven (2004)

Der Strauch hat lanzettförmige Blätter und etwa pflaumengroße Früchte. Ableger dieser Nonipflanzen wurden mit nach Hamburg gebracht, wo sie später ovale Blätter entwickelten (siehe nächste Abbildung).

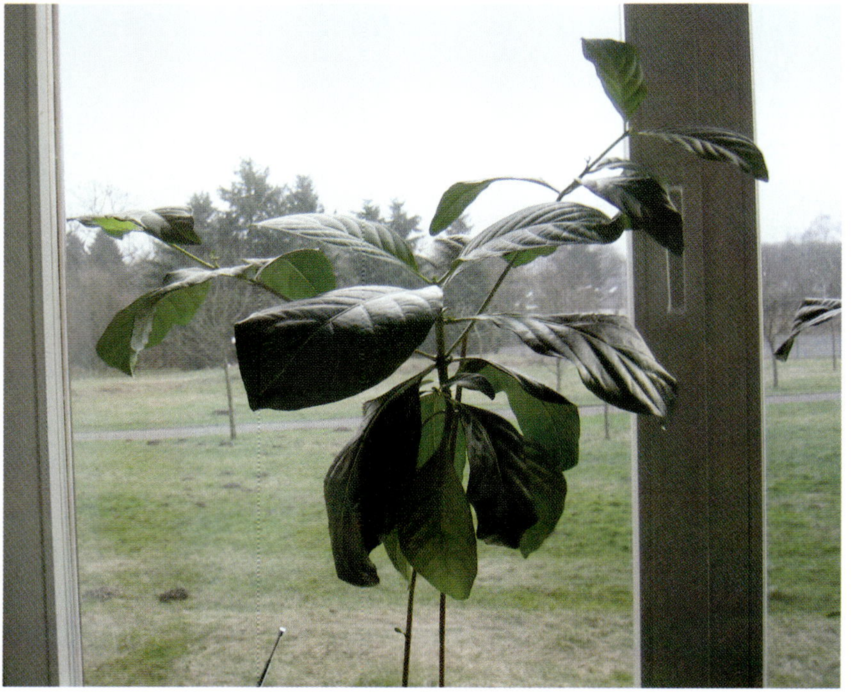

Nonipflanze im Labor in Hamburg, Ursprung Malediven
Die Blätter dieser Pflanze waren am Ursprungsort lanzettförmig, nahmen in Hamburg aber eine ovale Form an.

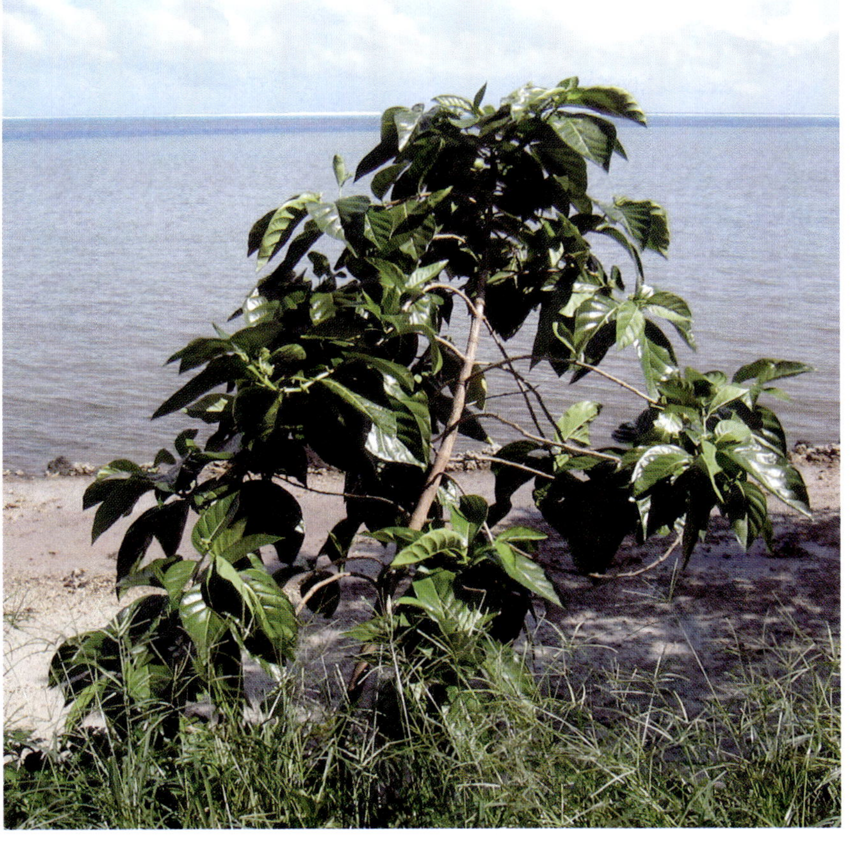

Nonipflanze auf Raiatea, Französich Polynesien (2005)

Die Pflanze wächst auf Muschelkalk direkt am Strand. Wahrscheinlich wurde bei einem Sturm ein Samenkorn hier angespült, woraus sich die Pflanze entwickelt hat. Im Hintergrund erkennt man am Horizont das Außenriff, welches die beiden Zwillingsinseln Raiatea und Tahaa umgibt.

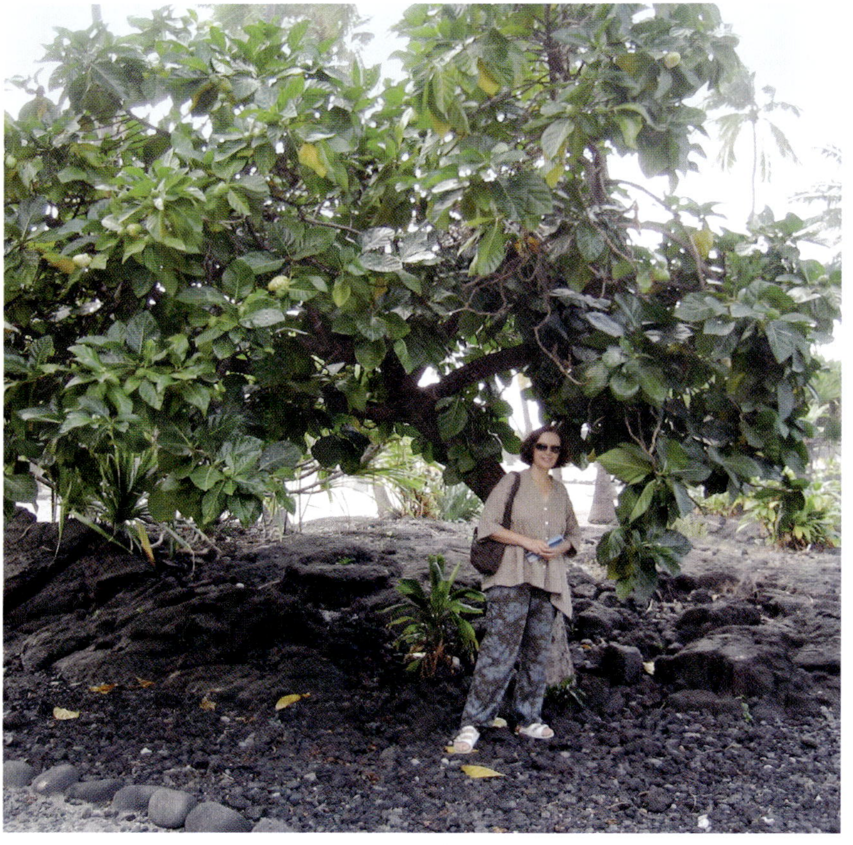

Die Autorin unter einem Nonibaum auf Hawaii (2005)

Der stattliche Baum wächst auf erstarrter Lava und trägt ca. faustgroße Früchte.

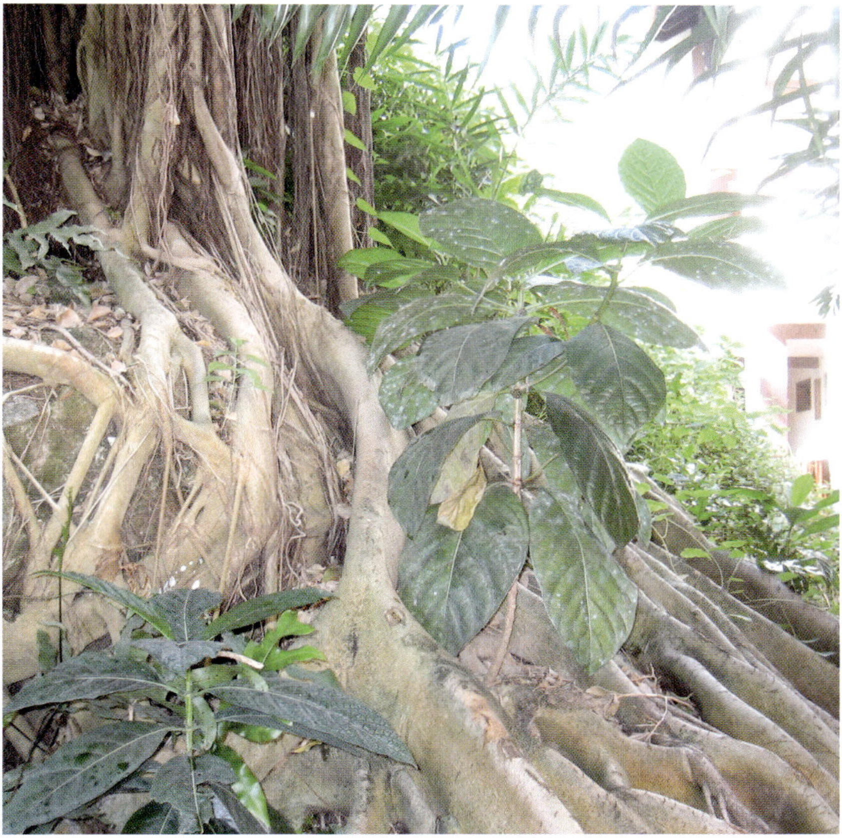

Nonipflanzen auf Tahiti beim Hotel Intercontinental (2005)

Die Pflanzen wachsen zwischen den Wurzeln eines Banyan-Baumes. Wahrscheinlich wurden die Samen durch Vögel hierher getragen. Wegen des Lichtmangels und der hohen Luftfeuchtigkeit im Schatten des großen Baumes sind die Blattoberflächen teilweise mit Schimmelpilzen bewachsen.

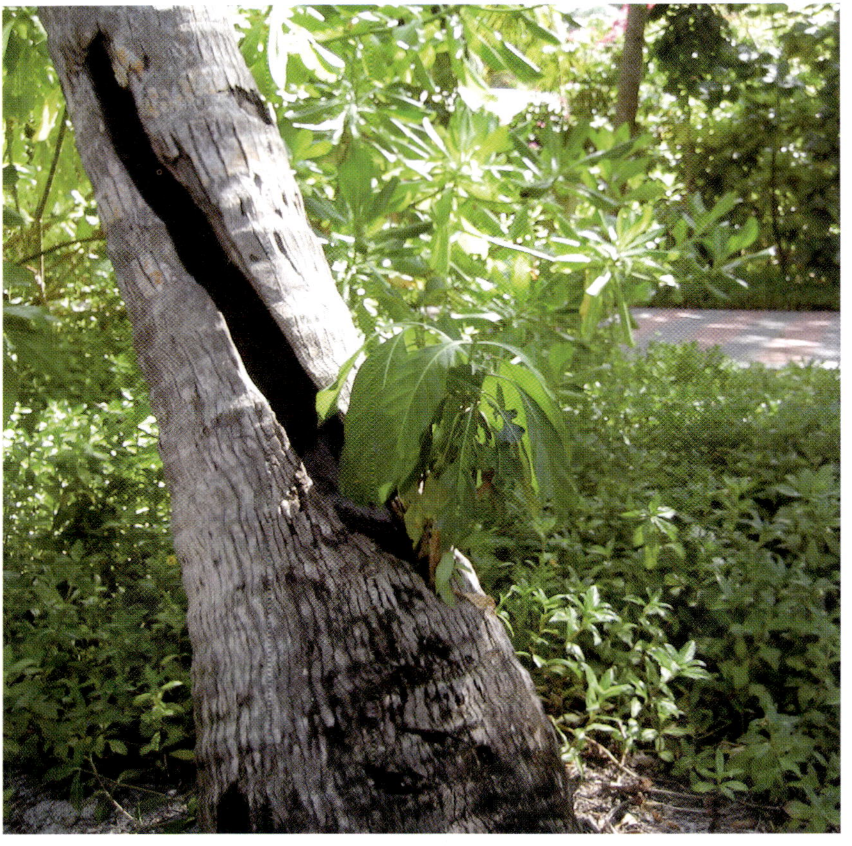

Nonipflanze auf Sun Island, Malediven (2004)

Die Pflanze wächst in dem hohlen Stamm einer Palme. Wahrscheinlich hat hier ein Vogel gerastet, der zuvor Nonifrüchte gefressen und mit seinem Kot die Samen hier zurückgelassen hat. Infolge der Trockenheit im Inneren dieser Höhle, hängen die Blätter schlaff herunter.

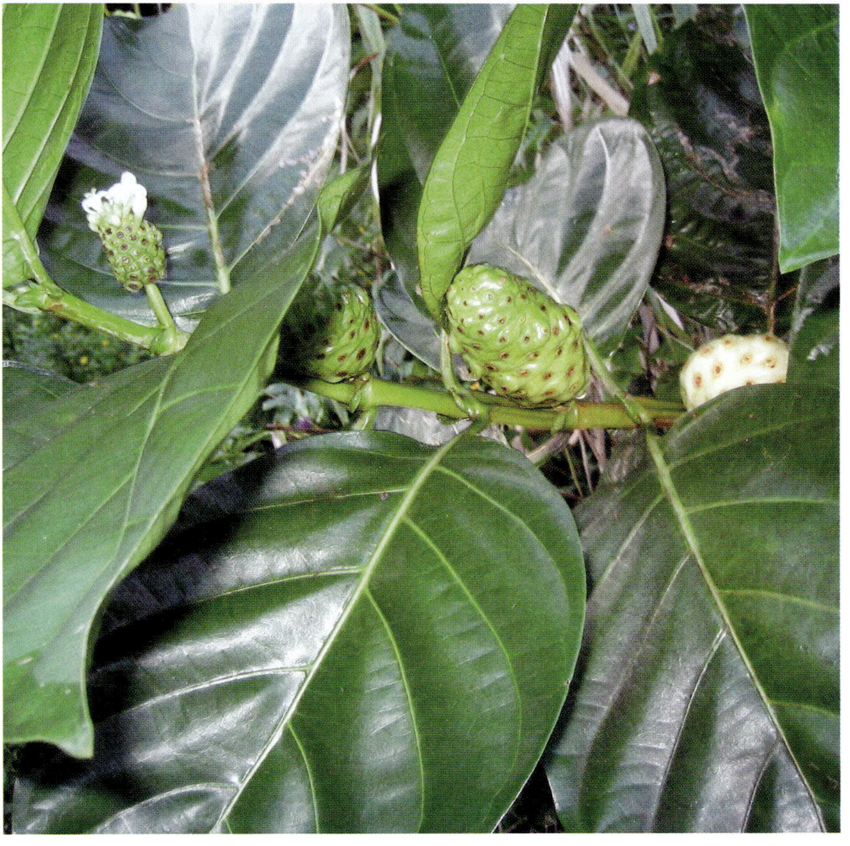

Ast einer Nonipflanze mit Früchten in verschiedenen Reifestadien

Die kleine Frucht am äußeren Ende des Astes trägt noch Blüten. Die älteste Frucht rechts außen ist bereits reif, hat eine blasse Farbe angenommen und ist jetzt ziemlich weich, wogegen die beiden Früchte in der Mitte noch hart und grün sind. Die Fruchtstände folgen einer strengen Ordnung. Waagerecht am Ast orientierte Blattpaare wechseln sich mit senkrecht orientierten Paaren von je einer Frucht und einem Blatt ab. Die Früchte befinden sich stets an der oberen Seite des Astes.

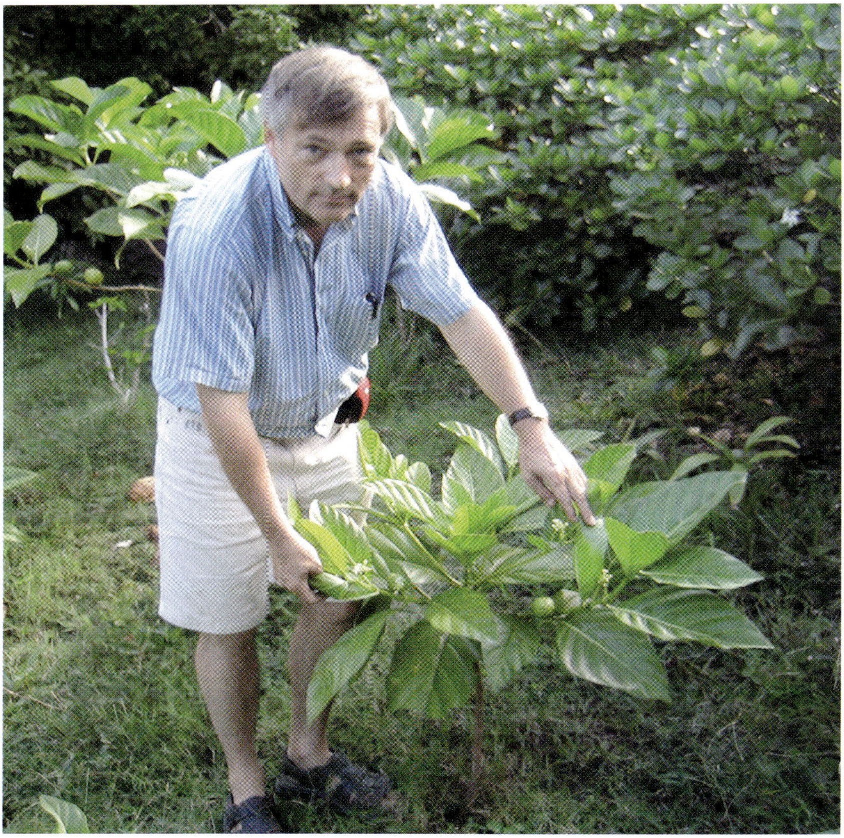

Der Autor mit einer Nonipflanze auf Ua Huka (2005)
Diese Pflanze ist erst ein Jahr alt und trägt bereits Früchte. Das Beispiel zeigt die enorme Proliferationsfähigkeit der Nonipflanzen. Haben sie auf einer Insel erst einmal Fuß gefasst, dann verbreiten sie sich mit großer Geschwindigkeit.

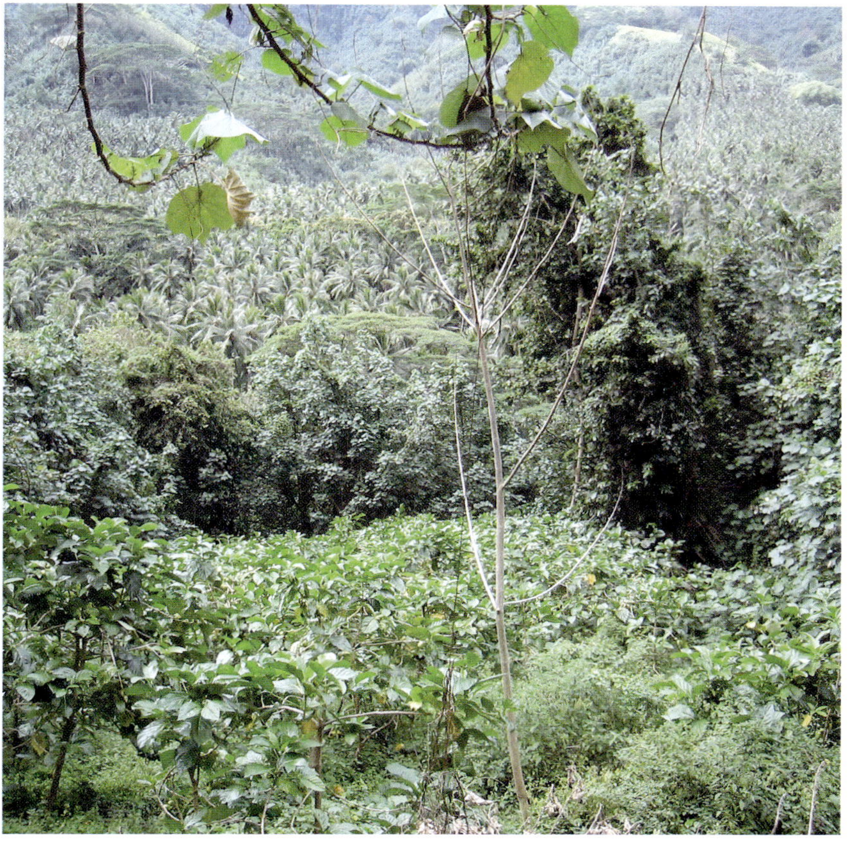

Ein ganzes Tal voller wildwachsender Nonipflanzen auf Nuku Hiva (2005)

Auf den Marquesa-Inseln im Norden von Französisch Polynesien, dicht unterhalb des Äquators befinden sich die reichsten Nonivorkommen der Südsee.

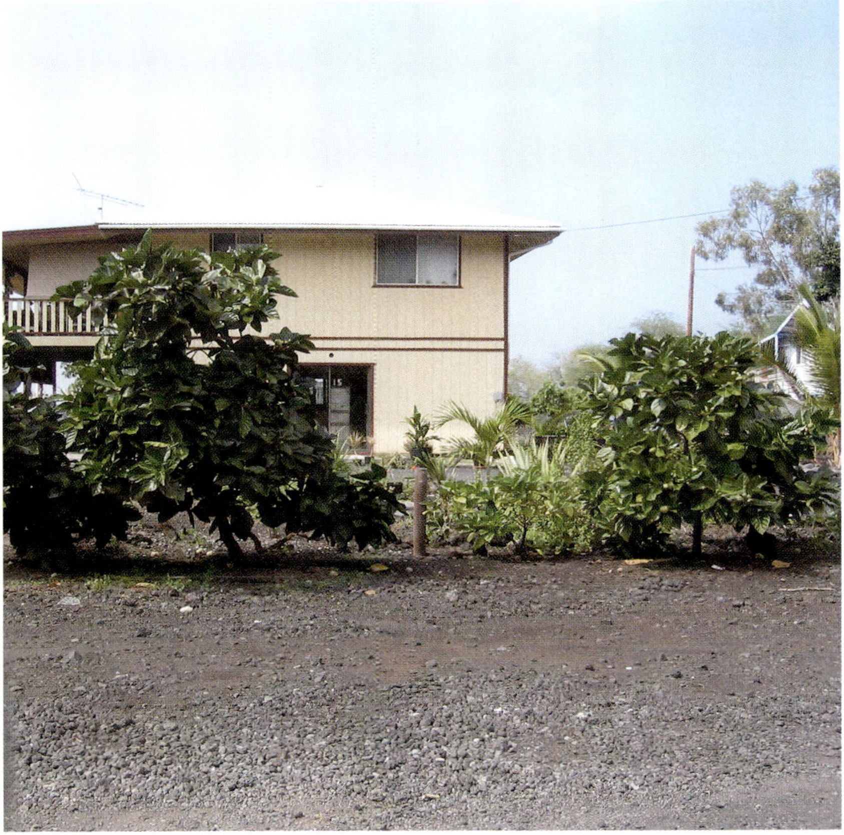

Noni Einfriedung eines Wohnhauses bei Kona, Hawaii (2005)

Auf der Insel Hawaii bei Kona benutzen die Einwohner Nonipflanzen als Windschutz zum Einfrieden ihrer Häuser. Gleichzeitig ernten sie die Früchte, um daraus ihre traditionelle Medizin zu bereiten.

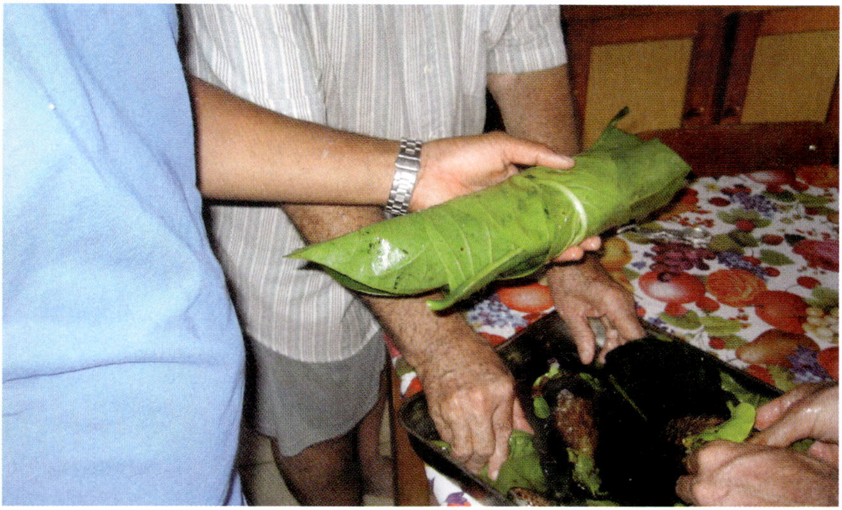

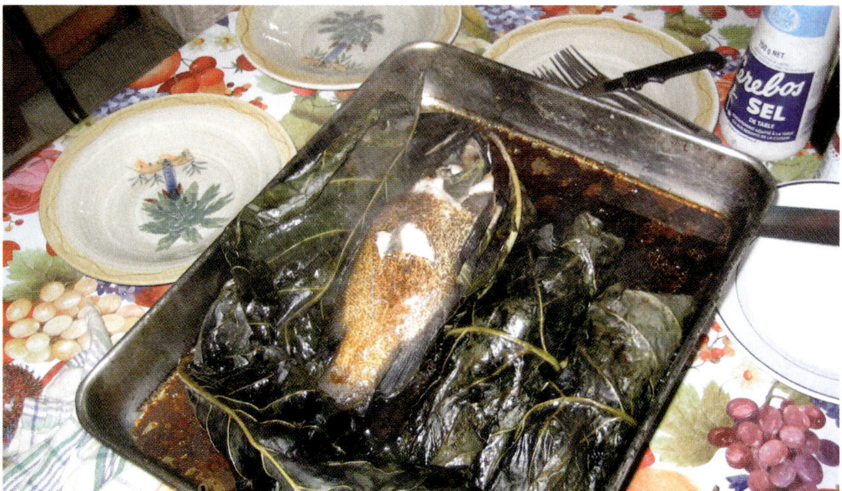

Zubereitung einer Fischmahlzeit auf Tahiti (2005)

Die von uns am Riffe gefangenen Fische wurden nach altem Rezept in Noniblätter eingewickelt und dann im Ofen gegart.

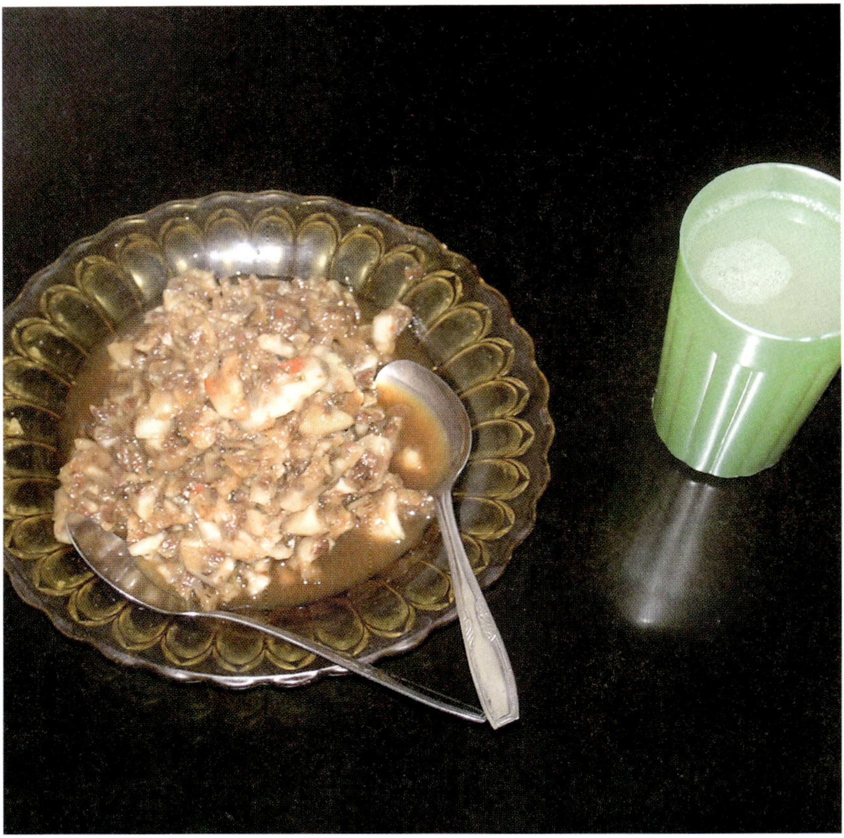

Balinesische Nonizubereitung (2008)

Die jüngeren noch etwas festeren Früchte werden auf der Insel Bali zu einer Art Obstsalat verarbeitet. Dabei werden die geschälten Früchte in kleine Stücke geschnitten und mit Palmzucker, getrockneten Pflaumen, Chili, Curry, Salz und Glutamat gewürzt.

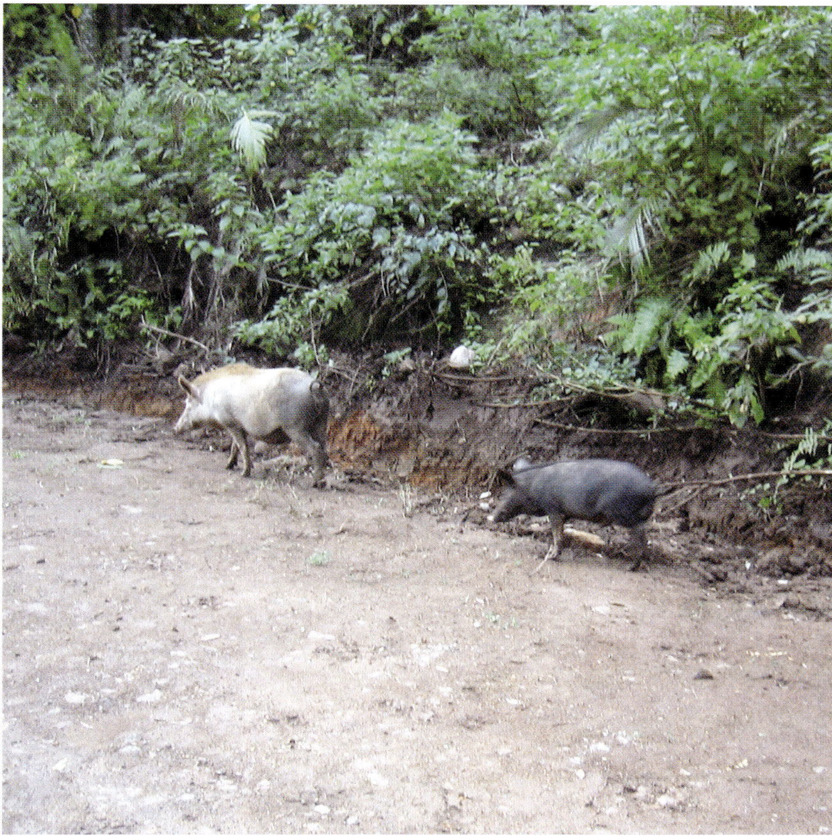

Wildschweine auf der Marquesa-Insel Nuku Hiva (2005)
Die Schweine leben in den wilden Nonihainen und fressen die herabfallenden reifen Nonifrüchte. Für die Einheimischen sind diese Schweine eine große Delikatesse.

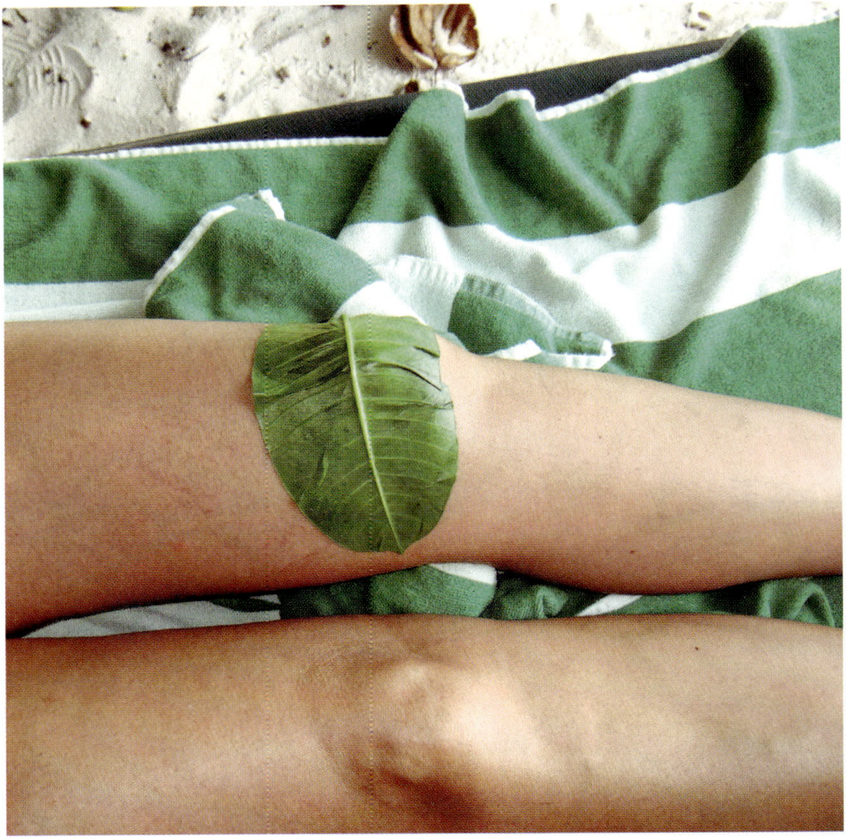

Die Autorin behandelt auf Royal Island, Malediven, eine Wunde am Knie mit einem Noniblatt (2007).

Diese Tradition der Wundbehandlung findet man in der gesamten polynesischen Inselwelt. Die Blätter werden nach dem Erhitzen auf die verwundete Hautpartie gedrückt, wo sie anhaften und wie ein Okklusivverband wirken. In diesem Fall war die bereits infizierte Wunde nach zwei Tagen steril und verschlossen.

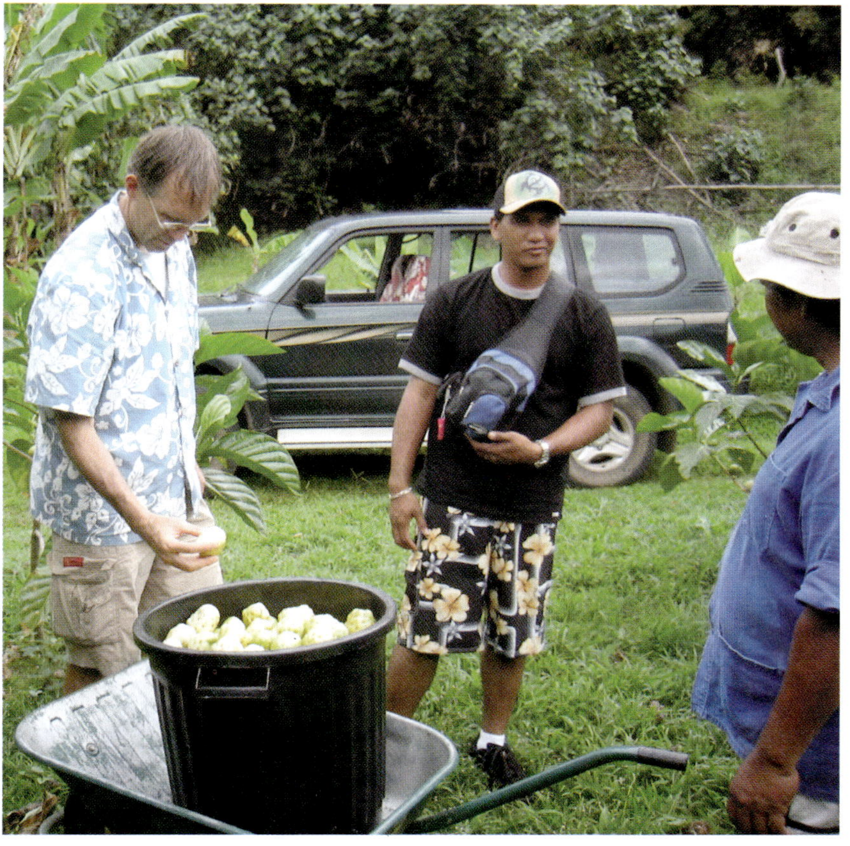

Nonifrucht Ernte auf der Insel Ua Huka (2005)
Die Früchte sollen zur Ernte eine gelbe Farbe haben und sich noch fest anfühlen.

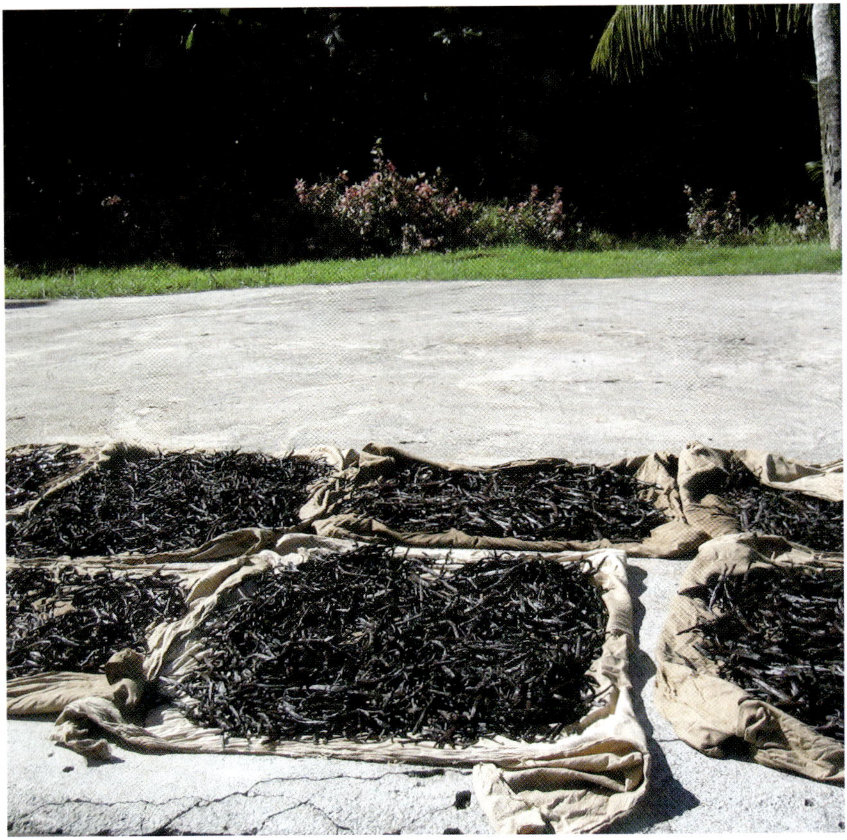

Vanille Produktion auf Raiatea, Französisch Polynesien

Die Vanille gehört neben Noni zu den wichtigsten landwirtschaftlichen Gütern in Französisch Polynesien. Die grünen Schoten werden nach der Ernte in einem sehr aufwendigen Verfahren fermentiert, wobei sie abwechselnd der Sonne ausgesetzt und in Tücher eingewickelt im Dunkeln gehalten werden. Bei diesem Vorgang verfärben sie sich schwarz und nehmen den charakteristischen Vanille-Geruch an. Tahitianische Vanille hat ein einzigartiges Aroma, wird wegen ihres hohen Preises aber nur wenig verwendet.

Noni als Heilpflanze

Die medizinisch verwertbaren Eigenschaften der Nonipflanze waren den Polynesiern weitaus wichtiger als deren Nutzung zu Nahrungszwecken. Diese Tradition reicht sehr weit zurück, wahrscheinlich bis zu den Anfängen der polynesischen Kulturen vor mehr als 3000 Jahren. Bevor wir auf die medizinische Verwendung der Nonipflanze in Polynesien eingehen, möchten wir einige allgemeine Hinweise zum Vorkommen von chemischen Stoffen in Pflanzen und deren Wirkung auf die Gesundheit von Mensch und Tier geben.

Heilwirkungen von Pflanzen werden meistens zufällig entdeckt. Menschen probieren, ob sie die Pflanzen ihres Lebensraumes essen können. Dabei verlassen sie sich häufig auf Beobachtungen, die sie an Tieren machen. Wenn ein Tier eine bestimmte Pflanze frisst, dann nimmt der Mensch an, dass auch er sie essen kann. In den meisten Fällen stimmt das auch. In einzelnen Fällen aber kann das ein tödlicher Irrtum sein. So vertragen etwa bestimmte Vögel die Scheinbeeren des Belladonna-Strauches, die auch Tollkirschen genannt werden. Erwachsene Menschen hingegen sterben, wenn sie zehn bis zwanzig Tollkirschen essen. Für Kinder können bereits fünf dieser Beeren tödlich sein.

Der Grund für die unterschiedliche Empfindlichkeit bestimmter Arten gegenüber giftigen Substanzen liegt darin, dass eine Spezies einen bestimmten Stoffwechsel entwickeln kann, der zu einer raschen Inaktivierung des Giftes führt. Auf diese Weise sichert sie sich eine Nahrungsquelle, die für Konkurrenten nicht zuträglich ist.

Nonifrüchte werden vor allem von Vögeln gefressen, die es auf allen tropischen Inseln in großer Zahl gibt. Größere Tiere, vor allem Säugetiere, kommen dort natürlicherweise kaum vor. Der Verzehr ihrer Früchte durch Vögel ist für die Nonipflanze von unschätzbarem Wert, da diese die unverdaulichen Samen in ihrem Körper über weite Strecken transportieren können und so für die Verbreitung der Pflanzen sorgen. Aus der Sicht der Evolution hat die Pflanze also einen Vorteil davon, dass ihre Früchte für die Vögel attraktiv sind. Das erreicht sie vor allem dadurch, dass sie die Früchte mit nahrhaften Stoffen anreichert. Die meisten Früchte, vor allem diejenigen, die unverdauliche Samen enthalten, folgen diesem Prinzip. Farbe und Geruch der Früchte dienen ebenfalls dazu, sie bestimmten Arten als attraktiv erscheinen zu lassen.

Dies, so sollte man meinen, wird für die Nonifrüchte nicht gelten, da sie erwiesenermaßen sehr unangenehm riechen, wenn sie reif sind. Der von Menschen tatsächlich als unangenehm empfundene Geruch kann allerdings für Tiere durchaus verlockend sein. Denn die in den reifen Nonifrüchten enthaltenen gesättigten Fettsäuren bilden sich auch bei der Zersetzung von Nahrung. Menschen haben gelernt, solche Nahrung zu meiden, da sie unbekömmlich ist oder sogar tödlich sein kann. Die Abneigung gegen solche Gerüche stellt für uns also eine Warnfunktion dar. Für manche Tiere hingegen hat der Geruch von sich zersetzendem Eiweiß eine große Anziehungskraft. Diejenigen Leser, die einen Hund besitzen, haben sicherlich schon einmal erlebt, dass er sich beim Spaziergang auf einem toten Tier gewälzt oder es sogar gefressen hat.

Die Bildung der gesättigten Fettsäuren ist für die Pflanze von Vorteil, denn sie sind giftig für Insekten. Wenn Insekten ihre Früchte fressen, hat die Pflanze davon keinen Nutzen. Legen sie darin ihre Eier ab, kann das für die Pflanze sogar sehr schädlich sein. Für die Bestäubung der Blüten sind sie hingegen sehr nützlich. Daher speichern die Blüten Nektar und locken so Bienen an. Auf den jungen Fruchtansätzen der Nonipflanze bilden sich Tropfen einer zähen Zuckerlösung, die besonders für Ameisen schmackhaft ist. Und diese wiederum schützen die Pflanze vor schädlichen Insekten.

Im Seminarraum unseres Institutes steht eine Nonipflanze, die wir von den Malediven mitgebracht haben. Sie ist inzwischen zu einer Höhe von etwa zwei Metern herangewachsen und trägt sogar kleine Früchte. Im Sommer sieht man auf der Pflanze zahlreiche kleine Ameisen, die ihren Weg von der benachbarten Terrasse in den Raum gefunden haben.

Warum nun enthalten Früchte Substanzen, die nicht der Ernährung dienen, sich aber positiv auf die Gesundheit von Tier und Mensch auswirken? Es könnte sich um bloßen Zufall handeln. Beobachtet man die Natur allerdings genauer, dann erkennt man, dass fast nichts dem Zufall überlassen bleibt. Alles, was wir heute beobachten, ist Teil eines langen evolutionären Selektionsprozesses. Keine Pflanze würde die Synthese bestimmter Stoffe, die mit dem Einsatz von wertvoller Energie und Nahrungsressourcen verbunden ist, über Jahrmillionen hinweg aufrechterhalten, wenn ihr das nicht einen Vorteil für ihr Überleben böte. Eine Förderung der Gesundheit der Tiere, die von den Früchten der Pflanze leben, stärkt deren Überleben in ihrer ökologischen Nische. Das kommt wiederum der Pflanze selbst zugute, weil sie sich so besser über den Lebensraum verteilen kann. Vielleicht ist das der Grund dafür, dass manche Pflanzen Stoffe in ihren Früchten speichern, die die Gesundheit von Tieren und Menschen fördern.

Höhere Organismen, also auch der Mensch, reagieren auf außergewöhnliche Belastungen wie etwa Stress mit einer genau abgemessenen Abwehrstrategie. In den Körper eindringende Keime lösen eine Immunabwehr aus, körperliche Belastungen führen zu einer Aktivierung der Hypophysen/Nebennieren-Achse und schließlich zu einer Erhöhung des Blutzuckerspiegels. Vermehrte oxidative Prozesse aktivieren die Bereitstellung körpereigener Antioxidantien, die wiederum Sauerstoffradikale abfangen. Übersteigt der Stress die Adaptationsfähigkeit des Organismus, kommt es zu Erschöpfung, Entwicklung von Krankheiten oder Beschleunigung degenerativer Prozesse. Eine Gruppe von Heilpflanzen, die nach dem russischen Wissenschaftler N.V. Lazarew (14) als „Adaptogene" bezeichnet werden, hat die Eigenschaft, die Anpassungsfähigkeit des Körpers für Stress und damit seine Fähigkeit zur Abwehr und Heilung von Krankheiten zu erhöhen, ohne irgendeine toxische Wirkung auf den Körper auszuüben. Sowohl epidemiologische Beobachtungen als auch experimentelle und klinische Studien deuten darauf hin, dass die Pflanze *Morinda citrifolia* (Noni) „adaptogene" Eigenschaften besitzt. Das erklärt ihre außerordentlich vielseitige Wirksamkeit.

Wir wissen weder, wann die Nonipflanze zuerst als Medizin verwendet wurde, noch wo diese Tradition ihren Ursprung hatte. Unstrittig ist sie überall im Bereich der polynesischen Inselwelt verbreitet. Man findet sie darüber hinaus auch in anderen tropischen Regionen, nach Westen hin auf den Philippinen, in Indonesien, Indochina und Indien sowie auf den tropischen Inseln im Indischen Ozean, den Malediven, Seychellen, Madagaskar, Sansibar, Mauritius bis hin zur ostafrikanischen Küste. Nach Norden und Osten hin reicht die Tradition über die Hawaii-Inseln bis nach Mittelamerika und zu den Inseln der Karibik. Die Besiedlung der Polynesischen Inseln erfolgte wahrscheinlich bereits 1500 v. Chr. von Taiwan aus über die Philippinen zum Inseldreieck Tonga, Fidschi, Samoa und von dort aus, etwa 300 v. Chr., zu den Marquesas, die nahe am Äquator liegen und heute zu Französich-Polynesien gehören. Von dort ging die Besiedlung um ca. 600 n. Chr. weiter zu den Gesellschaftsinseln, deren größte Tahiti ist, und etwa um 800 n. Chr. weiter südlich bis nach Neuseeland.

Nach Norden hin erreichten Siedler die etwa 4000 km entfernten Hawaii-Inseln und südöstlich die Osterinseln. Für die damaligen Siedler vor mehr als eintausend Jahren war die Bewältigung einer solchen Strecke mit ihren einfachen Auslegerbooten und einer Navigation, die sich nur auf Beobachtungen der Sterne und Planeten sowie des Windes und der Strömungen gründete, eine sehr große Herausforderung. Sie werden daher in den Booten nur die notwendigsten Dinge mitgenommen haben. Dass Nonipflanzen darunter waren, ist ein Beweis für den hohen Stellenwert dieser Pflanze in ihrer Kultur.

Um zu verstehen, weshalb die Verwendung der Nonipflanze fester Bestandteil der polynesischen Kultur war, muss man sich vergegenwärtigen, dass für die Polynesier die reale Welt und die Welt der Götter und Ahnen eine untrennbare Einheit bildeten. Jegliche medizinische Behandlung war daher mit religiösen Zeremonien verbunden. Die verwendeten Heilpflanzen hatten ihren bestimmten Platz in dieser Welt der realen und transzendentalen Mächte. Krankheit bedeutete für die Polynesier nicht nur das Auftreten von Symptomen an den Organen ihrer Körper, sondern zugleich auch eine Störung der Harmonie zwischen dem Individuum und der Welt der Götter und Ahnen. Die Vertreibung böser Geister aus dem Körper des Kranken war daher immer auch ein wichtiges Anliegen therapeutischer Behandlung. Möglicherweise war der Geruch der Nonifrüchte nicht unwillkommen, um dieses Ziel zu erreichen. Unser Kulturkreis kennt keine von bösen Geistern verursachten Krankheiten mehr. Daher erscheinen uns einige der traditionellen polynesischen medizinischen Anwendungen der Nonipflanze als wenig sinnvoll. Umso erstaunlicher ist es daher, dass die traditionellen Anwendungsweisen in vielen Fällen einer modernen wissenschaftlichen Überprüfung standhalten. Sie basieren offensichtlich zum großen Teil auf empirischen Beobachtungen.

Wenn man die verschiedenen Berichte über die traditionelle Verwendung der Nonipflanze liest, entdeckt man in ihnen Gemein-

samkeiten, aber auch regional begründete Unterschiede. Zur Verdeutlichung soll eine Reise durch das Noni-Universum dienen, von Indien über die Malaysische Halbinsel bis nach Australien, von den Philippinen über die pazifische Inselwelt nach Hawaii und schließlich bis in die Karibik.
In **Indien** wurden die Wurzeln der Nonipflanze, wie schon erwähnt, traditionell zum Färben von Kleidung, Turbanen und Garn verwendet (5, 15). Wie die meisten Vertreter der Pflanzenfamilie der Rubiaceen enthalten auch die Wurzeln der Nonipflanze relativ hohe Konzentrationen an Anthrachinonen. Diese liefern sehr schöne rötliche und gelbe Farbtöne für Textilien.

Medizinisch wurden wässrige Auszüge der Wurzeln als Abführmittel und zur Senkung von Fieber oder – äußerlich angewendet – zur Linderung von Gichtbeschwerden genutzt. Die Blätter wurden als Stärkungsmittel und gegen Fieber angewendet. Wichtiger war jedoch ihre Anwendung zur Heilung von Wunden und Ulzerationen der Haut. Ein aus den Blättern gepresster Saft wurde äußerlich als Mittel bei Gicht verwendet. Nonifrüchte dienten zur Behandlung von Parodontose, Halsentzündungen, Scheidenausfluss und Blutvergiftungen (16).

Sehr ähnliche Verwendung fand die Nonipflanze auf der **Malaysischen Halbinsel und in Indonesien**, wo sie „Mengkudu“ genannt wird. Zusätzlich zu den genannten Anwendungen wurden hier die Früchte auch bei Diabetes, Beschwerden beim Wasserlassen, Leberkrankheiten, geschwollener Milz, Husten, Beri-Beri (eine komplexe Erkrankung, die auf Mangel an Vitamin B1 beruht) sowie bei inneren Blutungen angewendet (5). Auf der Insel Java wurde das Fruchtfleisch, gemeinsam mit Zucker zerstampft, als mildes Abführmittel eingenommen. Ein Sud aus der Rinde wurde gegen entzündliche Schleimhautverletzungen getrunken sowie in Analogie zur Chinarinde auch bei Fieberanfällen mit Schüttelfrost, wie sie bei Malaria-Erkrankungen auftreten. Erhitzte Blätter wurden

auf die Brust und auf das Abdomen bei Husten, vergrößerter Leber, Bauchkrämpfen und Fieber gelegt. Zusammen mit anderen Heilpflanzen wurden die Blätter zu einem Brei verarbeitet und äußerlich bei Windpocken angewendet.
Der **australische Kontinent** bietet der Nonipflanze nur in den tropischen Gebieten des Nordens geeignete Wachstumsbedingungen. Über den dortigen traditionellen Gebrauch der Nonipflanze zu Heilzwecken ist nur wenig bekannt. An verschiedenen Stellen wird erwähnt, dass von den Ureinwohnern (Aborigines) ein Aufguss der Wurzeln des Nonibaumes als Antiseptikum bei Verletzungen verwendet wurde (17, 18).

Auf **Neuguinea** wurde ein Saft, der aus den Wurzeln der Nonipflanze gepresst wurde, getrunken, um Fieber zu senken. Ein Gemisch aus geschabten Wurzeln und Tabakblättern wurde in die Bissstelle giftiger Tausendfüßler einmassiert. Ein aus den Wurzeln zubereiteter Tee wurde getrunken, um die Geburt zu erleichtern. Auch trank man ihn gegen verschiedene Hauterkrankungen. Junge Blätter wurden erhitzt und auf Wunden gelegt oder auf den Kopf zur Linderung von Kopfschmerzen. Ältere Blätter wendete man ausschließlich äußerlich bei Leprakranken an (19). Aus den Blättern bereiteter Tee wurde bei unterschiedlichen Beschwerden des Magen-Darmtraktes getrunken.

Nonipflanzen wurden in der gesamten **polynesischen Inselwelt** als Heilpflanzen verwendet. Wegen der großen Anzahl der Archipele, die zu den polynesischen Inseln zählen, sollen stellvertretend nur einige der wichtigeren herausgegriffen werden.

Einen sehr hohen Stellenwert als Heilpflanze hat Noni auf den **Tongainseln**, wo sie unter dem Namen „Nonu" bekannt ist. Da die Tongainseln bereits vor ca. 3000 Jahren besiedelt worden sind, ist zu vermuten, dass die Nonikultur der Einwohner mindestens ebenso alt ist. Die Tongalesen haben spezielle Bezeichnungen für Krankheiten und Befindlichkeiten. So bezeichnen sie mit dem Begriff „hangatamaki“ einen Zustand ulzeröser Erkrankungen sowohl der Epidermis als auch innerer Organe. Diese Erkrankungen sollen das Hauptanwendungsgebiet für die Nonipflanze gewesen sein (20).

Die Früchte wurden vor allem in unreifem Zustand genutzt, und zwar dann, wenn sie noch Blüten trugen und die Ausbildung der Kerne noch nicht stattgefunden hatte. Diese „Früchtchen“ wurden zerstampft und mit kochendem Wasser übergossen. Ein auf diese Weise hergestelltes Infus wurde z. B. für die Behandlung von wunden Stellen der Mundschleimhaut und bei Zahnfleischentzündungen verwendet. Auch zur Behandlung von Halsentzündungen und schleimigen Ablagerungen im Hals und in den Bronchien von Kleinkindern wurde es benutzt (21).

Am vielseitigsten gebrauchten die Tongalesen die Blätter der Nonipflanze, wobei sie junge Blätter bevorzugten. Zuvor erhitzte Blätter wurden äußerlich bei verschiedenen Hauterkrankungen angewendet (21). Diese Verwendung von Noniblättern ist im gesamten pazifischen Raum verbreitet. Übergießt man die Blätter mit kochendem Wasser, so werden sie weich und kleben auf der Haut beim Andrücken fest. Man kann sie so viele Stunden dort belassen, ohne dass sie abfallen. Zur Wundbehandlung wurde zusätzlich zu den Blättern noch Kokosöl verwendet. Schmerzende Gelenke wurden ebenfalls mit den erhitzten Noniblättern umwickelt. Manchmal wurden in die Noniblätter noch Blätter anderer Heilpflanzen mit eingewickelt. Es wird auch berichtet, dass Noniblätter um heiße Steine gewickelt wurden. Danach wurde aus ihnen ein Saft gepresst und auf offene Wunden aufgetragen. Eine Mixtur des Blattsaftes mit Kokosöl wurde in die Haut um das Ohr herum eingerieben, um Entzündungen im Innenohr zu bekämpfen (22).

Verschiedene Zubereitungen der Noniblätter wurden auf die weibliche Brust bei Verhärtungen und bei Brustkrebs aufgetragen. Ebenso fanden sie Verwendung bei Entzündungen (Mastitis), die von Schmerzen und Rötungen begleitet waren. Mit Wasser zerstoßene Blätter wurden bei schmerzhaften Muskelverspannungen an Armen, Beinen und im Rücken angewendet (23).

Blattzubereitungen wurden auch bei krankhaften Zuständen eingesetzt, die die Tongalesen als *„fesi,ia mate"* bezeichneten und die ihrer Meinung nach durch Geister und Dämonen verursacht wurden. Wie bereits erwähnt, stellt die reale Welt mit der Welt der Geister und Dämonen für die Polynesier eine untrennbare Einheit dar. Wegen ihrer vielseitigen Heilwirkungen wurden der Nonipflanze übernatürliche Kräfte zugesprochen. Daher ist ihre Anwendung bei Krankheiten, die nach Auffassung der Tongalesen mit Geistern zu tun haben, folgerichtig.

Aufgüsse der Rinde und der Blätter wurden bei vielerlei gynäkologischen Beschwerden verwendet, sowohl innerlich als auch äußerlich, so z. B. zur Blutstillung nach einer Geburt, bei Blutungen der Scheide und auch bei Infertilität (20).

Die Einwohner der **Fidschi-Inseln** haben ebenfalls zu Heilzwecken eine lange Tradition im Gebrauch der Nonipflanze, die sie „Kura" nennen. Sie ist der der Tongalesen sehr ähnlich, was wegen der geographischen Nähe der beiden Inselgruppen nicht weiter verwunderlich ist. Junge Pflanzentriebe, die mit Kokosöl verrieben wurden, verwendete man zur Behandlung von Bandwürmern und Krätze sowie anderen juckenden Hauterkrankungen, außerdem äußerlich bei schmerzenden Gelenken als Folge rheumatischer Erkrankungen. Blätter der Nonipflanze wurden gekaut oder als Aufguss getrunken bei Rheuma und anderen entzündlichen Erkrankungen. Es wurden außerdem Dampfbäder aus Noniblättern und Kokosöl bereitet, um steife Gliedmaßen zu behandeln, wie sie als Folge rheumatischer Erkrankungen häufig auftreten (24). Auch gegen Schmerzen, die durch Stacheln giftiger Fische verursacht wurden, sollen solche Dampfbehandlungen angewendet worden sein, ebenso um die Entfernung von Splittern aus der Haut zu erleichtern.

Junge Früchte wurden ausgepresst und der Saft in die Nasenlöcher eingesaugt, um schlechten Geruch aus Nase und Mund sowie eine raue Stimme zu bekämpfen. Zerstampfte junge Früchte wurden direkt auf der Mundschleimhaut gegen Schleimhautläsionen eingesetzt sowie anal gegen Hämorrhoiden angewendet. Ein aus dem Stamm gepresster Saft wurde häufig bei Hodenschwellungen und Leistenbrüchen genutzt. Auf den Fidschi-Inseln ist der Gebrauch der Nonipflanze zu Heilzwecken noch heute weit verbreitet. Erst kürzlich wurde eine Arbeit veröffentlicht, die einen Überblick über heutige Anwendungen der Nonipflanze gibt (25).

Die **Samoa-Inseln** befinden sich nördlich von Tonga und den Fidschi-Inseln und wurden wahrscheinlich zusammen mit diesen besiedelt. Die Samoaner bezeichnen die Pflanze wie die Tongalesen als „Nonu". Unsere Kenntnisse über die Verwendung der Nonipflanze auf den Inseln von Samoa verdanken wir vor allem der ausführlichen Arbeit von Alexandra Dittmar (26). Sie hat 1989 eine Befragung der einheimischen Bevölkerung durchgeführt und sich dabei in erster Linie auf traditionelle Heiler konzentriert. In Polynesien wird die traditionelle Heilkunst von besonderen Personen ausgeübt, die ihr Wissen mündlich an ihre Nachkommen weitergeben. In vielen Teilen der polynesischen Inselwelt ging dieses Wissen mit dem Untergang der alten Kulturen verloren. Die Studie von A. Dittmar ist deshalb als Glücksfall zu betrachten, da sie einen Einblick in die polynesische Heilkunst gewährt, die in einer langen Tradition gründet. Die ausführliche Darstellung der Verwendung der unterschiedlichen Teile der Nonipflanze bei den unterschiedlichsten Erkrankungen sollen hier ausführlich wiedergegeben werden, als lehrreiches Beispiel polynesischer Heilkunst.

Durchfallerkrankungen: Zwei junge Früchte werden zusammen mit Wurzeln und Blättern von *Boerhavia diffusa* L. (Wunderblütengewächse) zerstoßen. Der Saft wird mit Wasser verdünnt getrunken. Kindern wird bei Durchfall ein Brei aus fein gemahlenen Noniwurzeln und Wasser löffelweise verabreicht.

Magenbeschwerden: Zerstoßene Wurzeln werden mit Wasser gekocht und der Sud wird getrunken.

Wurmerkrankungen: Acht unreife Früchte werden in kleine Stücke zerschnitten und mit acht Wurzeln von *Polypodium powellii* (Farngewächse) zusammen mit heißem Wasser übergossen. Das Infus wird frisch getrunken.

Husten: Ein Infus von zerkleinerter Rinde wird getrunken. Etwa 15 Blüten werden zerdrückt und der Saft zusammen mit einem Glas Wasser getrunken.

Erkältungen mit Fieber bei Kindern: Das Kind wird mit frisch zerdrückten Blättern abgerieben.

Rippenfellentzündung: Blätter werden zusammen mit etwas Wasser zerstoßen, der Saft wird durch ein Tuch filtriert und getrunken.

Tuberkulose: Man verwendet die Früchte. Genauere Angaben liegen nicht vor.

Entzündungen der Augen: Ein aus Früchten, Blättern oder Blüten gepresster Saft wird in die Augen getropft und/oder getrunken.

Fieber: Blätter werden zusammen mit etwas Wasser zerstoßen, der Saft wird durch ein Tuch filtriert und getrunken.

Fieber mit Erbrechen: Unreife Früchte werden gegessen.

Zahnfleischentzündungen: Reife Früchte werden zerdrückt und der Saft mit Wasser verdünnt für Mundspülungen verwendet.

Entzündetes, geschwollenes und schmerzhaftes dunkelrotes Zahnfleisch bei Kindern: Junge Blätter und Blattsaft werden in das Zahnfleisch eingerieben, der Blattsaft wird mit Wasser verdünnt getrunken.

Entzündetes Zahnfleisch bei Erwachsenen: Ein oder zwei junge Blätter werden zerdrückt, mit einem halben Glas Wasser vermischt und für Mundspülungen verwendet.

Halsentzündungen: Blätter werden zerkaut und der Saft wird dabei geschluckt.

Abszess: Alle Teile der Pflanze werden extern angewendet.

Furunkel: Lokale Behandlung mit erhitzten Blättern.

Abszesse der Augenlider, Gerstenkörner, Sehstörungen und Kopfschmerzen, hervorgerufen durch Geister: Junge Blätter werden zerkaut oder zerdrückt, die Masse wird in ein sauberes Tuch eingewickelt, der Saft gepresst und direkt ins Auge getropft. Nach einiger Zeit wird das Auge mit Meerwasser ausgewaschen. Begleitet wird die Behandlung durch Zeremonien zur Vertreibung böser Geister.

Die externe Applikation von Blättern wird auch angewendet bei **Bissen von giftigen Tausendfüßlern, Brustentzündung sowie Schwellungen, hervorgerufen durch Filarien**. Das sind kleine fadenförmige Würmer, die in den Tropen vorkommen und sich in den Lymphgefäßen ansiedeln. Es kommt daraufhin zu Schwellungen der Arme und Beine, des Hodens oder der weiblichen Brust. Unbehandelt kann die Erkrankung zu einer gewaltigen Schwellung der Beine führen, die unter dem Namen Elephantiasis bekannt ist.

Sich ausbreitende schwarze Flecken der Haut (Melanom?): Der innere Teil der Rinde des Stammes wird zusammen mit den Blättern einer tropischen Pflanze namens *Cordyline terminalis* (Liliengewächse) für Kompressen verwendet.

Blutvergiftung: Blätter der Nonipflanze werden zusammen mit denen des Brotfruchtbaumes zerrieben und in die betroffene Hautpartie massiert.

Diese Aufzählung macht deutlich, wie vielfältig die medizinische Verwendung der Nonipflanzen in der polynesischen Kultur ist. Wir können vermuten, dass diese Tradition auf den meisten Inseln, die von den Polynesiern besiedelt wurden, vorhanden war, auch wenn die Zeugnisse dafür mancherorts verloren gegangen sind.

Französisch-Polynesien umfasst eine Fläche von der Größe Europas und erstreckt sich von den Marquesa-Inseln im Norden, bei etwa 8° südlicher Breite, nach Süden hin über die Tuamotus und die Gesellschaftsinseln zwischen 15° bis 20° bis zu den Australes bei etwa 27° südlicher Breite. Damit sind die Inseln nicht nur über eine sehr große Fläche verteilt, sondern sie gehören auch deutlich unterschiedlichen Klimazonen an mit den entsprechenden Auswirkungen auf die jeweilige Vegetation. Nonipflanzen findet man zwar auf allen Inseln, aber sie unterscheiden sich zum Teil deutlich in ihrem gesamten Erscheinungsbild oder auch nur hinsichtlich der Größe ihrer Früchte und Blätter.

Wie bereits erwähnt, erfolgte die Besiedlung der Inseln von Tonga und Fidschi aus, zunächst auf den Marquesas und später auf den übrigen Inseln. Daher ist es nicht verwunderlich, dass die Tradition der Verwendung der Nonipflanze auf den Marquesas derjenigen der Tonga-Inseln am meisten ähnelt. Im Laufe der Migration der Ureinwohner von einem Archipel zum anderen änderte sich die Bezeichnung für die Pflanze. Auf den Tonga-Inseln wird sie als „Nonu" bezeichnet, auf den Marquesas als „Noni" und auf den Gesellschaftsinseln als „Nono". Interessanterweise verwenden die Marquesianer die Bezeichnung „Nono" für eine Stechmücke.

Die Nonipflanze war in ganz Französisch-Polynesien eine der wichtigsten Heilpflanzen, die besonders wegen ihrer entzündungshemmenden Eigenschaften geschätzt wurde (2, 27, 28). Den Blättern kam dabei eine größere Bedeutung zu als den Früchten. War jemand verwundet oder hatte entzündete Gelenke, dann erhitzte man Noniblätter über einem Feuer oder wickelte sie um heiße Steine. Die so weich gewordenen Blätter wurden auf die verletzten oder entzündeten Hautflächen aufgedrückt, wo sie wie ein Pflaster anklebten. Dort wurden sie solange belassen, bis sie abfielen, was bis zu einem Tag dauern kann. Dauert der Kontakt mit der Haut lange genug an, dann bilden sich auf der Haut Bläschen.

Wir dürfen annehmen, dass die Nonifrüchte auf den Inseln Französisch-Polynesiens ebenfalls zu medizinischen Zwecken verwendet wurden, obwohl das in der Literatur kaum erwähnt wird. Hier trifft zu, was wir bereits gesagt haben, dass nämlich die mündlich überlieferte Tradition der Heilkunst verloren gegangen ist, nachdem die westlichen Kulturen die polynesischen verdrängt hatten. Die Gesellschaftsinseln, allen voran Tahiti und Bora-Bora, sind heute begehrte Urlaubsziele für Europäer, Japaner, Neuseeländer und Australier. Einheimische Bräuche werden hier höchstens noch als Touristenattraktionen gepflegt. Die traditionelle Heilkunst ist nicht Teil solcher Programme.

Auf den Inseln der **Republik Kiribati**, die sich nordöstlich der Marquesa-Inseln über ein weites Seegebiet zu beiden Seiten des Äquators erstrecken, wurden und werden Noniblätter wegen ihres hohen Gehaltes an Vitamin A geschätzt und als Mittel zur Bekämpfung der Nachtblindheit vor allem bei Kindern eingesetzt (29). Vitamin A (Retinol) ist notwendig, um auf die Netzhaut einfallendes Licht in elektrische Impulse umzuwandeln, die an den Sehnerv weitergeleitet werden. Es wird auch berichtet, dass die Insulaner Nonifruchtsaft als Stärkungsmittel zu sich nehmen, um auf langen Fischzügen die nötige Ausdauer zu erhalten. Das ist auch insofern interessant, als bei unseren Umfragen etwa die Hälfte der Nonikonsumenten über einen Zuwachs an „Energie" berichtet haben.

Auf den **Hawaii-Inseln** liegt eine besondere Situation vor. Die medizinische Tradition der alten Hawaiianer entsprach derjenigen ihrer polynesischen Vorfahren, die Flora und Fauna der Inseln unterschied sich allerdings in vielerlei Hinsicht von der des südpazifischen Raumes. Die Inseln sind aus erdgeschichtlicher Sicht sehr jung und liegen zudem isoliert inmitten des Pazifischen Ozeans, was eine natürliche Besiedlung mit Pflanzen und Tieren sehr erschwerte. So entwickelte sich dort eine eigenständige Tier- und Pflanzenwelt. Die ersten polynesischen Siedler trafen somit auf eine für sie fremde Umgebung, die sie teilweise durch Einbringen von ihnen bekannten Nutztieren und -pflanzen veränderten. Das Spektrum der ihnen vertrauten Heilpflanzen auf den neuen Inseln war gegenüber dem ihrer früheren Heimat deutlich reduziert. Anfangs verwendeten sie nur Heilpflanzen, die sie importiert hatten, wozu auch die Nonipflanze gehörte. Später haben sie gelernt, auch einheimische Pflanzen entsprechend zu nutzen.

Die Hawaiianer verwenden wie die Marquesianer den Ausdruck „Noni". Ebenfalls gemeinsam ist ihnen, dass sie die Früchte als Notmahlzeit in Hungersnöten essen und sie außerdem an Schweine verfüttern. Dies bestätigt die Vermutung, dass die Hawaii-Inseln von den Marquesas aus besiedelt wurden. In den ersten Jahrhunderten nach der Besiedlung bis zur Ankunft der ersten Weißen haben die Hawaiianer Noni entsprechend ihrer mitgebrachten Tradition verwendet, und zwar in erster Linie äußerlich. Eine typische

Zubereitung bestand etwa aus zerstampften Nonifrüchten, Ingwerwurzeln und den Wurzeln von *Plumbago zeylanica* (Bleikraut). Letzteres ist sehr beliebt in der indischen Ayurveda Medizin, hat aber auch Einzug in die Heilkunst der Polynesier gefunden. Die Mischung wurde auf tiefe Wunden an den Fußsohlen oder der Brust aufgetragen und mit Noniblättern abgedeckt. Schnittverletzungen an den Füßen kamen bei den Hawaiianern häufig vor, da sie barfuß liefen und die Inseln stellenweise von scharfkantiger Lava bedeckt sind, ganz besonders auf der großen Insel Hawaii (Big Island), der einzigen im Archipel, wo noch heute Vulkane tätig sind. Ein Gemisch aus jungen Früchten und Salz wurde über Knochenbrüchen äußerlich aufgetragen und zerdrückte grüne Früchte wurden bei Gehirnerschütterungen verwendet. Für die äußerliche Behandlung von Geschwüren nahm man unreife Früchte, kleinere Schnitte in der Haut wurden mit mazerierten Nonisamen behandelt. Blätter wurden auch auf Hawaii extern in nativer Form oder zerdrückt auf die Haut gebracht, um Wunden oder schmerzende Muskeln und Gelenke zu behandeln.

Vor der Ankunft von Kapitän Cook im Jahre 1778 waren die Hawaiianer ein relativ gesundes Volk. Die meisten Infektionskrankheiten waren unbekannt, ebenso Diabetes, Herz-Kreislauferkrankungen und viele andere chronische Krankheiten, an denen Europäer schon damals häufig litten. Je mehr Kontakt die Hawaiianer zu Weißen bekamen, umso rascher infizierten sie sich mit deren Krankheiten. Tausende wurden von Infektionskrankheiten wie Masern, Mumps und Windpocken dahingerafft, da die Eingeborenen keine Antikörper gegen diese Krankheiten besaßen. Verheerend wirkten sich auch Geschlechtskrankheiten wie die Syphilis aus, die sich wegen der relativen sexuellen Freizügigkeit der Hawaiianer schnell verbreiteten. In Folge nahm die Bevölkerungszahl der Inseln rapide ab. Dabei gingen viele alte Traditionen verloren, die ausschließlich mündlich von einer Generation an die nächste weitergegeben worden waren.

Weil die Weißen sich zunächst nicht um die Gesundheit der Hawaiianer kümmerten, mussten sie selbst Behandlungswege für die neuen Krankheiten finden. Hierzu erweiterten sie die ihnen bekannten medizinischen Traditionen. Alte Heilpflanzen, wie Noni, wurden nun auch gegen die neuen Krankheiten eingesetzt. 1820 kamen die ersten Missionare auf die Inseln. Sie brachten auch neue Medikamente und Heilmethoden mit. Es dauerte freilich noch lange, bis sich diese durchsetzen konnten. In den Jahren nach der Missionierung bis zur Mitte des 20. Jahrhunderts wurden alte und neue Heilmethoden nebeneinander angewandt. Dabei vermischten sich Verfahren aus der westlichen Medizin und aus traditionellen Heilmethoden eingewanderter Chinesen und Japaner, die von den weißen Siedlern als Arbeitskräfte auf die Inseln gebracht worden waren, mit denen der Polynesier.

Um 1930 war die äußerliche Anwendung von Noni noch sehr beliebt (30). Sie ist es anscheinend auch heute noch. Als wir 2005 das malerische Waipio Tal auf der Insel Hawaii besuchten, fragten wir einen alten Insulaner (weißer Abstammung), was er über die Anwendung von Noni wisse. In seinem breiten Dialekt, der durch das Fehlen fast aller Vorderzähne wirksam unterstützt wurde, antwortete er spontan: „we put the leaf on wounds" (wir legen die Blätter auf Wunden).

Maria Stewart schrieb 1972: „Ich erfuhr von Dr. Brown, der sich aus Nova Scotia kommend (kanadische Atlantikküste) in Hilo auf Hawaii niedergelassen hatte. Er wollte Noni als Brei zur Behandlung eines hartnäckigen und schmerzhaften Geschwüres verwenden. Als sich nach mehreren Anwendungen keine Besserung einstellte, fragte er Einheimische, wie er das Noni anzuwenden habe. Sie sagten ihm, er solle reife Früchte zerdrücken und zwischen zwei Lagen von Gaze legen. Das Ganze solle er um den Arm mit dem Geschwür binden. Er tat es und in weniger als zwölf Stunden war das Geschwür komplett verschwunden. Ermutigt durch diesen Erfolg behandelte er ein lästiges Karbunkel, das einen Landvermesser zu einem Klinikaufenthalt in Hilo gezwungen hatte. Wieder war der Erfolg frappierend. Der Nonibrei wurde am Abend aufgetragen und am nächsten Morgen hatte sich das Karbunkel geöffnet, sodass der Eiter abfließen konnte."

Auch innere Anwendungen von Noni sind bis heute üblich. Durch die Notwendigkeit der Behandlung neuer Krankheiten wurden sie sicherlich noch weiter entwickelt. Nonifruchtsaft wurde beispielsweise angewendet gegen Würmer im Darm, bei starken Monatsblutungen und gynäkologischen Beschwerden in Zusammenhang mit Schwangerschaft und Geburt, bei Geschlechtskrankheiten sowie bei Atemwegserkrankungen und allgemeiner Schwäche. Um die Mitte des vergangenen Jahrhunderts war eine Mischung aus mazerierten Nonifrüchten, Zuckerrohr und Kokos und den Wurzeln und Blättern von *Waltheria americana* (Sleepy morning) sehr beliebt zur Behandlung von Tuberkulose (31).

In der zweiten Hälfte des letzten Jahrhunderts etablierte sich mehr und mehr die Technik der Fermentation der Nonifrüchte, möglicherweise beeinflusst von den Chinesen, die bekanntermaßen eine Vorliebe für fermentierte Nahrung haben. Dazu werden reife Nonifrüchte gesammelt und – eingeschlossen in ein Glasgefäß geeigneter Größe – der Sonne ausgesetzt. Nach mehreren Tagen oder Wochen entwickelt sich ein übel riechender Saft, der abgegossen und getrunken wird. Bis in die frühen 1990-iger Jahre war Noni auf den Hawaii-Inseln in erster Linie ein Hausmittel, das in privaten Haushalten hergestellt wurde. Die dabei verwendeten Nonifrüchte stammten meistens aus dem eigenen Garten.

Noni kommt heute auch auf den **Inseln der Karibik, den Bahamas, in Mittelamerika und den Florida Keys** vor. Wie die Pflanzen dort hingekommen sind, ist nicht ganz klar, auf jeden Fall waren Menschen an ihrer Verbreitung beteiligt, wahrscheinlich Europäer, denn die Polynesier sind nicht bis dorthin vorgedrungen. Auch hier hat sich eine Verwendung der Pflanze zu medizinischen Zwecken etabliert, die derjenigen der Polynesier sehr ähnlich ist und wahrscheinlich ihrer Tradition entspricht. Es wird berichtet, dass auf der Insel Hispaniola, die heute die Staaten Haiti und die Dominikanische Republik beherbergt, Noniblätter um rheumatische Gelenke gewickelt wurden. Auf Trinidad wurden die Blätter auf Stirn und Schläfen gedrückt, um Kopfschmerzen zu vertreiben (32). Erhitzte Blätter oder Fruchtstücke wurden auf wunde und entzündete Hautpartien gelegt. Die Einwohner der Virgin Islands verwendeten die Nonipflanze gegen Herzbeschwerden. In El Salvador wurden Noniwurzeln wie Rhabarberwurzeln als Abführmittel und gegen Leberkrankheiten eingesetzt (33).

Die Wiederentdeckung der Nonipflanze

Ein Artikel aus „Hawaiian Health Horizons" (1991) gibt einen guten Überblick von den Anfängen des Nonibooms. Dieser begann Anfang der 1990er Jahre in Honolulu. Der Autor berichtet, dass sein Großvater jeden Morgen etwas Nonifruchtsaft trank. Das war seine Medizin für den Tag. Der Saft wurde auf traditionelle Weise hergestellt, indem man reife Nonifrüchte pflückte und sie in einen Glasbehälter tat. Dann schüttete man etwas Wasser dazu, verschloss das Gefäß und ließ das Ganze an der Sonne eine Woche lang gären. Dabei zerfielen die Nonifrüchte zu Brei. Schließlich wurde dieser durch ein Tuch filtriert, der Trester ausgedrückt und der klare helle Saft in ein neues Gefäß gefüllt. Das war das fertige Getränk. Wegen des Geruchs nach fauligem Käse ist es sehr gewöhnungsbedürftig. Viele der jüngeren (an Cola gewöhnten) Hawaiianer haben wohl auch deshalb die Tradition, Nonifruchtsaft zu trinken, aufgegeben.

Ralph Heinicke hat als Biochemiker bei der Firma Dole gearbeitet. Diese Firma war der größte Ananas-Produzent der Welt. Ein großer Teil der Früchte wurde in Stücken oder Scheiben in Dosen konserviert. Der innere harte Teil der Frucht eignet sich nicht zum Verzehr. Deshalb wurde er herausgeschnitten. Für den Ananas-Produzenten ist dies Abfall, dessen Beseitigung Kosten verursacht. Er war daher bemüht, eine Verwendung für dieses Material zu finden, um auch damit Geld zu verdienen. Da sich der

Ananas-Abfall als Tierfutter offenbar nicht eignet, weil die Zellulosebestandteile schwer verdaulich sind, wurde nach anderen, z. B medizinischen Anwendungsmöglichkeiten gesucht. Aus dem Material lässt sich ein Saft pressen (Pinapple stem juice). Dr. Heinecke begann nach verwertbaren Substanzen in diesem Saft zu suchen. Er stieß auf eine Substanz, die er Xeronin nannte. Die chemische Struktur konnte er wegen der mangelnden technischen Möglichkeiten dieser Zeit nicht analysieren. Die Substanz beschrieb er als sehr labil. Offenbar wurde dieser Stoff aus einem Vorläufer (Proxeronin) durch eine enzymatische Reaktion gebildet. Solche Reaktionen sind im Pflanzenreich sehr verbreitet. Sie sind z. B für die Entwicklung von Aromen beim Reifungsprozess von Früchten oder bei der Verfärbung von frisch angeschnittenen Äpfeln oder Pilzen bei Berührung mit der Luft verantwortlich. Später fand Heinicke heraus, dass Nonifrüchte und der aus ihnen hergestellte Saft sehr viel mehr Proxeronin enthalten als der Ananaskernsaft.

Heinicke entwickelte eine Hypothese, nach der das Xeronin durch ein gleichfalls im Saft enthaltenes Enzym, das er Xeronase nannte, nach dem Verzehr erst im Darm freigesetzt wird. Damit aber das Enzym unbeschadet durch den Magen, der Salzsäure enthält, in den Darm gelangen könne, sei es wichtig, den Saft auf nüchternen Magen zu trinken, damit er möglichst schnell in den Darm gelange. Flüssigkeiten passieren den Magen normalerweise sehr schnell, besonders, wenn sich nur wenige Nahrung in ihm befindet. Das im Darm freigesetzte Xeronin sollte sich nach der Resorption im Körper verteilen und von den Zellen aufgenommen werden. Dort sollte es den Zellstoffwechsel aktivieren. Heinicke glaubte, dass ein Xeronin/Xeronase-System normaler Bestandteil aller lebenden Zellen sei, dass aber unter bestimmten Umständen, besonders bei Krankheit und Erschöpfung, ein relativer Mangel an dieser Substanz auftreten könne. Von außen in den Körper gebrachtes Xeronin solle deswegen eine unterstützende Funktion ausüben und die Regeneration des Körpers beschleunigen. Damit wäre diese Substanz sozusagen als Schlüsselsubstanz der „adaptogenen“ Wirkung anzusehen, die den Körper darin stärkt, Stress zu widerstehen.

Diese Hypothese hört sich faszinierend an, und viele Nonikonsumenten glauben an sie. Bedauerlicherweise konnte bis heute kein Stoff gefunden werden, auf den Heinicke's Beschreibung zutrifft, was die Akzeptanz der Theorie in den Kreisen der Wissenschaftler verständlicherweise erheblich schwächt. Dennoch möchten wir die Publikation von Ralph Heinicke, in der er seine Hypothese vom Xeroninsystem erstmalig vorstellt und die maßgeblich an der Entwicklung des Nonibooms mitgewirkt hat, hier übersetzt in vollem Umfang abdrucken (34). Denn wir sind davon überzeugt, dass dieser Text sehr viel zum Verständnis der Rolle, die Noni jetzt in der Welt spielt, beiträgt.

Heinickes Publikation von 1985
Die pharmakologisch aktiven Inhaltsstoffe der Noni Frucht

In „The Bulletin“ von 1972 beschreibt Maria Stewart wie die Hawaiianer viele ihrer Gesundheitsprobleme dadurch lösen, dass sie den Saft aus den Früchten des Noni Baumes (Morinda citrifolia) trinken. Die Missionare, die sich gleichermaßen um den Körper wie die Seele der Hawaiianer kümmerten, waren beeindruckt von der Effektivität dieser Naturmedizin. Die Identifizierung der pharmakologisch aktiven Prinzipien von Noni gestaltete sich schwierig und das hatte seinen guten Grund. Das aktive Prinzip kommt in der Pflanze gar nicht vor! Nur nachdem der Saft getrunken wird, bildet sich die aktive Substanz. Manchmal!

Meine Forschungsarbeiten bezüglich der aktiven Substanz in Noni begann mit einer Serie von Untersuchungen an der Ananas Pflanze. Seit 1972 war ich damit beauftragt, die unbekannte Substanz im Bromelain zu identifizieren, welche dem Rohpro-

dukt dieses Enzyms seine potente pharmakologische Wirksamkeit verleiht (manchmal). Nach vielen enttäuschenden Jahren der Forschung habe ich eventuell die gesuchte Substanz identifiziert, als ein neues Alkaloid, welchem ich den Namen „Xeronin" gab. Nachdem ich festgestellt hatte, dass die medizinischen Wirkungen, für Bromelain und Noni praktisch identisch waren, wandte ich bei der Nonifrucht die gleiche Technik an, die ich zuvor für Ananas entwickelt hatte. Es funktionierte! Ich konnte nicht nur aus Noni die gleiche Substanz wie aus Ananas isolieren, sondern erhielt auch sehr gute Ausbeuten. Heute ist Noni eine der besten Quellen für die Isolierung von Xeronin.

Xeronin ist ein Alkaloid mit relativ kleinem Molekulargewicht, welches im Pikogramm Maßstab wirksam ist (1 Pikogramm [pg] ist der billionste Teil von einem Gramm). Der Stoff kommt in praktisch allen lebenden Zellen von Pflanzen, Tieren und Mikroorganismen vor. Der Anteil des freien Alkaloids in diesen Zellen ist aber so minimal, dass er mit analytischen Methoden nicht nachweisbar ist.

Auch wenn Nonifrüchte nur einen vernachlässigbaren Anteil an freiem Xeronin enthalten, so enthalten sie doch beträchtliche Mengen einer Vorläufersubstanz. Dieser Vorläufer, den ich Proxeronin genannt habe, ist eine merkwürdige Substanz. Das Molekulargewicht ist relativ groß, nämlich 16.000. Im Gegensatz zu den meisten Pflanzen-Kolloiden enthält dieses Kolloid weder Zucker noch Aminosäuren oder Nukleotide. Daher haben viele Biochemiker dieses weit verbreitete Molekül übersehen.

Noni enthält auch die inaktive Form eines Enzyms, das Xeronin aus Proxeronin freisetzt. Ohne dass dieses Proenzym aktiviert wird, bleibt Noni relativ wirkungslos. Glücklicherweise kann dieses Enzym den Magen unbeschadet durchqueren und in den Dünndarm gelangen, vorausgesetzt, man nimmt Noni auf nüchternen Magen zu sich. Im Dünndarm sind die Chancen für eine Aktivierung des Proenzyms sehr hoch.

Viele Jahre der Forschung werden noch nötig sein, um überzeugend darzustellen, wie das Xeronin auf molekularer Ebene in der Zelle wirkt. In der Zwischenzeit kann ich einige Empfehlungen geben, die als Leitfaden für die Planung der Experimente gelten können. Diese Hypothesen stützen sich auf klinische Befunde mit Bromelain Tabletten und auf erste Laborexperimente mit reinem Xeronin.

Ich nehme an, dass die hauptsächliche Funktion des Xeronins darin besteht, die Beweglichkeit und räumliche Form von spezifischen Makromolekülen zu regulieren. Da diese Proteine ganz unterschiedliche Funktionen besitzen, haben wir hier den Fall vorliegen, bei dem die Gabe einer einzigen Substanz ein unglaublich breites Spektrum von physiologischen Wirkungen zur Folge hat.

Die Wirkung, die Xeronin auf eine Person ausübt, hängt davon ab, welches seiner Gewebe eine suboptimale Konzentration von Xeronin enthält. Daher kann Xeronin bestimmte Symptome fast aller Krankheiten lindern. Aber für keine Krankheit ist Xeronin ein Allheilmittel. Eine physiologische Erkrankung wie z. B Senilität kann durch ein Ungleichgewicht einer Reihe von biochemischen Substanzen hervorgerufen werden, aber auch durch mangelhafte Durchblutung oder eine mangelhafte Funktion des Hormon- oder Immunsystems. Xeronin wird nur dann die Symptome lindern, wenn diese durch einen Mangel an dieser Substanz hervorgerufen werden.

Ich glaube, dass jede Zelle Proteine enthält, die Rezeptorareale für Xeronin besitzen. Einige dieser inaktiven Proteine müssen Xeronin binden, um aktiv zu werden. Auf diese Weise kann Xeronin die Prokollagenase des Körpers in die aktive Form überführen und so rasch tote Zellen aus dem Gewebe entfernen, nachdem dieses eine Verbrennung erlitten hat. Genau das ist der Grund dafür, dass Aloe, Bromelain und Noni so effektiv bei Verbrennungen (Sonnenbrand) wirken. Andere Proteine werden zu potentiellen Bindungspartnern für Hormone, nachdem sie mit Xeronin in Kontakt gekommen sind. Daher kommt es, dass Personen nach Einnahme von Ginseng, Bromelain oder Noni sich wohler fühlen. Das Xeronin überführt nämlich bestimmte Rezeptoren im Gehirn in die aktive Form, so dass diese Endorphine binden können. Diese Hormone verbessern unsere Stimmung. Andere Proteine wiederum bilden Poren in den Membranen der Darmwand, von Blutgefäßen und anderen Körperorganen. Indem diese Proteine Xeronin binden, ändern sie ihre räumliche Struktur, so dass bestimmte Moleküle hindurch treten können. Auf diese Weise lässt sich erklären, warum Bromelain, Ginseng oder Noni die Verdauung verbessern. Das sind nur wenige Beispiele für die faszinierenden Wirkungen dieses neu entdeckten Alkaloids. Da Noni eine potentielle Quelle dieses Alkaloids darstellt, kann Noni als wertvolles pflanzliches Medikament angesehen werden.

Es gibt aber einige praktische Probleme bei der Anwendung von Nonifruchtsaft als Medizin oder Tonikum. Nur wenn jemand im Sterben liegt und jede andere Medizin versagt hat, wird er bereit sein, Nonifruchtsaft zu trinken. Der Geruch des Saftes, wenn er aus reifen hawaiianischen Nonifrüchten gewonnen wurde, ist fürchterlich. Keiner meiner Kollegen würde den unbehandelten Saft auch nur anrühren. Selbst als ich die meisten der abschreckenden Geruchsstoffe (verschiedene Fettsäuren) entfernt hatte, konnten sich meine Kollegen nicht überwinden, den Saft zu trinken. Für einen gewissen Preis lassen sich die Stoffe, die für den üblen Geruch verantwortlich sind, entfernen. Noniarten, die auf anderen pazifischen Inseln wachsen, können milder im Geruch sein.

Ein anderes Problem bei der Verwendung von Nonifruchtsaft als Medikament oder Tonikum ist der richtige Zeitplan. Wenn der Saft auf vollen Magen getrunken wird, hat er sehr wenig vorteilhafte Wirkungen. Das Pepsin und die Magensäure werden das Enzym verdauen, welches das Proxeronin in Xeronin umwandelt. Für eine ernsthaft kranke Person wird das kein Problem darstellen, da sie sich zu elend fühlt, um Nahrung zu sich zu nehmen. Aber für die Durchschnittsperson, die Nonifruchtsaft als Gesundheitstonikum einnehmen möchte, könnte ein Problem auftreten. Ich empfehle, 100 ml Nonifruchtsaft eine halbe Stunde vor dem Frühstück einzunehmen. Zu dieser Zeit wird der Saft rasch den Magen passieren und im Dünndarm landen, wo die Freisetzung des Xeronins stattfinden kann. Zu jeder anderen Tageszeit, besonders zu Mahlzeiten, wird der Nonieffekt nur psychologischen oder kalorischen Charakter haben. Wegen des strengen Geruchs muss der psychologische Effekt nicht unbedingt positiv sein. Um die maximale Wirkung der aktiven Komponenten in Noni zu erzielen, empfehle ich, Noni nicht zusammen mit Kaffee, Alkohol oder Tabak zu trinken. Manchmal kann die Kombination dieser Drogen unerwartete Nebenwirkungen auslösen. Ein andermal kann die Kombination die positiven Wirkungen des Xeronins merklich abschwächen.

Obwohl die Hawaiianer sowohl die Anwendung der unreifen grünen als auch der reifen blassen Früchte kennen, empfehle ich, nur die grünen Früchte zu verwenden. Diese enthalten mehr von den potentiellen erwünschten Substanzen und weniger üble Geruchsstoffe. Welche möglichen Anwendungen ergeben sich nun im Lichte der neuen Erkenntnisse über das Xeronin? Zunächst muss ich die Einschränkung machen, dass für alle Anwendungen, die ich aufzähle, gilt: „einige Arten, aber nicht alle Arten“. Einige der (körperlichen) Probleme, die durch Trinken von Nonifruchtsaft günstig beeinflusst werden können, sind: hoher Blutdruck, Menstruationskrämpfe, Arthritis, Magengeschwüre, Verstauchungen, Verletzungen, Depressionen, Senilität, schlechte Verdauung, Arteriosklerose, (andere) Probleme mit den Blutgefäßen, Abhängigkeiten (Alkohol, Nikotin), Schmerzen und manches andere. Obwohl sich diese Liste wie eine Tour durch ein Medizinbuch für Reisende anhört, ist sie eher konservativ.

Die alten Hawaiianer waren glücklich, weil sie Medizinmänner hatten, die es verstanden, ein wertvolles Naturprodukt zu erkennen und es auch mit der richtigen psychologischen Überzeugung anzuwenden.

In Folge von Heinicke's Publikation begann auf Hawaii eine Noniwelle. Die Hypothese, dass Noni quasi auf jede Körperzelle einwirken und dadurch bei allen Krankheiten wirksam werden könne, wurde von Geschäftsleuten aufgegriffen, die in der neu aufkommenden Welle der Health-Drinks und Health-Foods tätig waren. Sie machten nun verstärkt Werbung für Noni und für die Produkte aus der Pflanze, sodass schnell ein großer Bedarf geweckt wurde. Da Noni auf allen Inseln des Hawaii-Archipels vorkommt, begannen die Hawaiianer, die Früchte überall zu ernten. Es entstand ein lebhafter Noni-Tourismus zwischen den Inseln. Viele Hawaiianer beschwerten sich, dass ihre Nonibäume geplündert wurden. Auf innerhawaiianischen Flügen wurden Früchte, Blätter und sogar ganze Noni-Bäume nach Honolulu geschafft. Weil die Frachträume der Flugzeuge bald vom Geruch reifer Nonifrüchte erfüllt waren, der von den meisten Menschen als unangenehm empfunden wird, wurde der Transport in Flugzeugen verboten. Die neu entstandene Noniwelle blieb so weitgehend auf die Inseln des Hawaii-Archipels beschränkt.

Im Jahre 1996 wurde in den USA, von zwei Lebensmittelchemikern eine Firma gegründet, deren Hauptprodukt aus Nonifruchtsaft bestand. Zuvor hatten sie einen Glascontainer mit einer braunen stinkenden Flüssigkeit erhalten, die angeblich bemerkenswerte positive Wirkungen auf die menschliche Gesundheit haben sollte. Es handelte sich um einen nach traditioneller Methode hergestellten fermentierten Nonifruchtsaft. Sie nahmen diesen Hinweis nicht ernst und so stand die Flüssigkeit eine Weile ungenutzt in ihrem Labor herum und füllte diesen, da sie nur mit einer Zeitung verschlossen war, um bei der Gärung entstehende Gase herauszulassen, mit ihrem charakteristischen Geruch, bis eine Frau zu ihnen kam, die einen chronischen Husten hatte und auf der Suche nach einem Mittel war, das sie von diesem Übel befreite. Die Firmengründer dachten, dass dies eine gute Gelegenheit sei, das „Wundermittel" auszuprobieren. Sie gaben der Frau etwas davon mit und wiesen sie an, den Saft regelmäßig zu trinken. Sie rechneten nicht damit, dass die Frau zurückkommen würde. Aber sie kam zurück und berichtete, dass ihr Husten zwar nicht verschwunden sei, ihre chronischen Gelenkbeschwerden hingegen hätten sich sehr verbessert und sie wolle deshalb noch mehr von dem Saft haben. In der Folgezeit wurden die Wirkungen des Saftes mehrfach bestätigt. Ab 1997 wurde Nonifruchtsaft in vielen Ländern der Erde verfügbar. In Europa allerdings war eine Anmeldung des Produktes als Novel Food notwendig. Unter diesen Begriff fallen alle Lebensmittel, die bis zum Jahre 1997 in der EU nicht in nennenswertem Umfang auf dem Markt waren. Bedingung für die Zulassung ist die Vorlage umfangreicher Untersuchungen zur Verträglichkeit und Sicherheit des Produkts. Im Mai 2003 wurde Nonifruchtsaft endlich als „Novel Food" in der EU offiziell zugelassen (35). Inzwischen gibt es eine Vielzahl von Noniprodukten zu kaufen, von denen allerdings ein großer Teil von minderer, teilweise sogar miserabler Qualität ist. Davon werden wir später noch ausführlich berichten.

Für die Einwohner Französisch Polynesiens erwies sich der Noni-Boom als großer Segen. Heute zählt Noni zu den bedeutsamsten Exportartikeln der Inseln. Die Marquesa Inseln wurden regelrecht aus einem Dornröschenschlaf geweckt. Plötzlich hatten die Einwohner, die vorher fast nur Kokosnüsse zu verkaufen hatten, einen begehrten Exportartikel und viele junge Einwohner entschlossen sich, auf den Inseln zu bleiben und Familien zu gründen.

Gesundheitsfördernde Wirkungen des Nonifruchtsaftes aus der Perspektive von Anwendern

Nach der Zulassung des Nonifruchtsaftes als „Novel Food" in der Europäischen Union fand ein großes Treffen von Nonikonsumenten in Kopenhagen statt. Für uns war das eine willkommene Gelegenheit, eine Studie über die Wirkung von Nonifruchtsaft aus der Perspektive der Anwender zu initiieren. Wir erhielten die Erlaubnis, an die Gäste Fragebögen zu verteilen, die wir noch während der Veranstaltung wieder einsammelten. Insgesamt nahmen 1142 Personen an dieser Aktion teil, die wir im folgenden „Kopenhagen-Studie" (KS) nennen. Alle hatten regelmäßig Nonifruchtsaft vom selben Hersteller getrunken, was aus Vergleichbarkeitsgründen wichtig ist.

Wir verfolgten mit der Befragung das Ziel, soviel Informationen wie möglich von den Nonikonsumenten zu erhalten, ohne ihnen zu viele Fragen zu stellen, schließlich sollte der Fragebogen während der Veranstaltung quasi nebenbei ausgefüllt werden können. Wir entwarfen daher eine Anzahl von Standardfragen, die auf einem einzigen Blatt Papier Platz hatten. Zu Anfang wurden persönliche Fragen zu Geschlecht, Alter, Adresse und Kontaktmöglichkeit gestellt. Dann wurde gefragt, wie lange schon und in welcher Menge die Befragten Nonifruchtsaft nehmen. Außerdem wollten wir wissen, ob es einen bestimmten Grund für die Einnahme gebe, wie etwa die Behandlung oder Vorbeugung von Krankheiten. Körperliche Veränderungen, die nach der Nonieinnahme aufgetreten waren, sollten ebenfalls genannt werden. Von besonderem Interesse war für uns, ob wegen einer Krankheit, die mit Nonifruchtsaft behandelt werden sollte, zuvor ein Arzt aufgesucht und er über die Nonieinnahme informiert worden war. Es interessierte uns auch, ob der Arzt die Einnahme empfohlen oder von ihr ausdrücklich abgeraten hatte. Am Schluss des Fragebogens war Raum für freien Text, den viele nutzten, um uns ihre persönlichen Erfahrungen mit Nonifruchtsaft mitzuteilen.

Da es sich um eine internationale Veranstaltung handelte, wurde der Fragebogen in folgenden Sprachen zur Verfügung gestellt: Deutsch, Englisch, Französisch, Holländisch, Dänisch, Schwedisch, Norwegisch, Finnisch, Russisch, Polnisch und Ungarisch. Wir erhielten Fragebögen von Nonikonsumenten aus insgesamt 17 Ländern zurück: Schweden (325), Deutschland (302), Norwegen (204), Dänemark (98), Ungarn (95), Großbritannien (41), Finnland (22), Frankreich (11), USA (10), andere (44), zusammen also 1142. Unter den Antwortenden der deutschsprachigen Fragebögen waren auch Teilnehmer aus der Schweiz und Österreich.

Es stellte sich heraus, dass die Fragebögen zu 68 % von Frauen und zu 32 % von Männern ausgefüllt worden waren. Eine Analyse der Altersstruktur der Teilnehmer zeigte eine symmetrische Verteilung mit einem Maximum bei 48,2 Jahren. Insgesamt hatten Personen aller Altersklassen an der Befragung teilgenommen. Es gab allerdings nur sehr wenige Teilnehmer, die jünger als fünfzehn oder älter als fünfundsiebzig Jahre waren. Die mittlere tägliche Dosis an Nonifruchtsaft betrug etwa 50 ml. Eine genauere Analyse des Konsums ist aus Tabelle 1 ersichtlich.

Zwischen den einzelnen Ländern gab es teilweise nicht unerhebliche Unterschiede bei der Einnahme des Nonifruchtsaftes. Sie sind in der Tabelle 2 wiedergegeben. Es wurden nur die Länder mit bis zu 90 Teilnehmern berücksichtigt, die zusammen aber 89,8 %

aller Teilnehmer ausmachten. Das mittlere Alter der Deutschen und Ungarn war mit 43 und 44 Jahren deutlich geringer als das der Skandinavier (48 – 49 Jahre) Auch war bei den Deutschen das Geschlechterverhältnis ausgeglichener als bei den Befragten anderer Länder.

Die längste Einnahmedauer von Nonifruchtsaft hatten die Schweden und Norweger. Einige von ihnen haben bereits 1997 begonnen Nonifruchtsaft einzunehmen, also etwa fünf Jahre vor unserer Untersuchung. Die meisten deutschen Teilnehmer haben nach der Zulassung im Mai 2003 begonnen, Nonifruchtsaft zu trinken. Sie blickten also zum Zeitpunkt der Erhebung erst auf eine Erfahrung von einem halben Jahr zurück.

Tabelle 1: Täglicher Nonifruchtsaft Konsum der Teilnehmer der Kopenhagen-Studie (N= 1142)

Tägliche Einnahme	Anzahl	%
< 30 ml	8	0,7
30 – 60 ml	472	41,3
60 – 90 ml	575	50,4
> 90 ml	87	7,6

Im darauffolgenden Jahr 2004 erweiterten wir die Untersuchung durch eine Datenbankstudie (DS). Wir stellten dazu den gleichen Fragebogen ins Netz, der auch in der Kopenhagen-Studie verwendet worden war, und zwar in Deutsch, Englisch und Französisch. Allerdings enthielt der Fragebogen nun zusätzlich noch Fragen zum Rauchverhalten der Teilnehmer, weil wir der Meinung sind, dass dies zur Beurteilung der gesundheitlichen Situation wichtig ist. Die Teilnehmer mussten sich zunächst anmelden und dabei Daten zu ihrer Person übermitteln. Danach erhielten sie ein Passwort, mit dem sie zum Fragebogen gelangen konnten. Über einen Online-Zugang konnten wir die Fragebögen auswerten. Die Vorteile dieser Vorgehensweise lagen darin, dass die Studie nicht zeitlich begrenzt war und so ständig neue Teilnehmer aufgenommen werden konnten und außerdem Verlaufskontrollen der Teilnehmer möglich waren.

Tabelle 2: Allgemeine Statistik zum Konsum von Nonifruchtsaft bei den Teilnehmern der Kopenhagen-Studie

Land (Anzahl)	Geschlecht % (M/W)	Mittl. Alter	Mittl. tägl. Einnahme (ml)	Dauer (Monate)	Arzt involviert (%)
Alle (1142)	38/62	48.2	52.3	26.4	27
Deutschland (303)	48/52	44.0	51	17	36
Schweden (325)	32/68	49.4	48	33	22.5
Norwegen (204)	40/60	48.7	65	33	31
Dänemark (98)	34/66	48.0	42	20	24.5
Ungarn (95)	40/60	43.5	44	25	7

Es konnten nun leicht Gruppen gebildet werden, wie z. B. diejenige aller weiblichen Teilnehmer zwischen dem 45. und 60. Lebensjahr, um den Einfluss von Nonifruchtsaft auf den Beginn und Verlauf der Wechseljahre zu untersuchen, oder die aller Teilnehmer, die über eine Besserung von Gelenkbeschwerden berichteten, um den Einfluss der Nonifruchtsafteinnahme auf den Medikamentenkonsum zu untersuchen. Dazu mussten wir zu den betreffenden Personen Kontakt aufnehmen, was mit Hilfe der E-Mail-Adressen und Telefonnummern, die in die Datenbank eingegeben worden waren, leicht möglich war. Bis zum Zeitpunkt dieser Auswertung befanden sich 570 ausgefüllte Fragebögen in unserer Datenbank.

Im Fall der Datenbankstudie lag der Anteil der Männer bei 52 % und der der Frauen bei 48 %. Das mittlere Alter der Teilnehmer lag bei 44 Jahren. Verglichen mit der Kopenhagen-Studie war also das Geschlechterverhältnis weitgehend ausgeglichen und die Teilnehmer waren im Durchschnitt jünger. Die Daten sind auch aus der Tabelle 3 ersichtlich.

Tabelle 3: Allgemeine Statistiken zum Konsum von Nonifruchtsaft bei den Teilnehmern der Datenbank-Studie

Anzahl	Mittleres Alter	Mittl. tägl. Einnahme (ml)	Dauer der Einnahme (Monate)	Arzt involviert (%)
570 (Alle)	44,1	69,5	14,8	21,6
299 (Männer)	43,9	67,3	14,8	14,7
271 (Frauen)	44,2	72,0	14,6	29,3

Eine nähere Analyse des täglichen Konsums ist der Tabelle 4 zu entnehmen. Danach nehmen 36,5 % der Teilnehmer täglich 30 – 60 ml, 35,1 % 60 – 90 ml und 22,6 % 90 – 120 ml Nonifruchtsaft zu sich. Immerhin 5,6 % geben an, täglich mehr als 120 ml Saft zu trinken. Das entspricht ungefähr einer Flasche (1000 ml) pro Woche. Der

Einfachheit halber werden wir in Zukunft die Abkürzungen KS für Kopenhagen-Studie und DS für Datenbank-Studie verwenden.

Tabelle 4: Täglicher Nonifruchtsaft Konsum der Teilnehmer der Datenbank-Studie (N= 570)

Tägliche Einnahme	Anzahl	%
< 30 ml	1	0,18
30 – 60 ml	208	36,5
60 – 90 ml	200	35,5
90 – 120 ml	129	22,6
>120 ml	32	5,6

Fasst man beide Studien zusammen, dann haben 11,5 % der Teilnehmer berichtet, dass sie nach der Nonifruchtsafteinnahme keine Veränderung an sich feststellen konnten. Einige davon hatten aber erst gerade mit der Einnahme begonnen, so dass die Beobachtungszeit zu kurz war, um ein abschließendes Urteil zu fällen. Insgesamt 42,2 % berichteten von einer vorteilhaften Wirkung des Nonifruchtsaftes. Viele Teilnehmer gaben mehrere Erfolge durch die Einnahme von Nonifruchtsaft an. 29,1 % hatten zwei, 13,1 % drei und 3,5 % vier positive Wirkungen gleichzeitig festgestellt. Sechs Personen (0,12 %) berichteten sogar über mehr als vier Vorteile durch Nonifruchtsaft. Der Anteil der weiblichen Teilnehmer stieg mit der Anzahl der berichteten Vorteile an.

Negative Effekte wurden von sechs Personen (0,35 %) berichtet. Hierbei handelte es sich aber nur um relativ harmlose Folgen, wie z. B Durchfall und Blähungen, die manchmal zu Beginn der Einnahme auftreten, wenn sich der Darm an die Fruchtsäuren und das Pektin im Nonifruchtsaft gewöhnen muss. Diese Beschwerden gehen in den meisten Fällen rasch zurück. Eine Frau klagte über eine Gewichtszunahme von 15 kg. Ob hier allerdings ein kausaler Zusammenhang mit der Nonifruchtsafteinnahme besteht, ist zweifelhaft. Ein männlicher Teilnehmer berichtete uns über eine vermehrte innere Unruhe, die jedoch nach einiger Zeit verschwand.

Im Folgenden sollen die positiven Wirkungen des Nonifruchtsaftes in der Reihenfolge, mit der sie beobachtet wurden, aufgezählt und erläutert werden. Obwohl uns zahlreiche Anekdoten zu diesen Wirkungen zugegangen sind, werden wir uns in ihrer Erwähnung zurückhalten und nur einige zum besseren Verständnis der Wirkungen wiedergeben. Eine Übersicht zu den Wirkungen und deren Häufigkeit ist mit der Tabelle 5 erstellt.

Besseres Allgemeinbefinden

Etwa 25 % der Teilnehmer aus der KS und 12,6 % aus der DS berichteten, sie würden sich nach der Einnahme von Nonifruchtsaft insgesamt besser fühlen, ohne dies näher zu spezifizieren. Wir sind uns darüber im Klaren, dass eine solche Aussage besonders anfällig für einen Placeboeffekt ist. Die Leute erwarten, dass nach der Nonifruchtsafteinnahme irgendetwas Positives geschieht. Wenn keine besonderen Symptome auftreten, dann fühlen sie sich eben einfach besser. Dennoch kann dieses „sich besser fühlen" auch der Ausdruck einer Auswirkung des Nonifruchtsaftes auf die Physiologie sein, denn wie wir mittlerweile wissen, setzen bestimmte Bestandteile der Nonifrucht, die wir noch nicht näher identifizieren konnten, im Gehirn Endorphine frei. Das sind köpereigene Glückshormone, die die Stimmung verbessern und die Schmerzwahrnehmung hemmen.

Mehr Energie

Eine Zunahme an Energie und Ausdauer nach der Einnahme von Nonifruchtsaft wurde von rund einem Drittel der Personen in beiden Studien angegeben (KS 29,5 %, DS 30,7 %).
Diese Wirkung scheint typisch für Nonifruchtsaft zu sein. Sie bestätigt die Vermutung, dass Noni zu den adaptogenen Pflanzen gehört, deren Inhaltsstoffe die Stressbewältigung verbessern und die regenerativen Kräfte unseres Körpers anregen. Wir sind sicher, dass viele unserer Leser, die selber Erfahrungen mit Noni gesammelt haben, das bestätigen können. Auch wir selbst haben diese positive Wirkung erfahren. In Zeiten großer körperlicher und seelischer Anspannungen bringt die Einnahme von 100 – 200 ml Nonifruchtsaft fast augenblicklich die verbrauchten Kräfte zurück. Ein Teilnehmer der KS aus Dänemark hat diese Erfahrung treffend zum Ausdruck gebracht, als er sagte: „Nach Noni fühle ich mich stark wie ein Wikinger“. Auch die alten Polynesier kannten die stärkende Wirkung der Nonifrucht und nutzten sie etwa, um die Strapazen eines Fischzuges auszuhalten, der sie manchmal tagelang in ihren kleinen Auslegerbooten auf dem Meer festhielt, ohne dass sie Schlaf oder Ruhe bekamen (29).

Mittlerweile gibt es kontrollierte klinische Studien, die die Wirkung von Noni bei Mensch und Tier belegen. Davon werden wir später berichten.

Weniger entzündliche Schmerzen

Die zweithäufigste Beobachtung war eine Reduktion von Schmerzen und Beschwerden, besonders im Bereich der Gelenke und des Rückens. Sie wurde von insgesamt 16 % der Teilnehmer aus der KS und 19,1 % der DS-Teilnehmer mitgeteilt. Der Anteil der Männer und das mittlere Alter waren jeweils höher als bei den

Gesamtteilnehmern. Auch tranken diese Personen deutlich mehr Nonifruchtsaft als der durchschnittliche Konsument, was darauf hindeutet, dass eine höhere Dosis in diesem Fall auch eine erhöhte Wirkung verursacht. Wir haben weiterhin untersucht, ob bei einer getrennten Betrachtung der Teilnehmer aus unterschiedlichen Ländern Unterschiede in der Häufigkeit dieser Wirkung feststellbar waren. Das war nicht der Fall. Immer lag der Anteil der Personen, die erfolgreich ihre Gelenk- und Rückenbeschwerden mit Nonifruchtsaft behandeln konnten, zwischen 14 – 18 %. Etwa die Hälfte der Teilnehmer dieser Gruppe hatte wegen ihrer Erkrankung vor der Nonifruchtsafteinnahme einen Arzt aufgesucht und viele hatten jahrelang starke Medikamente eingenommen. Nach dem Konsum von Nonifruchtsaft benötigten sie entweder deutlich weniger oder sogar gar keine Medikamente mehr.

Der Personenkreis in dieser Studie kann als einigermaßen repräsentativ für die europäische Bevölkerung angesehen werden, zumindest hinsichtlich der in den Studien vorhandenen Altersstruktur mit Maxima zwischen 44 – 48 Jahren. Rücken- und Gelenkbeschwerden nehmen mit zunehmendem Alter an Häufigkeit zu und beginnen oft im mittleren Lebensalter. Nach einer Untersuchung von Akihisha (36) leiden darunter ca. 20 % der amerikanischen Bevölkerung. In Europa dürfte es sich ähnlich verhalten. Wenn man also annimmt, dass ca. 20 % unserer Befragten ebenso an Gelenk- und Rückenbeschwerden leiden wie die Amerikaner und 14 – 18 % aller Befragten angeben, Nonifruchtsaft habe ihnen geholfen, die Beschwerden zu lindern oder gar zu beseitigen, dann bleiben nur sehr wenige übrig, denen Nonifruchtsaft hierbei nicht geholfen hat.

Zwei Frauen aus Schweden im Alter von 60 und 64 Jahren berichteten uns, dass die Genesung nach einer Hüftgelenksoperation schneller als sonst üblich verlaufen war. Eine 37-jährige Frau, ebenfalls aus Schweden, konnte nach der Einnahme von Nonifruchtsaft sogar ganz auf ihre Schmerzmittel verzichten, die sie wegen starker Schmerzen im Schultergelenk jahrelang eingenommen hatte. Ein 47-jähriger Mann litt unter *Morbus Bechterev*, einer sehr schmerzhaften Erkrankung, die zu einer allmählichen Versteifung und Verkrümmung der Wirbelsäule führt. Eine Heilung ist bislang nicht möglich. Durch die Einnahme von Nonifruchtsaft konnte der Mann auf seine vorher eingenommenen Schmerzmittel fast völlig verzichten.

Eine 22-jährige Büroangestellte schreibt, dass sie, bedingt durch ihre sitzende Tätigkeit vor dem Computer, ständig unter Rückenschmerzen litt. Häufig hatte sie außerdem auch Kopfschmerzen, wahrscheinlich verursacht durch die Muskelverspannungen im Rücken- und Nackenbereich. Ihre Mutter hatte ihr zum Geburtstag zwei Flaschen Nonifruchtsaft geschenkt. Sie begann zunächst, nur zögerlich davon zu trinken. Bald bemerkte sie aber, dass sich ihre Rückenschmerzen besserten und schließlich ganz verschwanden. Auch die Kopfschmerzen gingen allmählich zurück.

Der Autor selbst hatte 1997 starke Beschwerden in allen Gelenken beider Hände bekommen und sie mit dem Rheumamittel Diclofenac behandelt. Während eines akuten Schubes ließen sich die Schmerzen durch zweimal täglich 50 mg dieser Substanz in einem erträglichen Rahmen halten. Die Situation der Gelenke verschlechterte sich aber bei jedem Schub und bald waren auch deutliche Einschränkungen der Beweglichkeit der Finger spürbar, die besonders beim Klavierspielen sehr störend waren. So ging es bis zum Jahr 2001. In diesem Jahr lernte er Nonifruchtsaft kennen. Als sich wieder ein Rheumaschub einstellte, nahm er dreimal täglich 50 ml Saft ein und zusätzlich einmal 50 mg Diclofenac. Die Wirkung war erstaunlich. Schon nach einem Tag hatten die Schmerzen deutlich nachgelassen. Nach Abklingen des Schubes wurde die Nonifruchtsaft-Dosis auf 50 ml täglich reduziert und die Diclofenac-Einnahme ganz eingestellt. Danach stellten sich nur noch sehr selten weitere Schübe ein. Sie ließen sich durch eine Erhöhung der Nonidosis fast immer beherrschen, ohne dass zusätzlich ein Rheumamittel nötig gewesen wäre. Besonders erfreulich aber ist es, dass die Situation der Gelenke sich nach und nach verbessert hat. Offensichtlich hat sich der Knorpel regeneriert. Seitdem kann der Autor ohne Schmerzen in den Fingern und Handgelenken wieder ausdauernd Klavier spielen.

Die Mutter des Autors hatte in ihrem achtzigsten Lebensjahr begonnen, Nonifruchtsaft zu trinken. Auch sie hatte erhebliche Beschwerden im Rücken und fast allen Gelenken. Ihre Schuhbänder konnte sie nur noch unter großer Mühe selber zubinden. Etwa drei Monate nach der Nonifruchtsafteinnahme überraschte sie uns, indem sie zur Demonstration der Besserung ihrer Beschwerden plötzlich ihr rechtes Bein anhob und den Fuß auf die Tischkante legte. Ein solch akrobatischer Akt wäre vor der Einnahme des Nonifruchtsaftes nicht möglich gewesen.

In diesem Zusammenhang soll auch darauf hingewiesen werden, dass die Verwendung von Noni auf den Fidschi-Inseln in der bereits erwähnten Veröffentlichung von Pande aus dem Jahr 2005, in erster Linie die Behandlung von entzündlichen Gelenkbeschwerden und anderen schmerzhaften Erkrankungen zum Ziel hatte. Diese Behandlungen beruhen auf Überlieferungen aus der Volksmedizin und haben sich bis heute erhalten, weil sie offenbar immer noch positiv wirken. Die jüngsten Befunde unserer Untersuchungen scheinen diese Erfahrungen zu bestätigen.

Weniger Infektionskrankheiten

Über eine deutliche Reduktion von Infektionskrankheiten, hauptsächlich im Bereich der oberen Atemwege, berichten 12,4 % der Teilnehmer der KS. Dabei fällt ein deutliches Nord-Süd-Gefälle auf. Betrachtet man diejenigen Personen, die über weniger Infektionskrankheiten berichtet haben, getrennt nach Ländern, ergibt sich folgendes Bild: Schweden (20,3 %), Norwegen (12,8 %), Dänemark

(9,2 %), Deutschland (8,6 %), Ungarn (4,2 %). In Schweden und Norwegen gibt es lange und kalte Winter, wodurch die Ausbildung von Erkältungskrankheiten gefördert wird. Außerdem wirkt sich der Mangel an Licht negativ auf das Immunsystem aus. In der DS, die fast ausschließlich Teilnehmer aus dem deutschsprachigen Raum aufweist, liegt der Anteil der Personen mit weniger Infektionskrankheiten bei 6,1 %. Die Menge an Nonifruchtsaft, die von diesen Personen getrunken wurde, unterschied sich nicht wesentlich von derjenigen der Gesamtgruppe, was den Verdacht nahelegt, dass für diesen Effekt keine hohe Dosis erforderlich ist. Es ist allerdings auffällig, dass dieser Personenkreis den Nonifruchtsaft deutlich länger eingenommen hat, als die anderen dies im Schnitt taten. Das ist auch sinnvoll, weil zur Beurteilung des Effektes ein Zeitraum von mindestens einem, besser noch mehreren Jahreszyklen notwendig ist. Einige Teilnehmer berichteten uns, dass sie von chronischen Infektionen der Atemwege, mit denen sie jahrelang zu kämpfen hatten, befreit worden sind, nachdem sie regelmäßig täglich 30 – 90 ml Nonifruchtsaft getrunken hatten. Eine 52-jährige Frau hatte keine Herpes-Infektionen mehr, nachdem sie täglich etwa 60 ml Nonifruchtsaft getrunken hatte. Zwei andere Befragte, 58 und 49 Jahre alt, konnten mit Nonifruchtsaft erfolgreich ihre ständig wiederkehrende Candida-Infektion im Genitalbereich bekämpfen.

Tabelle 5: Vorteilhafte Wirkungen berichtet von den Teilnehmern der Kopenhagen-Studie und der Datenbank-Studie

Wirkung	Kopenhagen-Studie Anzahl (%)	Datenbank-Studie Anzahl (%)
Mehr Energie	337 (29,5)	175 (30,7)
Besseres Allgemeinbefinden	285 (25,0)	72 (12,6)
Weniger entzündliche Schmerzen	184 (16,2)	109 (19,1)
Weniger Infektionskrankheiten	141 (12,4)	35 (6,1)
Verbesserter Schlaf	97 (8,6)	47 (8,3)
Weniger Probleme mit Magen und Verdauung	94 (8,2)	43 (7,5)
Weniger Allergien und Asthma	79 (7,0)	43 (7,5)
Verbesserte Haut	67 (5,9)	39 (6,8)
Weniger Kopfschmerzen	46 (4,1)	39 (6,8)
Weniger Frauenbeschwerden	30 (4,4)*	18 (7,1)*
Haare und Nägel wachsen besser	24 (2,1)	15 (2,6)
Blutdruck und Cholesterin gesenkt	12 (1,9)	14 (2,5)
Besserung bei Diabetes Typ II	16 (1,4)	5 (0,88)
Reduktion oder Stop beim Rauchen	10 (0,87)	28 (4,9)
Weniger Zahnfleisch-Probleme	9 (0,79)	4 (0,7)
Verbesserte Wundheilung	5 (0,44)	7 (1,2)
Weniger Depressionen	0	8 (1,4)
Warzen verschwinden	5 (0,44)	0
Besserung bei Osteoporose	5 (0,44)	0
Verbesserte sexuelle Potenz	5 (0,44)**	0
Chemotherapie besser vertragen	0	5 (0,88)

* bezogen auf alle weiblichen Teilnehmer

** nur männliche Teilnehmer

Verbesserter Schlaf

Fast die gleiche Anzahl an Teilnehmern beider Studien berichtet über eine Verbesserung ihres Schlafes (KS, 8,6% und DS, 8,3%). Diese Personen geben an, dass sie besser einschlafen und auch durchschlafen können. Häufig litten sie vor der Nonisafteinnahme auch noch unter anderen Beschwerden, wie Schmerzen, Verstimmungen, Allergien und weiteren Symptomen, die das Schlafen behindern können. Die Verbesserung im Schlafverhalten ist in vielen Fällen ein Sekundäreffekt. Auch ist das mittlere Alter der Gruppe, deren Mitglieder nach Einnahme von Nonifruchtsaft besser schlafen, deutlich höher als das der Gesamtgruppe. Das ist nicht verwunderlich, denn jüngere Menschen können meistens besser schlafen als ältere. Auch haben die Älteren öfter andere Beschwerden, die sie am Schlafen hindern, als jüngere Menschen. Da ausreichender Schlaf eine Grundvoraussetzung für ein gesundes Leben ist, kommt dieser Wirkung des Nonifruchtsaftes eine hohe Bedeutung zu.

Weniger Probleme mit dem Magen und der Verdauung

Diese Wirkung des Nonifruchtsaftes haben 8,4% der Teilnehmer der KS und 7,5% der DS bemerkt. Der Anteil der Frauen in dieser Gruppe war deutlich höher als derjenige in der Gesamtgruppe, ebenso der Altersdurchschnitt. Frauen leiden häufig unter Darmträgheit, wenn sie in die Wechseljahre kommen. Das hängt mit dem dann sinkenden Östrogenspiegel zusammen. Viele nehmen während dieser Zeit Abführmittel ein. Einige dieser Mittel sind durchaus gesundheitsschädlich, auch wenn sie pflanzlichen Ursprungs sind, wie etwa Aloe, Faulbaumrinde oder Rhabarberwurzeln. Es besteht sogar der Verdacht, dass sie zu Krebserkrankungen führen können. Nonifruchtsaft ist dagegen völlig unschädlich. Häufig ist die erste Wirkung nach Beginn der Einnahme ein deutlich weicherer Stuhl. Dieser wird oft zunächst als Durchfall empfunden, normalisiert sich dann aber innerhalb eines Zeitraumes von ein bis zwei Wochen. Als der Autor zum ersten Mal an einer Noni-Konferenz teilnahm, probierte er auch den Nonifruchtsaft. Als er am nächsten Tag seinen Vortrag über seine Untersuchungen zur Toxizität von Nonifruchtsaft hielt, konnte er berichten, dass auch er bereits eine Wirkung des Saftes an sich verspüre. Daraufhin sahen ihn alle erwartungsvoll an und er berichtete, er habe Durchfall bekommen. Da dies als negative Wirkung angesehen wurde, wollte sie niemand anerkennen und die Ursache dafür wurde im mexikanischen Abendessen vom Vortag gesehen. Mittlerweile wissen wir, dass Durchfälle zu Beginn der Nonifruchtsafteinnahme aber durchaus normal sind. Sie können z. B mit dem relativ hohen Pektingehalt der Nonifrucht zusammenhängen.

Besonders ältere Menschen leiden häufig unter Verstopfung. Das liegt zum einen daran, dass der Darm mit zunehmendem Alter träger wird, zum anderen jedoch auch an der Tatsache, dass sehr oft ältere Menschen viel zu wenig Flüssigkeit zu sich nehmen. Mit zunehmendem Alter sollte man unbedingt mehr und nicht weniger trinken. Zwei bis drei Liter pro Tag sind gut. Viele ältere Menschen trinken aber noch nicht einmal einen halben Liter täglich. Nonifruchtsaft mobilisiert den Darm und seine Fruchtsäuren und Polysaccharide halten Flüssigkeit im Darmlumen zurück. Als der Vater des Autors mit über achtzig Jahren begann, Nonifruchtsaft zu trinken, war seine erste Reaktion: „Das Zeug macht ja Durchfall!" Es stellte sich aber heraus, dass der Stuhlgang vor der Einnahme unregelmäßig war und nur zwei- bis dreimal pro Woche stattfand. Mit Noni klappte es dann täglich und war weniger anstrengend. Auch das ist sehr wichtig, denn starkes Pressen kann zu Gefäßbrüchen im Kopf führen, die sogar tödlich enden können.

Neben einer Verbesserung der Darmentleerung berichtete auch eine Reihe von Teilnehmern beider Kampagnen über eine Abnahme von Magenschmerzen. Interessanterweise wurde diese Wirkung besonders von den schwedischen Teilnehmern festgestellt. Von diesen berichteten 29 von insgesamt 325 über eine Besserung von Magenproblemen, jedoch nur 13 über weniger Verdauungsprobleme. Von den 303 deutschen Teilnehmern hatten vier weniger Magenprobleme, aber 13 weniger Verdauungsprobleme. Jeweils ein Teilnehmer aus beiden Ländern berichtete über eine Besserung von Magen- und Verdauungsproblemen. In Norwegen waren es vier Personen mit weniger Magen- und 14 mit weniger Verdauungsproblemen. In der DS war das Verhältnis fünf (Magen) zu 38 (Verdauung). Warum die schwedischen Teilnehmer so häufig unter Magenproblemen leiden, wissen wir nicht. Es wäre interessant, das einmal näher zu untersuchen. Eine interessante Fragestellung wäre in diesem Zusammenhang, ob eine fortgesetzte Einnahme von Nonifruchtsaft die Besiedlung des Magens mit dem Bakterium *Helicobacter pylori* herabsetzt. Dieses Bakterium ist dafür bekannt, dass es Magenschleimhauterkrankungen und sogar Magenkrebs verursachen kann.

Weniger Allergien und Asthma

Eine weitere sehr wertvolle Wirkung des Nonifruchtsaftes besteht darin, dass er in der Lage ist, Allergien und Asthma zu bekämpfen. Beide Krankheiten werden oft miteinander assoziiert. Deshalb wurden sie von uns in einer Gruppe zusammengefasst. Allergische Reaktionen führen zur Freisetzung von Reizstoffen, wie Histamin und Zytokinen, die Entzündungserscheinungen hervorrufen können. An der Haut bilden sich juckende Ekzeme. Die Bronchien reagieren mit einer Verengung, was zu Erstickungssymptomen führt. Dies bezeichnet man als allergisches Asthma. Insgesamt 79 Personen (7,0 %) aus der KS und 43 Teilnehmer (7,5 %) aus der DS haben diesbezüglich vom Nonifruchtsaft profitiert. Etwa ein Drittel dieser Personen hat über eine wesentliche Besserung von Asthma berichtet. Das Spektrum der durch Nonifruchtsaft gebesserten Allergien umfasste quasi alle Arten, wie Heuschnupfen, Katzenallergien, Nickelallergien, Allergien gegen bestimmte Lebensmittel, Sonnenallergien oder Allergien gegen Schimmelpilze, Hausstaub, Milben und andere Umweltallergene. Darunter waren Fälle schwerster Allergien, die mit den herkömmlichen Therapien nicht beseitigt werden konnten. Viele der Betroffenen berichteten, dass sie Kortikoide einnehmen mussten, bevor sie Nonifruchtsaft tranken. Die Einnahme dieser Medikamente konnte hinterher eingeschränkt oder völlig eingestellt werden.

Eine Frau berichtete uns, dass sie eine ärztlich attestierte Schimmelpilz-Allergie hatte, die, nachdem sie einige Wochen lang Nonifruchtsaft getrunken hatte, völlig verschwunden war. Außerdem hatte sie seit über 20 Jahren allergisch auf Erdbeeren reagiert. Heute kann sie diese Früchte ohne Bedenken essen.

Ein Tischler, der Möbel im Büro des Autors aufstellte, erzählte ihm von seiner schweren Pollenallergie. Es war im März und er stellte sich seelisch schon wieder auf beschwerliche Zeiten ein. Er erhielt eine Flasche Nonifruchtsaft mit der Bitte, davon täglich 50 ml zu trinken. Nach drei Wochen war er wieder da und berichtete, er habe in der Zwischenzeit keinen Heuschnupfen gehabt, obwohl in der Nähe seiner Wohnung die Weidenkätzchen zu blühen begonnen hatten. Er erhielt eine weitere Flasche. Nach abermals drei Wochen kam er wieder und erzählte freudestrahlend, dass seine Allergie völlig verschwunden sei. Er berichtete auch noch von einem Nebeneffekt. Vor Jahren hatte er sich oberhalb der Fußgelenke eine farbige Tätowierung setzen lassen. Die Ränder waren mittlerweile etwas verlaufen und er verspürte oft einen starken Juckreiz an diesen Stellen. Nachdem er den Nonifruchtsaft getrunken hatte, war der Juckreiz nicht mehr aufgetreten.

Am überzeugendsten war für uns der Bericht einer jungen Frau, die seit ihrer Kindheit unter starken Allergien litt. Im Laufe der Zeit wurden diese immer unerträglicher und im Frühjahr und Sommer konnte sie ohne Asthmaspray nicht mehr das Haus verlassen. Sie war so kurzatmig geworden, dass ihr das Treppensteigen große Mühe bereitete. Waren die Anfälle besonders schlimm, musste sie sogar Theophyllin nehmen, weil das Asthmaspray allein nicht mehr wirkte. Die Nebenwirkungen (Herzrasen) waren entsprechend groß. Im Alter von 22 Jahren begann sie mit der Einnahme von Nonifruchtsaft. Zuerst wollte sich kein Erfolg einstellen, im Gegenteil, die Symptome verschlimmerten sich sogar. Nach zwei Wochen jedoch waren die allergischen Symptome plötzlich wie weggeblasen und sind danach auch nicht wieder aufgetreten.

Verbesserte Haut

Hierunter wurden alle Wirkungen zusammengefasst, die die Haut betreffen, auch wenn es sich um teilweise völlig verschiedene Erkrankungen handelte. 67 (5,9 %) Teilnehmer an der KS und 39 (6,8 %) Personen aus der DS gaben positive Auswirkungen von Nonifruchtsaft auf die Haut an. Eine allgemeine Verbesserung der Hautqualität wurde vorwiegend von Frauen mitgeteilt, was nicht verwunderlich ist, weil Frauen meist mehr auf ihre äußere Erscheinung achten als Männer. Dagegen war der Anteil der Männer in der Gruppe der Personen mit Psoriasis deutlich größer als der der Frauen. Psoriasis ist eine angeborene Erkrankung der Haut, bei der es zu einer starken Vermehrung bestimmter Hautzellen kommt, die als Keratinozyten bezeichnet werden. Die Haut ist dann schuppig, brüchig und juckt. Eine Heilung der Erkrankung ist nicht möglich, die Symptome können aber beeinflusst werden. Dazu werden teilweise sehr starke Medikamente benötigt, die schwerwiegende Nebenwirkungen haben. In der KS haben neun von 1142 Personen berichtet, dass Nonifruchtsaft ihnen geholfen hat, die Symptome der Psoriasis zu lindern. Auf die sonst üblichen Medikamente konnten diese Personen dann verzichten. In der DS waren es sogar 18 von insgesamt 570 befragten Personen. Das ist ein sehr erfreuliches Ergebnis. Eine andere ebenfalls angeborene Hauterkrankung ist die Neurodermitis. Sie befällt besonders oft Kinder. Nach der Pubertät verschwindet sie manchmal, sie kann aber auch ein Leben lang bestehen bleiben. Befallen sind vor allem die Beugen der Arme und Beine, in schlimmen Fällen die gesamte Hautoberfläche. Sonnenlicht und Salzwasser können die Symptome manchmal lindern, meistens benötigen die Patienten jedoch eine starke kortikoidhaltige Salbe. Die allerdings verursacht im Laufe der Zeit eine Schädigung der Haut. Sie wird immer dünner und verliert ihre Elastizität. Eine Besserung der Symptome einer Neurodermitis durch Nonifruchtsaft wurde von 20 Personen der DS berichtet. Einige von ihnen konnten auf die Verwendung von Kortikoidsalben völlig verzichten. In der KS wurde diese Krankheit nur einmal erwähnt.

Weniger Kopfschmerzen

Kopfschmerzen wurden nicht mit den übrigen Schmerzen zusammen abgefragt, weil sie meistens völlig andere Ursachen haben als diese. Körperlicher und seelischer Stress, Muskelverspannungen im Nacken- und Rückenbereich, Erweiterungen oder Verengungen von Hirngefäßen, Verschiebungen im Liquorgleichgewicht können zu Kopfschmerzen führen. Es handelt sich also um ein multikausal bedingtes Syndrom. So wurde daher meistens auch eine Besserung mehrerer Symptome durch Nonifruchtsaft genannt. Einige Beispiele sind:

- Weniger Kopfschmerzen, schlafe besser und habe mehr Energie
- Weniger Allergien, weniger Kopfschmerzen, besseres Allgemeinbefinden
- Weniger Kopfschmerzen, weniger menopausale Beschwerden, weniger Verspannungen im Schulterbereich

In all diesen Fällen sind die Kopfschmerzen als Folge der übrigen Beschwerden anzusehen. Es gibt aber auch Personen, die Kopfschmerzen als einziges Symptom angegeben haben, und zwar besonders dann, wenn der Kopfschmerz als „Migräne“ bezeichnet wurde. Für eine verlässliche Diagnose einer echten Migräne ist in der Regel ein Arzt zuständig. In 75 % der Migränefälle gaben die Teilnehmer, die überwiegend Frauen waren, auch an, sie hätten wegen ihrer Erkrankung einen Arzt aufgesucht. Wir können daher annehmen, dass es sich tatsächlich um Migräne handelte. Erstaunlich ist es, dass die Patienten berichteten, sie hätten ihre Migräne erfolgreich mit Nonifruchtsaft bekämpfen können, denn üblicherweise sind bei Migräne starke Medikamente erforderlich. Im Unterschied zur akuten Behandlung der Migräne mit Medikamenten wirkte der Nonifruchtsaft auch prophylaktisch. Die Anfälle wurden seltener oder hörten sogar völlig auf. Wir werten dies als weiteres Indiz für eine adaptogene Wirkung des Nonifruchtsaftes, der den Patienten hilft, Stress abzubauen. Dadurch entfällt eine wichtige Ursache der Migräne.

Weniger Frauenleiden

Eine Linderung von Frauenbeschwerden wurde von 30 Frauen (4,4 %) aus der KS und 18 Frauen (7,1 %) aus der DS berichtet. In den meisten Fällen handelte es sich um Beschwerden, die mit der Menstruation zusammenhingen. Das Durchschnittsalter dieser Befragten lag bei 44 (KS) bzw. 39 (DS) Jahren. Weniger Probleme mit menopausalen Beschwerden hatten sechs Teilnehmerinnen aus der KS und sechs Frauen aus der DS. Das mittlere Alter in dieser Gruppe lag bei 51 (KS) und 52 (DS) Jahren. Das entspricht dem durchschnittlichen Alter, in dem der Höhepunkt der Wechseljahre erreicht ist und deren Symptome am heftigsten sind.

Eine der unangenehmsten Begleiterscheinungen der Wechseljahre ist die Ausbildung einer *Osteoporose*. Natürliches Östrogen ist ein wichtiges Hormon zur Steuerung der Knochenerneuerung. Prozesse der Neubildung von harter Knochensubstanz und deren Auflösung stehen in einem ständigen Gleichgewicht. Durch den Östrogenabfall während der Menopause kommt es zu einer überproportionalen Knochenauflösung mit einem fortschreitenden Mineralverlust, eben zu Osteoporose. Fünf Personen aus der KS haben angegeben, dass durch das Trinken von Nonifruchtsaft ihre Osteoporose zurückgegangen sei. Es handelte sich dabei nur um Frauen. Ihr durchschnittliches Alter betrug 49 Jahre. Das passt ganz gut zu unserer Hypothese, denn Nonifruchtsaft enthält Phytoöstrogene, die den menopausal bedingten Östrogenabfall teilweise kompensieren und dadurch die Knochenneubildung verstärken. Wir werden auf diesen Punkt später noch ausführlicher zurückkommen. Eine dieser Frauen (Alter 45 Jahre) berichtete, dass sie eine schwere Osteoporose hatte, die nach 18 Monaten durch tägliche Einnahme von etwa 120 ml Nonifruchtsaft völlig ausgeheilt werden konnte.

Haare und Nägel wachsen besser

Eine erstaunliche Feststellung ist, dass nach der Einnahme von Nonifruchtsaft offenbar Haare und Nägel besser wachsen. Immerhin 24 Personen aus der KS und 15 Teilnehmer an der DS haben diese Erfahrung gemacht. Wir glauben, dass die Wirkung nicht auf wenige Personen beschränkt ist, sondern von den meisten Anwendern beobachtet werden könnte, wenn sie darauf achten würden. Wir selbst sind unabhängig von dieser Studie auf diesen Effekt gestoßen. Die Autorin hatte bemerkt, dass sie, nachdem sie regelmäßig ca. 120 ml Nonifruchtsaft täglich getrunken hatte, öfter zum Nachfärben der Haare den Frisör aufsuchen musste als vorher. Anstatt wie bisher alle fünf Wochen war es nun schon nach jeweils drei Wochen nötig. Auch das Schneiden der Finger- und Fußnägel musste nun öfter vorgenommen werden als zuvor. Auch die Mutter des Autors hatte bemerkt, dass die Haare an ihren Schläfen plötzlich stärker wuchsen, nachdem sie begonnen hatte, Nonifruchtsaft zu trinken. An dieser Stelle müssen wir leider die Herren enttäuschen, die jetzt vielleicht die Hoffnung haben, dass sie ihren Haarausfall rückgängig machen können. Nonifruchtsaft fördert nur das Wachstum der Haare, solange die Haarwurzeln noch vorhanden und funktionsfähig sind. Es werden keine neuen Haarwurzeln angelegt, wenn diese erst einmal verschwunden sind. Worauf diese Wirkung beruht, wissen wir leider noch nicht. Vielleicht hat es etwas mit der östrogenen Wirkung der Noni-Inhaltsstoffe zu tun, die wir kürzlich in einigen Doktorarbeiten haben untersuchen lassen. Östrogen fördert das Wachstum der Haare. Frauen, die schon einmal schwanger waren, wissen, dass ihre Haare nie so schön ausgesehen haben wie in dieser Zeit. Während der Schwangerschaft steigt der Östrogenspiegel stark an. Auf der anderen Seite ärgern sich viele Frauen, weil mit dem Beginn der Menopause oft Haarausfall und eine Abnahme der Qualität der Haare verbunden ist.

Effekt auf Blutdruck und Cholesterin

Ein hoher Blutdruck und erhöhte Cholesterinwerte gelten als Risikofaktor für Herz-Kreislauferkrankungen und in der westlichen Welt und in Amerika als der wichtigste Morbiditätsfaktor. Angeborene Stoffwechselstörungen können Ursache dieser Symptome sein, aber meistens handelt es sich schlicht um die Folge von Überernährung. Ein positiver Effekt von Nonifruchtsaft auf den Blutdruck wurde von 17 (1,5 %) Teilnehmern an der KS und 13 (2,3 %) Personen aus der DS bemerkt. Eine leichte Blutdrucksenkung wurde auch als Nebeneffekt in einer klinischen Studie festgestellt, die an 96 gesunden Probanden in England durchgeführt wurde, um die Verträglichkeit von Nonifruchtsaft zu testen (37). Eine Senkung des Blutcholesteringehaltes wurde nur von sehr wenigen Teilnehmern unserer Studien registriert. In der KS wurde diese Aussage fünfmal gemacht, in der DS nur einmal. Daraus könnte man schließen, dass es sich um eine unbedeutende Wirkung handelt, die nur selten auftritt. Dagegen sprechen aber klinische Studien, die in den USA durchgeführt wurden (38). Darin erhielten 38 Raucher mit ungünstigem Profil an Blutfetten einen Monat lang täglich 60 ml Nonifruchtsaft. Eine Vergleichsgruppe erhielt ein Placebo. In der Noni-Gruppe war eine Senkung des Gesamt-Cholesterins zu sehen, die mit 6 % allerdings relativ gering ausfiel. Auffällig war dagegen die starke Verschiebung innerhalb des Profils von LDL zu HDL. Die Senkung vom für die Arteriosklerose verantwortlichen (schlechten) Cholesterin (LDL) lag bei über 50 % und der Wert für das „gute" Cholesterin (HDL) stieg um 16 %. Es konnte ebenfalls eine Reduktion der Triglyceridwerte beobachtet werden. Es kommt also nicht so sehr auf den absoluten Cholesterinspiegel an, sondern auf das Verhältnis von LDL zu HDL. Das wurde durch Nonifruchtsaft deutlich verbessert. Wenn mehr Nonifruchtsaft-Konsumenten ihre Blutfettwerte vor und nach der Einnahme kontrollieren würden, ließen sich sicher entsprechende Effekte feststellen.

Besserung bei Diabetes Typ II

Insgesamt 16 Personen aus der KS haben uns gemeldet, dass sie mit Nonifruchtsaft erfolgreich ihren Diabetes Typ II behandeln können. Fast alle sagen, dass sie weniger oder gar keine Medikation (orale Antidiabetika) mehr benötigen. Einige geben sogar an, auf Insulin gänzlich verzichten zu können. Ein 61-jähriger männlicher Teilnehmer aus Schweden gab an, dass sein Blutzuckerspiegel nach zweimonatiger Einnahme von etwa 60 ml Nonifruchtsaft täglich um 60 % gesunken ist. In der DS haben fünf Personen über positive

Wirkungen von Nonifruchtsaft bei Diabetes berichtet. Der Anteil der Männer war in beiden Studien gegenüber dem Gesamtkollektiv erhöht.

Auch zu dieser Wirkung kann der Autor einen eigenen Beitrag beisteuern. Sein Onkel hatte seit Jahrzehnten Diabetes Typ II und musste sich sehr kontrolliert ernähren. Auch nahm er zur Stabilisierung seines Blutzuckerspiegels ein orales Antidiabetikum. Wir rieten ihm, er solle es doch einmal mit Nonifruchtsaft versuchen und das tat er dann auch. Er trank zuverlässig etwa 60 ml pro Tag. Schon nach einem halben Monat erzählte er uns, dass er nun sein Medikament weglassen könne, ohne dass sein Blutzuckerwert anstieg. Er konnte sogar wieder Kuchen und Süßigkeiten essen, was er auch mit großem Genuss tat. Bei einem angeborenen Diabetes Typ I, der streng insulinpflichtig ist, wird Nonifruchtsaft allerdings das Hormon nicht ersetzen können. Es kann aber zusammen mit dem Insulin regulierend auf den Blutzuckerspiegel wirken, sodass die Insulindosis eventuell gesenkt werden kann. Zwei Diabetikerinnen aus Schweden gaben an, dass ihr Sehvermögen sich nach Einnahme von Nonifruchtsaft verbessert habe. Das ist besonders aufschlussreich, denn Diabetes schädigt oft die Netzhaut und stellt eine häufige Ursache der Erblindung im Alter dar.

Reduktion oder Beenden des Rauchens

Sehr überrascht hat uns die Erkenntnis, dass Nonifruchtsaft eine Hilfe dabei sein kann, das Rauchen zu reduzieren oder ganz aufzugeben. In der KS haben wir nicht ausdrücklich nach den Rauchgewohnheiten gefragt. Dennoch haben uns zehn Personen gemeldet, dass Nonifruchtsaft ihnen geholfen habe, das Rauchen einzuschränken oder aufzugeben. Eine genauere Analyse gestattet die DS, weil hier ausdrücklich nach dem Rauchverhalten gefragt wurde. Von den 570 Teilnehmern der Studie haben sechs Personen (drei Männer und drei Frauen) berichtet, dass sie mit Hilfe des Nonifruchtsaftes das Rauchen völlig aufgeben konnten. 148 (26 %) Personen haben angegeben, sie würden rauchen. Männer und Frauen rauchten gleich häufig und auch gleich viel, nämlich durchschnittlich 16 Zigaretten pro Tag. Von den 148 Rauchern haben 82 angegeben, dass Nonifruchtsaft sich nicht auf ihr Rauchverhalten ausgewirkt habe. Von den restlichen 66 Personen haben 63 ihren Zigarettenkonsum reduziert, einige davon stark, nämlich von 50 – 60 Zigaretten pro Tag auf 20 oder weniger.

Schaut man die Zahlen noch genauer an, dann kommen weitere erstaunliche Ergebnisse zum Vorschein. Unter den 63 Personen, die ihren Zigarettenkonsum dank Noni einschränken konnten, waren nur 32 % Frauen, obwohl gleichviel Frauen wie Männer rauchten. Mehr noch, 19 der 63 Personen gaben ausdrücklich an, dass Nonifruchtsaft ihre Abhängigkeit vom Tabak herabsetzte. „Die Sucht ist nicht mehr da" berichtete ein Mann. Unter diesen 19 Personen befanden sich nur 4 Frauen. Offenbar hat Nonifruchtsaft weniger Einfluss auf die Zigarettensucht von Frauen als von Männern, oder aber die Frauen wollen aus anderen Gründen das Rauchen bewusst nicht aufgeben, weil sie z. B befürchten, an Gewicht zuzunehmen. Vielleicht kann manche Leserin diese Frage für sich selbst beantworten. Wir wären jedenfalls dankbar für eine Rückmeldung, die uns hilft, dieses Geheimnis zu lüften.

Weniger Probleme mit dem Zahnfleisch

Immerhin neun Personen aus der KS und vier Teilnehmer an der DS haben angegeben, dass sie weniger Probleme mit dem Zahnfleisch haben, seit sie Nonifruchtsaft trinken. Parodontose (Parodontitis) ist eine in Industriestaaten weit verbreitete Krankheit. Sie ist häufig für den vorzeitigen Verlust von Zähnen verantwortlich.

Bakterien, die sich in Taschen an den Zahnhälsen einnisten, rufen Entzündungen hervor und korrodieren durch die von ihnen produzierten Säuren die Zahnoberfläche. Das Zahnfleisch zieht sich langsam zurück und legt die empfindlichen Zahnhälse frei. Regelmäßige Spülungen mit Nonifruchtsaft beseitigen entzündliche Prozesse und wirken darüber hinaus antibakteriell. Der Autor kennt Zahnärzte, die eine Behandlung mit Nonifruchtsaft in die Parodontosebehandlung einbeziehen und damit gute Erfolge erzielen. In der Abteilung des Autors wird zurzeit eine Dissertation zu diesem Thema geschrieben.

Verbesserte Wundheilung

Betrachtet man die traditionelle Verwendung von Noni bei den alten Polynesiern, dann erkennt man, dass bei ihnen die wundheilenden Wirkungen im Vordergrund standen. Allerdings nutzten sie zur Wundheilung weit häufiger die Blätter als die Früchte des Nonibaumes. Aus dieser historischen Perspektive gesehen ist es erstaunlich, dass nur insgesamt zwölf Personen (fünf aus der KS und sieben aus der DS) eine derartige Anwendung genannt haben. Der Grund dafür liegt wohl darin, dass die auf dem Markt verfügbaren Nonisäfte in erster Linie als Getränk wahrgenommen werden. Daher wenden nur wenige Nonifruchtsaft auch äußerlich an. Das allerdings ist notwendig, um seine positiven Wirkungen voll ausschöpfen zu können.

In einem früheren Buch (39) haben wir einen Fall vorgestellt, bei dem eine Wunde am Bein mit Nonifruchtsaft in kurzer Zeit zur Abheilung gebracht werden konnte, obwohl die Ärzte eine Hauttransplantation für unumgänglich gehalten hatten. Wir möchten diesen Fall in seinen Einzelheiten hier nicht noch einmal vorstellen. Es gibt zahlreiche weitere Erfahrungsberichte zu diesem Thema. Ein mit uns befreundeter Heilpraktiker verwendet Kompressen, die mit Nonifruchtsaft getränkt sind, erfolgreich bei Ulcus cruris (offene Beine). Diese Erkrankung betrifft vor allem ältere Menschen und hauptsächlich Frauen. Oft hat sie ein großes Leidenspotenzial. Die Wunden wollen einfach nicht zuheilen und bilden daher ein ständiges Infektionsrisiko. Auch haben die Patienten häufig große Schmerzen, die nicht selten den Einsatz zentraler Analgetika (Opioide) erforderlich machen.

Wir selber verwenden Nonifruchtsaft auch zur Behandlung von Verletzungen an den Fingern, besonders im Bereich der Nägel. Dazu halten wir den Finger etwa 15 – 20 Minuten in ein Glas mit Saft. Auffällig ist, dass die Schmerzen sehr rasch zurückgehen. Schon am nächsten Tag ist die Sache oft ausgestanden.

Weniger Depressionen

Diese Wirkung wurde uns von acht Personen aus der DS berichtet. Es handelte sich um zwei Männer und sechs Frauen. Wir glauben allerdings, dass in diesen Fällen unter Depressionen eher depressive Verstimmungen zu verstehen sind. Depressionen treten nämlich ohne erkennbare äußere Gründe auf. Depressive Verstimmungen sind hingegen meistens eine Reaktion auf körperliche oder seelische Unstimmigkeiten. Entsprechend fielen die Antworten der Teilnehmer an der DS aus. Ein 48-jähriger Mann berichtete, Nonifruchtsaft habe seine Arthrose-Beschwerden gelindert und seine Depressionen beseitigt. Eine 46-jährige Frau hatte nach regelmäßiger Einnahme von 30 ml Nonifruchtsaft täglich weniger menopausale Beschwerden und Depressionen als zuvor. Eine 43-jährige trank täglich 100 ml Nonifruchtsaft, wodurch sie ihre wiederkehrenden Regelschmerzen und depressiven Zustände beseitigen konnte.

Warzen verschwinden

Diese Beobachtung haben fünf Personen aus der KS und eine aus der DS gemacht. Warzen werden durch Viren verursacht. Die immunstimulierende Wirkung der Nonifrucht und ihre antivirale Wirksamkeit ermöglichen gemeinsam durchaus einen solchen Effekt. Die Autorin hatte diesbezüglich ihr eigenes Erlebnis. Vor der Nonifruchtsafteinnahme hatte sie unter den Füßen Dornwarzen, die beim Laufen oft schmerzten. Nachdem sie etwa ein halbes Jahr lang täglich zwischen 90 – 120 ml Nonifruchtsaft getrunken hatte, waren die Warzen plötzlich verschwunden und sind danach auch nie wieder aufgetaucht. Sie hatte davon ihrer Schwester erzählt, die ebenfalls unter solchen Warzen litt. Auch sie konnte durch Trinken von Nonifruchtsaft die Warzen beseitigen. Der Sohn einer Assistentin des Autors hatte Warzen am Arm. Seine Mutter hatte bereits einiges unternommen, um ihn von den Warzen zu befreien, unter anderem eine Vereisung der Warzen mit flüssigen Stickstoff und Behandlung mit einem Zytostatikum (5-Fluorouracil). Doch alles dies war vergebens, die Warzen wollten nicht weichen. Erst als sie täglich mit Nonifruchtsaft betupft wurden, zogen sie sich langsam zurück und verschwanden schließlich ganz. Wir glauben, dass es wesentlich mehr Fälle dieser Art gibt, die allerdings von den Noni-Anwendern nicht bemerkt und daher auch nicht berichtet wurden. Interessanterweise wurde bereits 1936 darüber berichtet, dass Nonifrüchte in Mittelamerika traditionell zur Behandlung von Warzen eingesetzt wurden (40).

Besserung bei Osteoporose

Fünf Teilnehmer an der KS berichteten, dass Nonifruchtsaft ihre Osteoporose gebessert habe. Leider war es uns nicht möglich, nähere Auskünfte über diese Fälle zu bekommen. Uns wurde allerdings von einigen Frauen berichtet, dass bei Routineuntersuchungen der Knochendichte erstaunlich gute Werte gefunden wurden. Solche Untersuchungen sollten ab dem fünfzigsten Lebensjahr regelmäßig durchgeführt werden. Denn durch das Absinken des Östrogenspiegels im Blut als Folge der Einstellung der ovariellen Tätigkeit im Zusammenhang mit der Menopause nimmt die Mineralisation des Knochens ab. Dadurch entwickelt sich nicht selten eine Osteoporose. Östrogen fungiert nämlich als Regulatorhormon des Knochenstoffwechsels. Nonifrüchte und auch die Blätter der Nonipflanze besitzen östrogene Eigenschaften. Das konnten wir in mehreren Doktorarbeiten experimentell nachweisen.

Eine 55-jährige Frau, die über Jahre hinweg regelmäßig Nonifruchtsaft getrunken hatte, hat uns ihre Knochendichtemessung gezeigt. In der Tat entsprach der Wert eher einem Alter zwischen 20 – 30 als dem einer Frau mit 55 Jahren. Wir beabsichtigen, diesen Punkt einer weitergehenden Untersuchung zu unterziehen und bitten daher möglichst viele Leserinnen, die regelmäßig Nonifruchtsaft trinken, uns Knochendichtemessungen zur Verfügung zu stellen.

Verbesserte Potenz

Wenn wir von den östrogenen Eigenschaften der Nonipflanze berichten, werden wir immer wieder von Männern gefragt, ob sich die Einnahme von Nonifruchtsaft negativ auf ihre Potenz auswirken könne. Wir beruhigen sie, indem wir darauf hinweisen, dass die pflanzlichen Östrogene (Phytoöstrogene) solche Wirkungen nicht hervorrufen. Es gibt Nahrungspflanzen wie z. B. Soja, die ebenfalls Phytoöstrogene enthalten. Bislang hat noch niemand berichtet, dass Sojaprodukte die männliche Potenz beeinträchtigen. Fünf Männer aus der KS haben angegeben, dass ihre sexuelle Potenz während der Zeit der Nonifruchtsafteinnahme sogar zugenommen habe. Das kann allerdings auch ein sekundärer Effekt sein, der durch die stärkende Wirkung des Nonifruchtsaftes auf die körperliche Konstitution und auf die durch den Saft hervorgerufene Stimmungsverbesserung zurückzuführen ist. Sowohl in der KS als auch in der DS wurden die beiden letztgenannten Wirkungen von etwa jedem dritten Teilnehmer wahrgenommen.

Positive Wirkungen bei Krebserkrankungen

An dieser Stelle muss unmissverständlich und in aller Deutlichkeit gesagt werden, dass Nonifruchtsaft kein Krebsmedikament ist. Es sei niemandem geraten, den Saft anstelle einer konventionellen Chemotherapie zu verwenden. Dadurch könnte leicht eine wichtige Chance vertan werden. Allerdings sind erstaunliche Fälle bekannt, bei denen neben der schulmedizinischen Behandlung Nonifruchtsaft als sogenanntes Palliativum eingesetzt wurde.

In der DS berichteten fünf Personen (drei Männer und zwei Frauen) davon, dass Nonifruchtsaft ihnen geholfen habe, eine Krebschemotherapie besser zu vertragen. Sie erholten sich rascher und die Nebenwirkungen waren insgesamt erträglicher. Da wir keine genaueren Informationen über diese Fälle haben, möchten wir sie hier nicht näher kommentieren.

In dem Fall einer Frau mit Brustkrebs im Stadium 4 mit Befall der axillären Lymphknoten, der nicht in der DS registriert war, wurden insgesamt sechs Chemotherapien nach dem FEC-Schema durchgeführt. Dies besteht aus einer Kombination der Zytostatika 5-Fluorouracil, Epirubicin und Cyclophosphamid, die alle drei Wochen verabreicht werden. Sie trank vor, während und nach der Chemotherapie jeweils 300 – 500 ml Nonifruchtsaft täglich. Ihre Blutwerte (besonders die Leukozyten) erholten sich so rasch, dass ihre Ärztin sagte, so etwas habe sie noch bei keiner vergleichbaren Behandlung festgestellt. Während des dritten Behandlungszyklus erhielt die Patientin sogar eine Grippeschutzimpfung. Normalerweise wird das vermieden, weil ein guter Immunstatus eine Voraussetzung für eine solche Impfung ist. Das allerdings ist während einer Chemotherapie meistens nicht der Fall. Bemerkenswert war außerdem, dass die Narbenbildung im Bereich der Portimplantation sehr gut und rasch verlief. Durch die Zytostatika, deren Aufgabe es ist, die Zellteilung zu hemmen, wird die Narbenbildung (Wundheilung) meistens gestört.

Ein weiterer Fall, über den wir ausführliche Informationen erhalten konnten, betraf eine 79-jährige Frau, die einen Sekundärtumorbefall in Mesenteriallymphknotenbereich hatte. Es handelte sich bei dem Primärtumor um ein Ovarialkarzinom. Der Tumor wurde als inoperabel eingestuft und es wurde eine Chemotherapie von ebenfalls sechs Zyklen vorgeschlagen. Der Behandlung wurde allenfalls palliative Bedeutung zuerkannt. Die Frau trank täglich einen halben Liter Nonifruchtsaft, womit sie jeweils einige Tage nach der Verabreichung der Zytostatika begann. Bereits eine Woche nach Beginn des ersten Zyklus fühlte sie sich so stark, dass sie ihr normales Leben wieder aufnahm und sogar Auto fuhr. Insgesamt trank sie ca. 40 Liter Nonifruchtsaft. Als sie etwa ein halbes Jahr nach der Behandlung zur Nachuntersuchung kam, stellten die Ärzte voller Erstaunen fest, dass der Tumor nicht mehr nachweisbar war. Sie führten das auf eine erfolgreiche Kombination von Operation und Chemotherapie zurück. Umso erstaunter waren sie, als die Patientin daran erinnerte, dass der Tumor als inoperabel eingestuft und daher lediglich eine Chemotherapie durchgeführt worden sei. Mit diesem Erfolg hatte niemand gerechnet. Wir sind mit der Patientin davon überzeugt, dass ihr Heilungserfolg ohne die Nonifruchtsaft-Behandlung nicht hätte erzielt werden können.

Besserung bei Morbus Parkinson

Zum Abschluss wollen wir noch einen Fall von Morbus Parkinson erwähnen, der durch Nonifruchtsaft eine deutliche Besserung erfahren hat. Bei der Parkinson'schen Krankheit kommt es zu einer allmählichen Zerstörung bestimmter Hirnstrukturen (*Substantia nigra*), die für die Steuerung motorischer Funktionen verantwortlich sind. Die Folge ist eine schrittweise Zerstörung des geregelten Bewegungsablaufs. Davon gibt es sehr unterschiedliche Ausprägungen. In manchen Fällen verläuft die Krankheit fulminant und führt in kurzer Zeit zur völligen Hilflosigkeit, in anderen wiederum lässt sie sich durch eine gute medikamentöse Einstellung jahrelang in einem Stadium halten, bei dem der Patient sich noch weitgehend selbst versorgen kann. Heilbar ist die Krankheit allerdings nicht.

Hierzu können wir von einem 70-jährigen männlichen Patienten berichten, der schon jahrelang unter dieser Erkrankung litt, bevor er begann, Nonifruchtsaft zu trinken. Seine Feinmotorik hatte sich merklich verschlechtert und es bereitete ihm sehr große Mühe, Knöpfe und Reisverschlüsse zu schließen oder eine Krawatte zu binden. Seine Konzentrationsfähigkeit war ebenfalls stark zurückgegangen und er konnte sich nicht mehr richtig an Gesprächen beteiligen. Als besonders nachteilig empfand er es, Gefühle nicht mehr in seiner Mimik ausdrücken zu können. Er fühlte sich, wie er sagte, „wie versteinert". Sein Arzt hatte ihm eine Kombination von L-Dopa und einem neuen Dopa-Decarboxylasehemmer verordnet. Deren Anwendung hatte zwar eine merkliche Verbesserung der Feinmotorik zur Folge, doch die Freude am Leben wollte sich nicht wieder einstellen und seine Sprache wurde immer undeutlicher. Dann begann er mit der Einnahme von Nonifruchtsaft, wovon er morgens und abends je 30 ml trank. Nach drei Wochen stellte er fest, dass er wieder besser schlief und insgesamt mehr Energie besaß. Seine Mimik hatte sich deutlich verbessert und das Sprechen fiel ihm leichter. Er nahm sogar wieder Gartenarbeiten auf, die ihm früher viel Freude bereitet hatten, die er aber in Folge der Erkrankung hatte aufgeben müssen.

Ermutigt durch dieses Beispiel nahmen auch andere Parkinson-Patienten, die zusammen mit diesem Patienten in einer Selbsthilfegruppe organisiert waren, Nonifruchtsaft. Sie machten teilweise ähnlich positive Erfahrungen. Es soll jedoch betont werden, dass der Nonisaft kein Parkinson-Medikament ist und erst recht nicht die Krankheit heilen kann. Zusammen mit den üblichen Medikamenten kann er aber offensichtlich – jedenfalls zeitweilig – die Konstitution der Patienten verbessern und ihnen dadurch Lebensqualität zurückgeben.

Ein weiterer positiver Aspekt der Nonifruchtsafteinnahme könnte sein, dass die Verabreichung der Anti-Parkinsonmittel etwas zurückhaltender gestaltet werden kann. Dadurch entsteht neuer Spielraum in der Behandlung, denn diese zeichnet sich bisher dadurch aus, dass ihre Wirkung langsam nachlässt und die Patienten schließlich resistent gegen die Medikamente werden. Ist ein Patient aber „austherapiert“, dann gibt es praktisch keine Möglichkeit mehr, seinen Zustand zu verbessern.

So beeindruckend die Zahlen und Fallstudien aus den beiden Erhebungen auch sein mögen, sie dürfen dennoch nicht darüber hinwegtäuschen, dass sie nur Hinweise über die Wirkungen des Nonifruchtsaftes liefern können. Eine Beweiskraft in medizinischem Sinn besitzen sie nicht. Die kann letztendlich nur durch gezielte klinische Studien erbracht werden, bei denen sowohl die behandelten Patienten als auch die behandelnden Ärzte nicht wissen, welcher Patient das zu testende Mittel und welcher ein Placebo bekommen hat. Solche Studien heißen Doppelblind-Studien. Die Notwendigkeit für diese Vorgehensweise ergibt sich daraus, dass eine bestimmte Erwartungshaltung des Probanden über eine psychosomatische Kopplung einen Effekt verursachen kann, der dann fälschlicherweise dem Mittel zugeschrieben wird. Ebenso kann die

Erwartung eines bestimmten Effektes die Auswertung des Arztes beeinflussen. In unseren beiden Studien haben wir die Anwender des Nonifruchtsaftes nach ihren festgestellten Veränderungen befragt. Die Einschätzung einer solchen Veränderung lag also bei den Anwendern, die in den allermeisten Fällen mit einer bestimmten Erwartungshaltung den Saft eingenommen haben. Dadurch sind die Voraussetzungen für einen Placeboeffekt unstrittig gegeben. Dennoch betrachten wir die Studien nicht als nutzlos, weil in ihnen eine bestimmte Tendenz erkennbar ist.

Wenn wir die Ergebnisse beider Studien noch einmal Revue passieren lassen, dann fallen drei Wirkungen des Nonifruchtsaftes besonders auf: Zuwachs an Energie, Stimmungsverbesserung und Linderung entzündlicher Schmerzen. Das sind die gleichen Wirkungen, die schon von den alten Polynesiern geschätzt wurden. Sie wurden auch in einer erst kürzlich durchgeführten epidemiologischen Studie auf den Fidschi Inseln bestätigt (25). Die große Zahl von Teilnehmern, die von diesen Wirkungen berichten, lässt vermuten, dass es sich um echte Wirkungen und nicht bloß um Placeboeffekte handelt. Was können wir nun tun, um weitere Nachweise dieser Wirkungen zu sammeln?

Die klassische Beweiskette einer pharmakologischen Wirkung läuft über drei Schienen: In-Vitro-Studie, Tierexperiment, klinische Studie. Wird die Substanz, deren Wirkung untersucht werden soll, bereits längere Zeit angewendet, kann zusätzlich eine retrospektive epidemiologische Studie durchgeführt werden. Letzteres haben wir, jedenfalls ansatzweise, mit unseren beiden Studien getan. Die Frage ist also: „Gibt es präklinische (In-Vitro- und Tierversuche) und klinische Studien, die als weitere Hinweise für die in den epidemiologischen Untersuchungen gefundenen Wirkungen herangezogen werden können?“ Die Antwort lautet: „Ja, es gibt solche Studien, wenngleich nicht in ausreichendem Maße, um alle angesprochenen Wirkungen befriedigend zu erklären.“

Gesundheitsfördernde Wirkungen des Nonifruchtsaftes aus der Perspektive der Wissenschaft

Im folgenden Abschnitt möchten wir einen möglichst vollständigen Überblick über die wissenschaftlichen Untersuchungen zum Thema „Noni“ geben, ohne allerdings jede einzelne Arbeit im Detail vorzustellen, denn das würde den Rahmen dieses Buches sprengen. Es soll jedoch deutlich werden, inwieweit die Erfahrungen aus der traditionellen Anwendung von Noni und die epidemiologischen Untersuchungen aus jüngerer Zeit mittlerweile durch fundierte wissenschaftliche Untersuchungen gestützt oder gegebenenfalls auch widerlegt werden.

Wissenschaftler veröffentlichen ihre Forschungsergebnisse in Fachzeitschriften. Es erscheinen hunderte solcher Zeitschriften, die das gesamte Spektrum der Wissenschaften abdecken. Damit eine Arbeit Anerkennung findet, muss sie vor ihrer Publikation einer Prüfung durch unabhängige Fachkollegen unterzogen werden. Man nennt diesen Vorgang „peer review“. Er soll garantieren, dass die Arbeiten nach anerkannten wissenschaftlichen Prinzipien und Standards des betreffenden Faches durchgeführt wurden und dass ihre Schlussfolgerungen angemessen sind. Trägt man alle wissenschaftlichen Veröffentlichungen über *Morinda citrifolia* (Noni) zusammen, so findet man über 400 Arbeiten. Etwa 20% davon befassen sich mit der Beschreibung der traditionellen Verwendung der Pflanze. Weitere 17 % legen deren chemische Zusammensetzung dar und etwa 10 % haben Aspekte der gesundheitlichen Unbedenklichkeit von Noni zum Inhalt. Weitere Themen gehen aus der Tabelle 6 hervor. Es gibt mittlerweile 24 Übersichtsartikel, die über den jeweiligen Stand der Noniforschung zu dem Zeitpunkt berichten, als diese Artikel geschrieben wurden. Der Forschungsstand ist allerdings einem raschen Wandel unterworfen, da besonders in den letzten Jahren zahlreiche neue Arbeiten erstellt wurden. Das geht aus Abbildung 1 hervor, in der die Anzahl der jährlich erschienenen Arbeiten über Noni im Zeitverlauf eingetragen ist.

Tabelle 6: Anzahl und Prozentsatz von Publikationen zum Thema Noni, unterteilt in verschiedene Kategorien

Forschungsgebiet	**Anzahl der Publikationen**	**% Anteil**
Traditionelle Anwendung	84	19,5
Chemische Zusammensetzung	74	17,2
Toxikologie	42	9,76
Krebs und Immunsystem	37	8,60
Pharmakologie	33	7,67
Entzündliche Prozesse	25	5,81
Antimikrobielle Wirkungen	24	5,58
Antioxidative Wirkungen	24	5,58
Übersichtsartikel	24	5,58
Botanische Aspekte	18	4,18
Andere Gebiete	17	3,95
Noni-Pflanzenzellkulturen	16	3,72
Hormonelle Wirkungen	7	1,62
Produktqualität	5	1,16
Gesamt	430	100

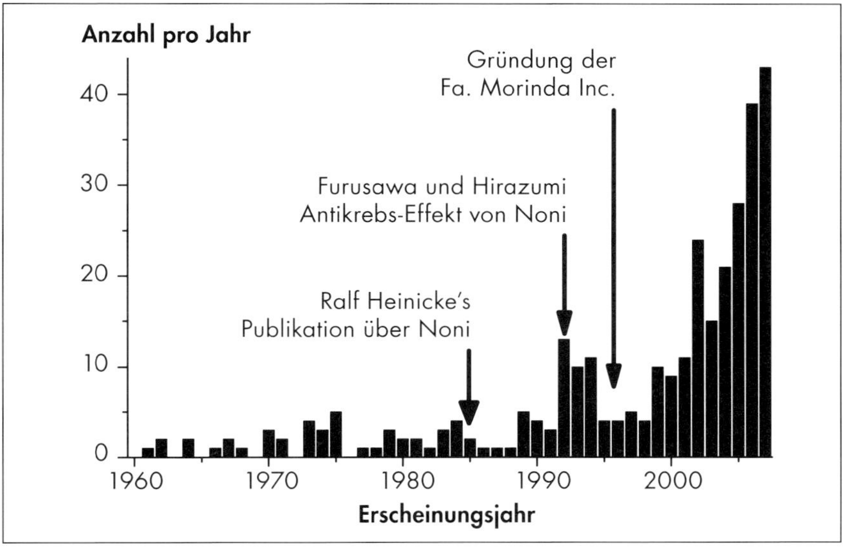

Abbildung 1: ***Anzahl der Publikationen über Noni pro Jahr***
Die Pfeile markieren wichtige Meilensteine in der Noniforschung. Nach Ralf Heinicke's Publikation über Noni, deren Text wir vollständig abgedruckt haben (s. S. 54), begann auf Hawaii die Noniwelle. Die Publikation von Furusawa und Hirazumi zeigte erstmals die Wirksamkeit von Noni auf Krebszellen und erregte so das Interesse der Wissenschaftler. Nach ihrer Gründung begann die Fa. Morinda systematisch mit der Förderung wissenschaftlicher Untersuchungen zum Thema Noni. Man erkennt das am sehr deutlichen Anstieg der Publikationszahlen in den Jahren nach 1996.

Wir wollen nun eine Analyse der Noniliteratur durchführen und darin die neueren Erkenntnisse der Forschung auf diesem Gebiet vorstellen. Anders als bei der Beschreibung der Ergebnisse aus den epidemiologischen Studien gehen wir hier auch vermehrt auf mechanistische Aspekte ein. Dabei kann es vorkommen, dass einiges, das bereits gesagt wurde, wiederholt wird. Das trägt zum besseren Verständnis unserer Ausführungen bei. Um eine Struktur in diese Aufzählungen hineinzubringen, werden wir die Publikationen nach zusammenhängenden Themenkreisen sortieren. Als solche bieten sich an: Antioxidative Wirkungen, Entzündungshemmung und Schmerz, Immunologische Aspekte und Wirkungen auf das Hormonsystem. Fast alle Wirkungen lassen sich innerhalb dieser Einteilung unterbringen.

Energie und die Rolle des Sauerstoffs

Stellen Sie sich Ihren Körper einmal als eine Maschine vor, die Arbeit leisten muss, wie z. B. ein Automotor. An Stelle des Benzins dient unserem Körper Glucose (Traubenzucker) als Brennstoff. Sie wird entweder mit der Nahrung direkt aufgenommen oder durch Umwandlung aus anderen Nahrungsbestandteilen, wie Fette oder Aminosäuren, im Körper gebildet und in Form von Glykogen in der Leber und der Muskulatur gespeichert. Bei starker Beanspruchung der Muskulatur oder des Gehirns schütten die Nebennieren sogenannte Stresshormone (Kortisol und Adrenalin) aus, die sich im Blut verteilen. Sie haben die Aufgabe, den Körper auf die Arbeitsleistung einzustellen. Dazu bedarf es zunächst einer erhöhten Konzentration am Brennstoff Glukose, die unter dem Einfluss der Stresshormone aus der Speicherform befreit und im Blut angereichert wird. Damit die in der Glucose gespeicherte Energie genutzt werden kann, muss sie verbrannt werden. Dazu wird Sauerstoff benötigt, der den Geweben über den roten Blutfarbstoff zugeführt wird. Wie bei der Verbrennung von Treibstoff im Motor eines Autos entstehen auch im Körper bei der (kalten) Verbrennung von Glucose Abgase (Kohlendioxid) und Wasser. Das Wasser wird dem Flüssigkeitspool des Körpers zugeführt, der sechzig Prozent unseres Köpergewichtes ausmacht. Das Kohlendioxid wird über die

Atmung ausgeschieden, indem die gleichen roten Blutkörperchen, die den Sauerstoff zum Gewebe hin transportieren, das Kohlendioxid vom Gewebe zurück in die Lunge befördern.

Je mehr Arbeit wir leisten, umso schneller atmen wir, wobei wir Sauerstoff aufnehmen und Kohlendioxid ausatmen. Entsprechend schnell schlägt dann unser Herz, um den Sauerstoff und die Glucose zu den Zellen zu transportieren. Diese Anpassungsreaktionen werden vom Stresshormon Adrenalin gesteuert. Sind die Energiereserven des Körpers verbraucht, tritt Erschöpfung ein. Wir müssen „nachtanken", d. h. Nahrung aufnehmen und ausruhen.

Ähnlich wie im Verbrennungsmotor, wo neben Kohlendioxid und Wasserdampf auch noch aggressive Verbindungen, wie z. B. Stickoxide, entstehen, werden beim Übergang von Sauerstoff in Wasser und Kohlendioxid im Gewebe als Nebenprodukte sogenannte Sauerstoffradikale gebildet. Zu ihnen gehören etwa das Superoxid-Anion-Radikal (SAR) und das Hydroxylradikal. Als Radikale bezeichnet man Moleküle mit sogenannten freien (ungepaarten) Elektronen. Um in den stabilen Zustand eines Elektronenpaars überzugehen, entreißen die Radikale anderen Verbindungen Elektronen und zerstören dabei wichtige Bausteine unseres Körpers. Zur Abwehr der Radikale besitzt unser Körper sogenannte Antioxidantien. Diese wiederum zerstören die Radikale, ähnlich wie ein Katalysator im Auspuff eines Autos die gefährlichen Stickoxide zerstört. Die Antioxidantien werden teilweise vom Körper selbst produziert, wie z. B. die Enzyme Superoxiddismutase und Katalase. Sie wandeln Sauerstoffradikale und Wasserstoffsuperoxid in Wasser um, ohne dabei selbst zerstört zu werden. Andere Antioxidantien müssen mit der Nahrung aufgenommen werden, wie die Vitamine C und E oder Flavonoide und Selen. Auch sie zerstören die Radikale, werden dabei jedoch teilweise auch selbst zerstört (verbraucht).

Wenn der Vorrat an Antioxidantien erschöpft ist, steigt die Konzentration an Radikalen im Körper an. Da diese höchst schädlich sind, zieht der Körper quasi die Notbremse, indem er einen Erschöpfungszustand meldet und uns somit veranlasst, die Arbeit einzustellen. Erschöpfung wird also einerseits durch Verbrauch der Energiereserven und andererseits durch eine erhöhte Radikalkonzentration in unserem Körper verursacht (s. Abbildung 2).

Radikale werden aber auch als Waffe von unserem Organismus verwendet. Wenn unser Immunsystem beispielsweise damit beschäftigt ist, einen Infekt abzuwehren, setzt es als Waffe gegen die Viren oder Bakterien Sauerstoffradikale ein. Diese bewirken einen Erschöpfungszustand, ohne dass wir körperliche Arbeit geleistet haben. Sauerstoffradikale sind außerdem an der Entstehung vieler pathologischer Prozesse, wie etwa entzündlicher Erkrankungen und Krebs, beteiligt. Auch die natürlichen Alterungsprozesse werden durch Sauerstoffradikale hervorgerufen. Alterung ist letztlich nichts anderes als eine stetige Abnahme von teilungsfähigen Zellen in unserem Körper. Deren Vorrat ist begrenzt und er wird durch Sauerstoffradikale ständig reduziert. Eine gute Versorgung des Körpers mit Antioxidantien schützt unsere Stammzellen, weil so die schädlichen Radikale abgefangen werden.

Zahlreiche Arbeiten belegen die antioxidativen Eigenschaften der Nonipflanze, die sowohl in den Früchten, den Blättern und den Samen als auch in den Wurzeln wirken. Einige dieser Arbeiten finden sich in der Literaturliste unter den Positionen 41 – 52. Die antioxidativen Eigenschaften der Noniprodukte sind für deren gesundheitsfördernde Wirksamkeit von entscheidender Bedeutung. Es sei allerdings darauf hingewiesen, dass die meisten der angegebenen Arbeiten auf „in vitro“-Untersuchungen beruhen, also Tests im Reagenzglas beschreiben. Damit die in den Pflanzenprodukten gespeicherten Antioxidantien im Körper wirken können, müssen sie die Darmwand überwinden und in den Blutkreislauf gelangen. Das ist im Reagenzglas nicht zu überprüfen. Zu einem überzeugenden Nachweis der antioxidativen Wirksamkeit in einem Körper gehören daher unbedingt Versuche an einem intakten Organismus, sei es beim Menschen oder beim Tier.

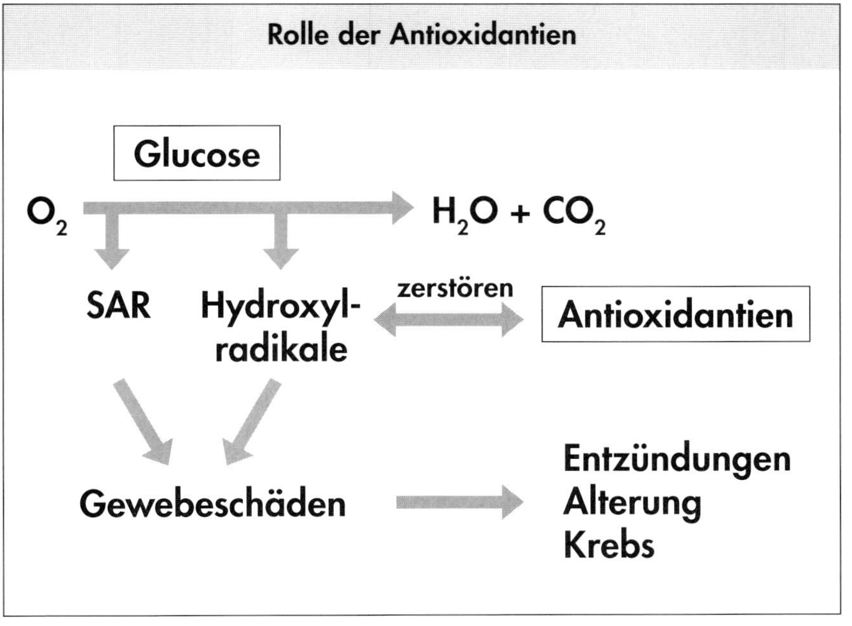

Abbildung 2: ***Rolle der Antioxidantien bei der Abwehr reaktionsfähiger Radikale***

Ein solches Experiment wurde kürzlich in Russland durchgeführt. Daran haben sich 30 Probanden beteiligt. Zum Nachweis der antioxidativen Wirkung diente dabei ein spezielles Gerät, das von russischen Wissenschaftlern an der Universität von Ekatarinenburg entwickelt wurde. Es ist mit einer polarographischen Elektrode ausgestattet, die eine Messung in kleinen Volumina ermöglicht. So kann eine Messung direkt im Blut durchgeführt werden.
Die Probanden wurden in drei Gruppen von je zehn Personen aufgeteilt. Zu Beginn des Experiments wurde jeder Person eine Blut-

probe entnommen und deren antioxidatives Potenzial bestimmt. Daraufhin erhielt in der ersten Gruppe jeder 200 ml Wasser zu trinken, in der zweiten Gruppe jeder 200 ml Orangensaft und in der dritten Gruppe jeder 200 ml Nonifruchtsaft. Nach 90 Minuten wurde erneut eine Blutprobe entnommen. Das Blut wurde in eine Serumfraktion und eine Fraktion der roten Blutkörperchen, die zwischen 38 – 45 % des Blutvolumens ausmacht, getrennt. Die antioxidativen Potenziale wurden in beiden Fraktionen bestimmt. Aus den ermittelten Werten wurde für jede Gruppe der Durchschnittswert errechnet. Das Ergebnis ist aus Abbildung 3 ersichtlich.

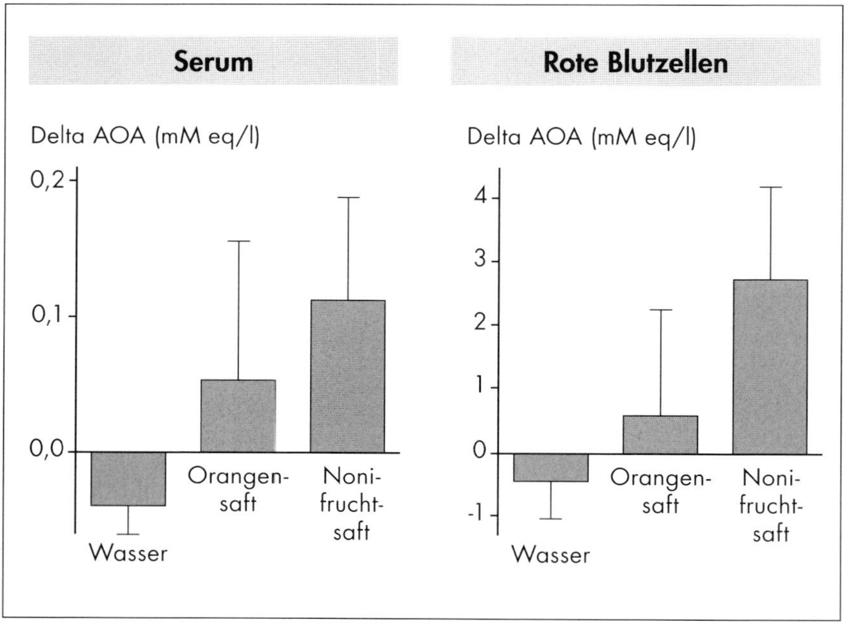

Abbildung 3: ***Anstieg der antioxidativen Potenziale (Delta AOA) im Blut von Probanden nach Einnahme von je 200 ml Wasser, Orangensaft oder Nonifruchtsaft***

Es ist deutlich zu erkennen, dass die Mittelwerte der antioxidativen Potenziale bei den Personen, die Nonifruchtsaft erhielten, am höchsten sind. Orangensaft erzeugte zwar auch eine Erhöhung dieser Werte gegenüber der Kontrollgruppe (Wassertrinker), aber eine deutlich schwächere. Die antioxidativen Potenziale der roten Blutkörperchen liegen mehr als zehnfach über denen des Serums. Das ist deshalb verständlich, weil diese Zellen den Sauerstoff transportieren und daher selbst in hohem Maße den oxidativen Eigenschaften ausgesetzt sind. Gleichzeitig zeigt das Experiment, dass die antioxidative Wirkung des Nonifruchtsaftes bis ins Innere dieser Zellen reicht. Allerdings wissen wir noch nicht, ob Inhaltsstoffe des Nonifruchtsaftes in die Zellen wandern oder ob Bestandteile des Nonifruchtsaftes die Bildung von körpereigenen Antioxidantien anregen. Das wird in weiteren Experimenten geklärt werden müssen.

Nochmals sei die Frage gestellt: Gibt es wissenschaftliche Beweise dafür, dass Nonifruchtsaft seinen Konsumenten vermehrt Energie schenkt? Durch ein einfaches Experiment konnte bereits ein solcher Nachweis erbracht werden. Es bestand darin, Testpersonen eine definierte Arbeit leisten zu lassen und dann zu prüfen, ob unter dem Einfluss von Nonifruchtsaft die Arbeitsleistung verbessert werden konnte. Das Ergebnis dieser Untersuchung liegt vor und wurde publiziert (53, 54).

Vierzig gut trainierte Athleten wurden in zwei gleich große Gruppen eingeteilt. In jeder Gruppe befanden sich 16 Männer und vier Frauen. Das Alter der Testpersonen lag zwischen 18 – 28 Jahren. Vor Beginn des Tests wurden alle Teilnehmer einer medizinischen Untersuchung unterzogen. Danach liefen alle Testpersonen solange auf einem Laufband, bis sie völlig erschöpft waren. Die Geschwindigkeit des Laufbandes wurde von Minute zu Minute erhöht. Die Zeit bis zur Erschöpfung wurde für jeden Teilnehmer ermittelt und für beide Gruppen wurden Mittelwerte und Standardabweichungen berechnet. Im Anschluss an den ersten Durchlauf tranken die Mitglieder der einen Gruppe zweimal täglich je 100 ml Brombeersaft und die der anderen Gruppe die gleiche Menge an Nonifruchtsaft, insgesamt 21 Tage lang. Nach Ablauf dieser Zeit wurde der Laufbandtest wiederholt. Das Ergebnis ist aus Abbildung 4 zu ersehen.

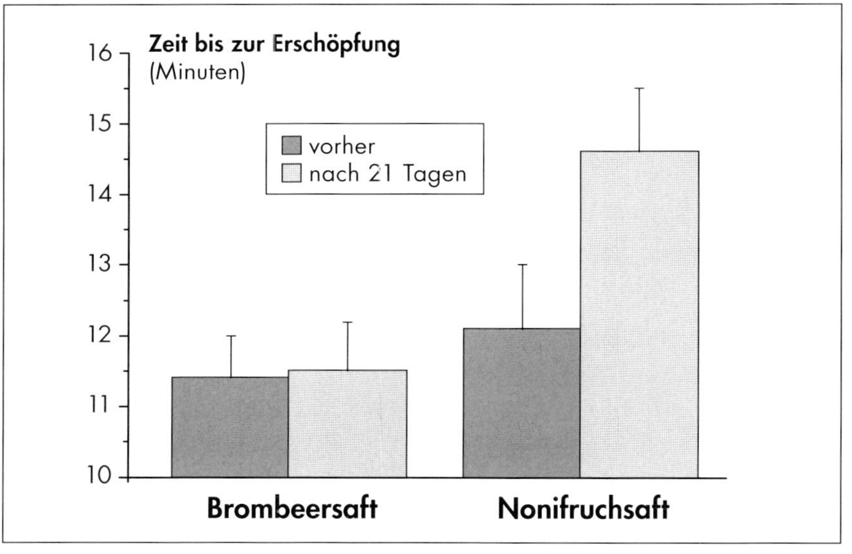

Abbildung 4: *Wirkung von Brombeersaft und Nonifruchtsaft auf die Ausdauer von Athleten auf einem Laufband*
Quelle: Palu 2008

Die Probanden, die den Brombeersaft getrunken hatten, konnten ihre Leistungsfähigkeit nicht steigern. Die Zeit bis zur Erschöpfung auf dem Laufband war nach dreiwöchigem Konsum von täglich 200 ml fast unverändert geblieben. Dagegen zeigte sich bei den Personen, die die gleiche Menge Nonifruchtsaft getrunken hatten, eine deutliche Zunahme ihrer Leistungsfähigkeit im Vergleich zu ihrer Leistung vor der Einnahme des Saftes.

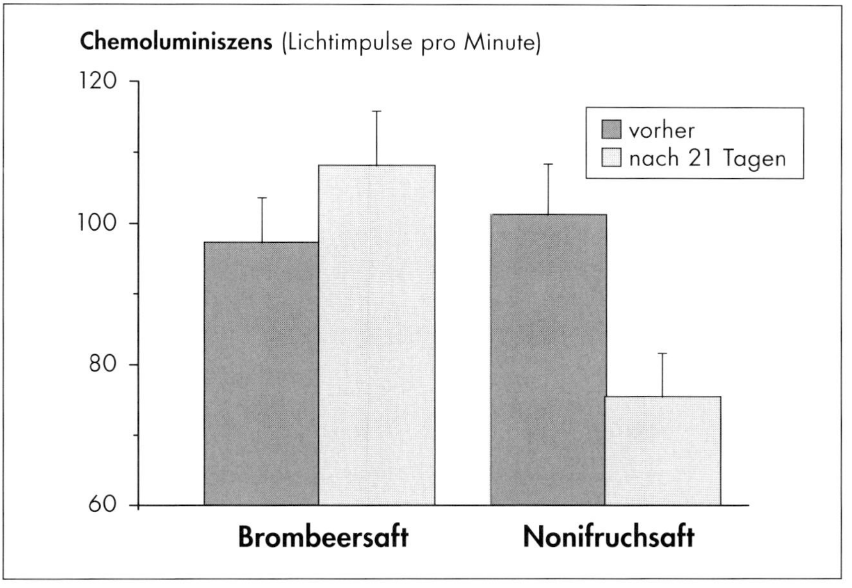

Abbildung 5: ***Wirkung von Brombeersaft und Nonifruchtsaft auf die Chemolumineszens im Blut von Athleten als Maß für die Radikalkonzentration***
Quelle: Palu 2008

Zusätzlich wurden den Testpersonen Blutproben entnommen, um die Konzentrationen an oxidierten Fettsäuren zu bestimmen. Sie dienen nämlich als indirektes Maß für die Radikalkonzentrationen, weil diese für die Entstehung der oxidierten Fettsäuren verantwortlich sind. Die Oxidationsprodukte der Fettsäuren senden eine sehr weiche Lumineszensstrahlung aus, die mit einer entsprechenden Apparatur gemessen werden kann. Wie aus Abbildung 5 hervorgeht, senkte der Nonifruchtsaft die Lumineszens und damit die Radikalkonzentration im Blut der Athleten deutlich ab. Der Brombeersaft dagegen blieb ohne Einfluss.

Wie bereits dargelegt, entstehen bei körperlicher Anstrengung Sauerstoffradikale, die mitverantwortlich sind für den Erschöpfungszustand. Nonifruchtsaft erhöht die Konzentration an antioxidativ wirksamen Substanzen im Blut und vermindert dadurch die Radikalkonzentration. Das wiederum erhöht die Leistungsfähigkeit. Das Experiment hat also gezeigt, dass die menschliche Leistungsfähigkeit durch Nonifruchtsaft gesteigert werden kann. Außerdem konnte eine mögliche Ursache dieser Wirkung aufgedeckt werden.

Weitere Hinweise für die leistungssteigernde Wirkung von Nonifruchtsaft kommen aus Tierversuchen (55). Mäuse mussten dazu ihre Ausdauer und Konzentrationsfähigkeit auf einer Lauftrommel beweisen, die sich mit einer Geschwindigkeit von 20 mm pro Sekunde drehte. Wenn die Mäuse erschöpft sind und ihre Konzentrationsfähigkeit nachlässt, fallen sie von der Trommel herunter. Die Verweildauer auf dem Laufrad ist also ein Maß für die Ausdauer der Tiere.

Für den Versuch wurden fünfzig Mäuse eingesetzt, die in Gruppen von je zehn Tieren (fünf männliche und fünf weibliche) aufgeteilt wurden. Es gab zwei Kontrollgruppen, die aus je zehn jungen Mäusen im Alter von einem Monat und zehn Tieren im Alter von drei Monaten bestanden. Die anderen drei Gruppen bestanden aus drei Monate alten Mäusen, die Dosen von je 10, 20 und 40 ml Nonifruchtsaft pro Kg Körpergewicht erhielten. Der Saft wurde mit dem Trinkwasser drei Wochen lang verabreicht. Der Nonifruchtsaft erhöhte bereits in der geringsten Dosierung die Leistungsfähigkeit der drei Monate alten Mäuse deutlich gegenüber der Kontrolle. In der höchsten Dosierung entsprach sie sogar derjenigen der jungen Mäuse. Man kann also salopp sagen, Nonifruchtsaft gab den Mäusen die Kraft der Jugend zurück.

Wie bereits erwähnt, ist Kortisol ein wichtiges Stresshormon. Es ist ein Steroidhormon und wird in den Nebennieren gebildet. Strukturell besteht eine enge Verwandtschaft von Kortisol zu den Sexualhormonen. Die Kortisolkonzentration im Blut unterliegt einer tageszeitlichen Schwankung. Die höchste Konzentration liegt morgens nach dem Aufstehen vor, die niedrigste wird gegen Mitternacht erreicht. Gesteuert wird die Hormonabgabe aus den Nebennieren durch das Hormon ACTH (Adrenocortikotropes Hormon), das aus der Hirnanhangdrüse (Hypophyse) stammt. Diese wird ihrerseits durch den Hypothalamus gesteuert, der über den Thalamus mit den Sinnesorganen und damit mit der Außenwelt verbunden ist. Es ist also der Tag-Nacht-Rhythmus, der die Hormonabgabe und damit unsere Aktivitätsphasen lenkt.

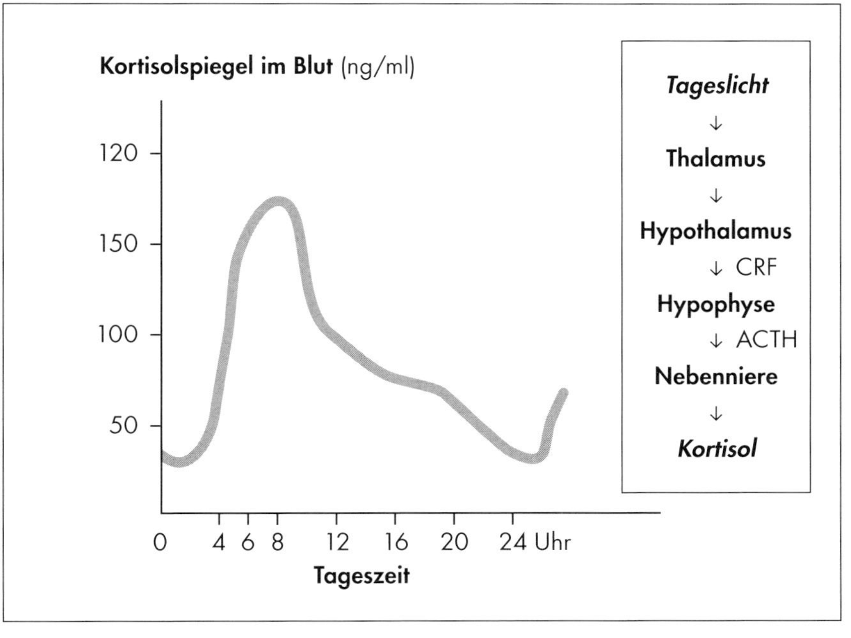

Abbildung 6: ***Tageszeitlicher Verlauf des Kortisolspiegels und seine hormonelle Regulation***

Kortisol wird auch als Glukokortikoid bezeichnet, weil es den Glukosehaushalt steuert und dem Körper den nötigen Brennstoff dann zuführt, wenn er ihn benötigt, nämlich bei Stress und Arbeitsleistung. Ein 24-Stunden-Zyklus des Kortisolspiegels im Blut ist in Abbildung 6 schematisch dargestellt. (Man bezeichnet ihn auch als „zirkadianen“ Zyklus, das bedeutet „rund um den Tag“.)
Das Stresshormon Kortisol steuert die Leistungsbereitschaft des Körpers. Sein Blutspiegel folgt dem Tagesverlauf und wird durch das Tageslicht synchronisiert. Dabei spielen verschiedene Steuerhormone eine Rolle, die im Hypothalamus und in der Hypophyse gebildet werden. Beide sind Strukturen im Mittelhirn, die für die Aufrechterhaltung des inneren Gleichgewichtes (Homöostase) verantwortlich sind. Die ausgeschütteten Hormone regulieren nicht nur die unterschiedlichsten Körperfunktionen, sondern auch ihre eigene Entstehung in den Hormondrüsen. Steigt die Hormonkonzentration im Blut an, wird ihre Neubildung in den Hormondrüsen gehemmt.
Dadurch wird gewährleistet, dass immer die richtige Hormonkonzentration im Blut vorliegt. Hat sich der Tagesrhythmus der Kortisolkonzentration im Blut erst einmal eingestellt, so bleibt er eine ganze Weile konstant, auch wenn sich die Tag-Nacht-Verhältnisse ändern. Man spricht in diesem Zusammenhang von einer „inneren Uhr“.

Wenn wir mit dem Flugzeug von Deutschland nach Amerika oder Ostasien fliegen, verschiebt sich die Tageszeit. Landen wir um 14:00 Uhr in Los Angeles, ist unsere „innere Uhr“ auf 23:00 Uhr eingestellt. Das heißt: Unser Kortisolspiegel ist niedrig und daher sind wir müde. Um Mitternacht in Los Angeles können wir dann nicht schlafen, weil unser Kortisolspiegel seinen Höchstwert erreicht hat. Dieses Phänomen wird als „Jetlag“ bezeichnet. Erst langsam, innerhalb von zwei bis drei Wochen, stellt sich unsere „innere Uhr“ auf den neuen Wert ein, indem sie durch das Tageslicht neu synchronisiert wird. Nach dem Rückflug haben wir das gleiche Problem in umgekehrter Reihenfolge. Eine Beschleunigung der Anpassung kann dadurch erreicht werden, dass wir unserer Körperoberfläche verstärkt Licht zuführen, etwa durch ein Sonnenbad oder, in Ermangelung von natürlicher Sonne, auf einer Sonnenbank. Mittags, wenn der Sonnenstand am höchsten ist, befördert ein Sonnenbad natürlicherweise am stärksten die Neujustierung der „inneren Uhr".

Zusammen mit unseren Studenten haben wir ein weiteres Experiment durchgeführt, um herauszufinden, ob Nonifruchtsaft einen Einfluss auf den Kortisolspiegel des Blutes hat. An diesem Versuch haben neben dem Autor selbst noch drei weitere Personen teilgenommen. Zwischen 10:00 Uhr und 14:00 Uhr wurden allen Teilnehmern im Abstand von 30 Minuten Blutproben entnommen und deren Kortisolspiegel bestimmt. In dieser Zeitphase wird normalerweise eine Abnahme erwartet, die wir auch beobachten konnten. Zwei Tage später haben wir den Versuch mit dem Unterschied wiederholt, dass alle vier Personen um 11:45 Uhr jeweils 200 ml Nonifruchtsaft tranken. Um 12:30 Uhr war eine deutliche Zunahme der mittleren Kortisolkonzentration zu verzeichnen, die sich aus den Mittelwerten aller vier Personen ergab. Eine halbe Stunde später war die Konzentration immer noch erhöht. Danach fiel sie wieder ab. Am vierten und fünften Tag nahmen die Testpersonen morgens um 9:00 Uhr je 200 ml Nonifruchtsaft zu sich. Am fünften Tag wurde erneut eine Blutspiegelkurve von Kortisol aufgenommen. Diesmal zeigte sich wieder eine Abnahme, ähnlich wie am ersten Tag. Allerdings war zu erkennen, dass der Abfall der Kortisolkonzentration im Blut zwischen 11:00 und 12:00 Uhr langsamer verlief als vorher. Es hatte sich offenkundig ein Plateau gebildet.

Trotz aller Limitationen durch die geringe Teilnehmerzahl verdeutlicht das Experiment die akute Wirkung einer hohen Dosis an Nonifruchtsaft. Sie führt zu einer Erhöhung der Kortisolkonzentration im Blut, stärkt dadurch die Stressabwehr und erhöht die Leistungsbereitschaft des Körpers. Nimmt man langfristig Nonifruchtsaft zu sich, wird der Kortisolspiegel vom hormonregulierenden System wieder ausgeglichen. Dies versucht nämlich die optimalen Hormonkonzentrationen einzustellen und den Körper in ein inneres Gleichgewicht zu bringen, sodass er den inneren und äußeren Anforderungen gleichermaßen gerecht werden kann. Eine ständige Erhöhung des Kortisolspiegels im Blut ist schädlich für den Körper. Darauf deuten auch die zahlreichen Nebenwirkungen einer Dauerbehandlung mit Glukokortikoiden – im üblichen Sprachgebrauch als Kortisonbehandlung bezeichnet – hin. Bei dauerhafter Einnahme von Nonifruchtsaft erhöht sich das antioxidative Potenzial im Blut, wie in den oben beschriebenen Versuchen gezeigt wurde. Dadurch werden Sauerstoffradikale, die bei Stress, etwa auch bei körperlicher Arbeit, entstehen, abgefangen. Ein vorzeitiger Erschöpfungszustand wird so vermieden. Stattdessen wird die körperliche Leistungsfähigkeit gesteigert.

Die Ergebnisse zeigen, dass es möglicherweise gelingt, durch eine Dosis von 200 ml Nonifruchtsaft den gestörten Tagesrhythmus bei längeren Flugreisen schneller neu einzustellen als ohne die Einnahme von Noni. Wir empfehlen, den Saft morgens zwischen 6:00 und 8:00 Ortszeit zu trinken. Das sollte die einzige Einnahme pro Tag sein.

Die leistungssteigernde Wirkung des Nonifruchtsaftes wird mittlerweile von immer mehr Sportlern erkannt und geschätzt. Dabei ist besonders positiv zu vermerken, dass der Nonifruchtsaft die Gesundheit insgesamt ohne zusätzliche Risiken fördert. Hormonbehandlungen mit Erythropoetin (EPO) oder die Gabe von Anabolika sind als Dopingmaßnahmen verboten und keineswegs risikofrei.

Auch im Pferdesport wird die leistungssteigernde Wirkung des Nonifruchtsaftes inzwischen genutzt. Pferde nehmen den Saft gerne zu sich, so dass die Verabreichung unproblematisch ist. Man kann den Saft einfach auf das Futter schütten. Pferde benötigen trotz ihres größeren Körpergewichts keine wesentlich höheren Dosen als Menschen. Ca. 100 ml pro Tag sind ausreichend. Soll das Pferd eine besondere Leistung vollbringen, etwa ein Rennen bestreiten, kann man zusätzlich vorher noch einmal 100 – 200 ml Saft geben. Spezielle Nonifruchtsaft-Zubereitungen für Pferde sind erhältlich.

Schmerzen und Entzündungen

Zweifellos ist die entzündungshemmende und schmerzlindernde Wirkung des Nonifruchtsaftes und der Noniblätter eine der herausragenden Eigenschaften dieser Pflanze. Das ist sowohl den Berichten zur traditionellen Anwendung von Noni als auch den aktuellen epidemiologischen Studien zu entnehmen. Auch hier ist zu fragen: „Können diese Wirkungen auf einer wissenschaftlichen Basis erklärt werden“?

Zum genaueren Verständnis unserer Antwort auf diese Frage wollen wir zunächst die grundlegenden Mechanismen beschreiben, die für die Entstehung von Schmerzen und Entzündungen verantwortlich sind. Wir werden versuchen, diese Prozesse, die teilweise außerordentlich kompliziert sind, möglichst einfach und allgemeinverständlich darzustellen. Dabei ist allerdings in Kauf zunehmen, dass deshalb einige wissenschaftliche Details hier nicht erschöpfend dargelegt werden können.

Unser Körper ist zahlreichen Angriffen von außen ausgesetzt. Dazu gehören z. B. Verletzungen durch physikalische und chemische Einflüsse oder Infektionen durch Bakterien, Viren, Pilze oder andere Krankheitserreger. Zur Begrenzung des Schadens durch solche Einflüsse besitzt unser Körper ein hoch differenziertes Instrumentarium, bestehend aus einem **Warn- und einem Abwehrsystem**.

Zum Warnsystem gehört unter anderem der **Schmerz**. Es handelt sich dabei um einen über die sogenannten sensorischen Nervenbahnen transportierten Reiz, der dem Gehirn signalisiert, dass irgendwo ein Schaden, also etwa eine Verletzung, eingetreten ist oder bevorsteht. Das Gehirn besitzt so etwas wie eine Landkarte unseres Körpers und kann den Ort der Schmerzentstehung daher genau lokalisieren. Das ist wichtig, damit wir gegebenenfalls geeignete Abwehrmaßnahmen ergreifen können.

Wenn unsere Hand beispielsweise einen heißen oder sehr kalten Gegenstand berührt, ziehen wir sie sofort zurück. Durch diese reflektorische Bewegung wird eine Verletzung der Haut vermieden. Wenn ein Arm oder Bein gebrochen oder verstaucht oder wenn ein Muskel gezerrt ist, vermeiden wir es, diese Gliedmaßen zu belasten, weil das erfahrungsgemäß starke Schmerzen verursacht. So wird eine weitere Belastung und damit eine Verschlechterung des Zustandes verhindert.

Die Bedeutung von Schmerzen an inneren Organen, wie bei Herzinfarkt, Nierenkoliken oder Darmspasmen ist nicht so leicht zu verstehen. Zwar lenken sie unsere Aufmerksamkeit auf diese Organe, aber im Allgemeinen können wir selbst nichts gegen die Schmerzen unternehmen. Sie zwingen uns aber, auf jede Anstrengung zu verzichten und erfüllen wahrscheinlich dadurch ihren Zweck. Um die Wirkung von Nonifruchtsaft auf Schmerzen zu verstehen, möchten wir auch noch erklären, wie Schmerzen entstehen und an das Gehirn weitergeleitet werden und wie sie beeinflusst werden können.

Nehmen wir an, wir verletzen uns an einem Finger. Durch die Zerstörung von Gewebe werden aus den Isolierschichten der Zellwände bestimmte Fette freigesetzt, die über eine Reihe enzymkatalysierter Reaktionen in die ungesättigte Fettsäure Arachidonsäure umgewandelt werden. Aus der Arachidonsäure werden dann durch spezielle Enzyme, die man als Cyclooxigenasen (COX) bezeichnet, Prostaglandine gebildet. Diese Stoffe sensibilisieren die sensorischen Nervenenden, die daraufhin einen Impuls zum Rückenmark senden. Dort wird der Impuls auf größere Nervenbahnen (*Tractus spinothalamicus*) umgeschaltet, die die Botschaft weiter in Richtung Zentralnervensystem senden. Ein Teil der Impulse wird über besonders schnelle Bahnen direkt zur Großhirnrinde geleitet, wo der Schmerz wahrgenommen und lokalisiert wird. Ein anderer Teil der Schmerzimpulse wird über langsamere Bahnen zum Zwischenhirn geleitet, wo er vegetative Reaktionen, wie Blutdruckabfall oder -anstieg, Übelkeit, Schüttelfrost etc. erzeugen kann. Auch zum emotionalen Zentrum, dem sogenannten limbischen System, gelangen Schmerzreize. Hier entstehen Gefühle wie Angst, Abwehr und Unwohlsein.

Im Mittelhirn befindet sich auch ein wichtiges System zur Regulation der Schmerzempfindung. Wir nennen es das **körpereigene schmerzhemmende System** (antinozizeptives System). Durch Ausschüttung bestimmter Botenstoffe, der Endorphine, werden Nervenimpulse erzeugt, die entgegengesetzt zu den Schmerzimpulsen verlaufen und deren Umschaltung im Rückenmark verhindern. Dadurch kommen in der Großhirnrinde weniger Schmerzimpulse an und wir empfinden den Schmerz als gedämpft.

Dieses System ist eng mit dem stressregulierenden System verbunden. Das Hypophysenhormon ACTH, das die Ausschüttung von Kortisol aus den Nebennieren kontrolliert, entsteht aus demselben Vorläuferprotein, aus dem auch die Endorphine gebildet werden. Um sich das vor Augen zu führen, stellen Sie sich bitte einen langen Faden vor, der in ein großes und in kleine Teilstücke zerschnitten wird. Das große Stück könnten Sie beispielsweise als Angelleine verwenden und mit den kleineren Stücken vielleicht Pakete zuschnüren. Im Fall des Vorläuferproteins wird der „noch nicht zerschnittene Faden“ als β-Lipotropin bezeichnet. Aus ihm entstehen durch Spaltung das ACTH (großes Teilstück) und die Endorphine (kleine Teilstücke).

Warum koppelt der Körper diese beiden Hormone aneinander? In Stresssituationen müssen wir unsere Aufmerksamkeit vermehrt auf die Außenwelt richten. Wenn wir während eines Kampfes verletzt werden und unser Gehirn sich daraufhin mit dem Schmerz und der Verletzung beschäftigt, bieten wir unserem Gegner einen Vorteil. Durch die Dämpfung der Schmerzreaktion aber können wir uns weiterhin voll auf den Gegner und den Kampf konzentrieren, was unsere Überlebenschance erhöht. Die Endophinfreisetzung hat noch einen weiteren Vorteil, denn sie erzeugt durch Wechselwirkung mit dem limbischen System positive Gefühle, die sich in Mut und gesteigertem Lebenswillen äußern.

Jetzt mögen einige Leser denken, dass dieses Beispiel auf ihre Lebenssituation nicht zutrifft. Wer befindet sich schon dauernd im Kampf mit anderen Menschen oder wilden Tieren? Hier ist zu berücksichtigen, dass sich unser Körper mit seinen physiologischen Funktionen und Regelkreisen in Millionen von Jahren durch einen mühsamen Anpassungsprozess entwickelt hat. Die letzten 10.000 Jahre haben dabei kaum Bedeutung. Vor dieser Zeit aber waren die erläuterten Prozesse absolut lebensnotwendig. Abbildung 8 veranschaulicht den Ablauf der Schmerzentstehung und der Schmerzweiterleitung in den einzelnen Phasen.

Die Wirkung von Noni auf den Schmerz

Hinweise dafür, dass Nonifrüchte schmerzlindernde Wirkungen entfalten, gibt es zahlreich aus der Überlieferung der Polynesier. Gezielte Untersuchungen an Patienten existieren dagegen fast gar nicht. Immerhin hat eine im Jahre 2005 an der Universität von Hawaii in Honolulu durchgeführte Studie an Krebspatienten, die sich in einem späten Stadium der Erkrankung befanden, gezeigt, dass diese weniger unter Schmerzen litten (56). Die Patienten erhielten unterschiedliche Dosen eines Nonifruchtextraktes in Kapselform. Eine in unserer Abteilung durchgeführte Doktorarbeit (57) sollte den Einfluss von Nonifruchtsaft auf die Schmerzen von Patienten in einer ambulanten Schmerzpraxis zeigen. Leider war das Ergebnis nicht sehr aussagekräftig, da die Gruppe der Patienten zu heterogen war.

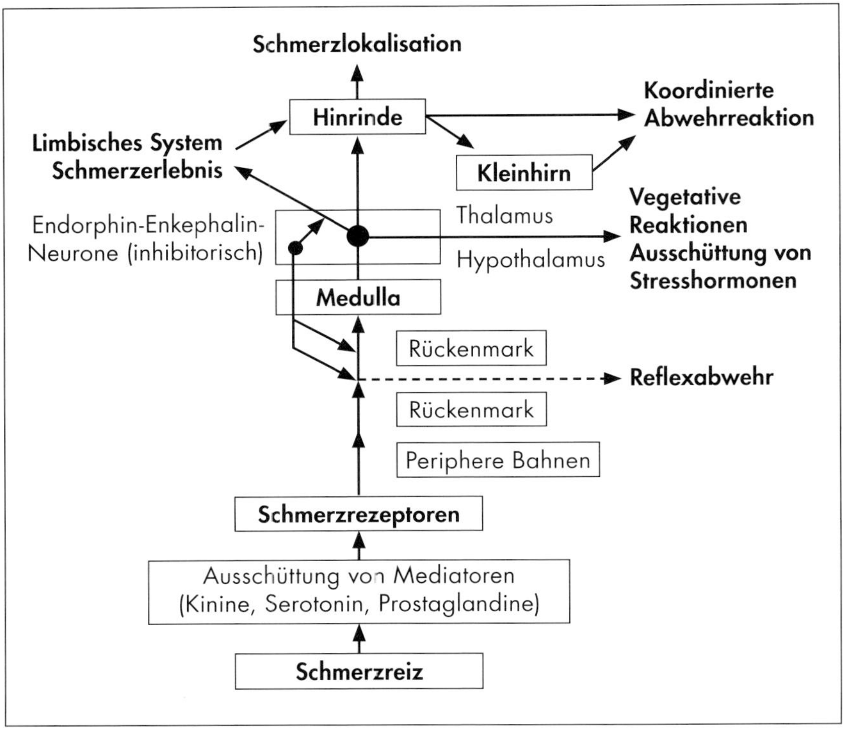

Abbildung 7: ***Schema der Schmerzreizleitung***

Infolge einer Verletzung werden Prostaglandine gebildet, die Schmerzrezeptoren aktivieren. Der Reiz läuft zum Rückenmark und wird dort umgeschaltet. Auf dem Weg zur Großhirnrinde, wo der Schmerz empfunden und lokalisiert wird, werden Bündel abgezweigt, die vegetative und emotionale Reaktionen auslösen. Hier ist der Ausgangspunkt des körpereigenen schmerzhemmenden Systems. An ihm sind Endorphine beteiligt. Jede Behinderung der Reizleitung auf dem Weg vom Entstehungsort zur Hirnrinde dämpft das Schmerzempfinden oder hebt es völlig auf. Bekannte Schmerzmittel wie ASS oder Diclophenac hemmen die Entstehung der Prostaglandine und schwächen dadurch die Reizaufnahme an den Schmerzsensoren. Lokalanästhetika hemmen die Schmerzleitung in den Fasern vor dem Rückenmark und im Rückenmark (Periduralanästhesie). Morphin, Codein und Tramadol besetzen die Bindungsstellen der Endorphine im Mittelhirn und verstärken das inhibitorische System. Dadurch wird die Schmerzempfindung gedämpft. Psychopharmaka hemmen die emotionalen Empfindungen der Schmerzen. Narkosemittel setzen die Funktion der Großhirnrinde außer Kraft, sodass die Schmerzwahrnehmung unterbunden wird.

Zur weiteren Klärung der Frage, ob Nonifruchtsaft eine Wirkung auf den Schmerz hat, haben wir daher ein Tierexperiment durchgeführt. Dabei verwendeten wir Mäuse, die wir in Gruppen zu je zehn Tieren einteilten. Wir benötigten einen Schmerzreiz, der jedoch für die Tiere möglichst wenig belastend wirken sollte. Zur Lösung der Aufgabe gibt es eigens konstruierte Apparate. Sie bestehen aus einer Metallplatte, die sehr genau auf eine bestimmte Temperatur aufgeheizt werden kann. In unserem Fall wählten wir 56° C. Auf diese Platte setzten wir die Maus. Damit sie nicht flüchten konnte, befand sich um die Platte herum ein Zylinder aus Plexiglas. Nachdem die Pfoten der Maus die Platte berührt hatten, verging eine bestimmte Zeit, bis das Tier die Hitze spürte. Die Dauer dieser Zeit ist abhängig vom jeweiligen Schmerzempfinden.

Verabreicht man den Mäusen ein Schmerzmittel, dann verlängert sich die Reaktionszeit. Sobald die Maus die Hitze an den Pfoten spürt, zeigt sie eine Reaktion, z. B. indem sie die Vorderpfoten leckt oder versucht, von der Platte zu springen. In diesem Fall wurde die Maus augenblicklich von der Platte genommen und ein Computer registrierte die Reaktionszeit. Dem Tier wurde kein Schaden zugefügt, da die Temperatur zu niedrig war, um eine Verletzung zu erzeugen.

Für unseren Versuch bildeten wir drei Gruppen zu je zehn Tieren. Die Mäuse der ersten Gruppe blieben unbehandelt. Die der zweiten bekamen eine Stunde vor dem Versuch ein starkes Schmerzmittel (Tramadol). Die Tiere der Gruppe 3 erhielten über einen Zeitraum von drei Tagen vor Versuchsbeginn einen Zusatz von 10 % Nonifruchtsaft zum Trinkwasser. Erwartungsgemäß zeigten die mit dem starken Schmerzmittel Tramadol behandelten Mäuse eine deutliche Verlängerung der Reaktionszeit. Die mit Nonifruchtsaft behandelten Mäuse wiesen eine ähnliche Verlängerung der Reaktionszeit auf wie die Tiere, die Tramadol erhalten hatten. Nonifruchtsaft erwies sich somit in diesem Versuch als starkes Schmerzmittel.

Wir haben den Versuch noch dahingehend erweitert, dass wir überprüft haben, ob sich die schmerzhemmende Wirkung des Nonisaftes durch Naloxon aufheben lässt. Dieser Stoff besetzt die Endorphinrezeptoren, ohne sie selbst zu erregen. Er hebt dadurch die Wirkung von morphinartig wirkenden Substanzen auf. Man verwendet die Substanz zum Beispiel als wirksames Gegenmittel bei Überdosierungen von Morphin oder Heroin, wie sie bei Rauschgiftabhängigen vorkommen. In unserem Versuch konnten wir die Wirkung des opiumartig wirkenden Tramadols erwartungsgemäß vollständig aufheben. Die Wirkung des Nonifruchtsaftes hingegen wurde nur teilweise aufgehoben. Wir schließen daraus, dass ein Teil der Noniwirkung durch Beeinflussung des körpereigenen schmerzhemmenden Systems zustande kommt. Dieser Teil lässt sich durch Naloxon aufheben. Ein anderer Teil beruht darauf, dass bestimmte Komponenten im Nonifruchtsaft die Entstehung der Prostaglandine hemmen. Dadurch wird der erste Schritt der Schmerzentstehung gehemmt.

Auf welche wissenschaftlichen Erkenntnisse stützt sich diese Hypothese? Wie in Abbildung 7 ersichtlich, besteht der erste Schritt zur Entstehung von Schmerz in der Bildung von Prostaglandinen. Diese Stoffe werden auch als Gewebshormone bezeichnet, weil sie sowohl Vorgänge im Gewebe steuern als auch dort gebildet werden. In Abbildung 10 haben wir schematisch die Entstehung und Bedeutung der Prostaglandine und Leukotriene dargestellt. Diese Stoffe haben eine Schlüsselfunktion für entzündliche und schmerzhafte Prozesse, auf die die Wirkung von Noni vor allem zielt. Aus diesem Grund widmen wir uns diesem Thema so ausführlich.

In mehreren Arbeiten wurde die Wirkung von Nonifruchtsaft und Extrakten aus der Nonifrucht auf die Aktivität der Cyclooxigenasen und Lipoxigenasen untersucht (58, 59, 60). Diese Enzyme katalysieren die Umwandlung von Arachidonsäure in Prostaglandine und Leukotriene. Zu den Klassen dieser Gewebshormone gehören zahlreiche verschiedene Unterarten, die unterschiedliche Funktionen im Organismus erfüllen. Eine ausführliche Darstellung würde hier zu weit führen. Es muss an dieser Stelle aber erwähnt werden, dass es zwei Cyclooxigenasen gibt. Sie werden als COX-1 und COX-2 bezeichnet.

COX-1 erzeugt Prostaglandine, die für wichtige physiologische Prozesse verantwortlich sind, etwa für die Hemmung der Magensäureproduktion, die Blutgerinnung oder die Steuerung der Mikrodurchblutung in den Nieren und anderen Organen. Außerdem sind sie an der Entstehung des Schmerzes beteiligt. COX-2 hingegen wird nur bei entzündlichen Prozessen gebildet. Die von ihr bereit gestellten Prostaglandine sind wichtige Mediatoren entzündlicher Prozesse. Dazu gehören auch viele Gelenkerkrankungen, gegen die Noni sich als sehr wirksam erwiesen hat. Medikamente, die überwiegend COX-1 hemmen, wie ASS und Diclofenac, wirken zwar einerseits lindernd auf Schmerzen und Entzündungen, andererseits stören sie aber gleichzeitig die physiologischen Prozesse. So wird etwa zu viel Magensäure gebildet, wodurch die Nebenwirkungen dieser Arzneimittel auf den Magen erklärbar werden, oder es wird die Nierendurchblutung gestört, was letztendlich zu ihrer Schädigung führt. Übermäßiger Gebrauch von Schmerzmitteln gehört zu den häufigsten Gründen für ein Nierenversagen.

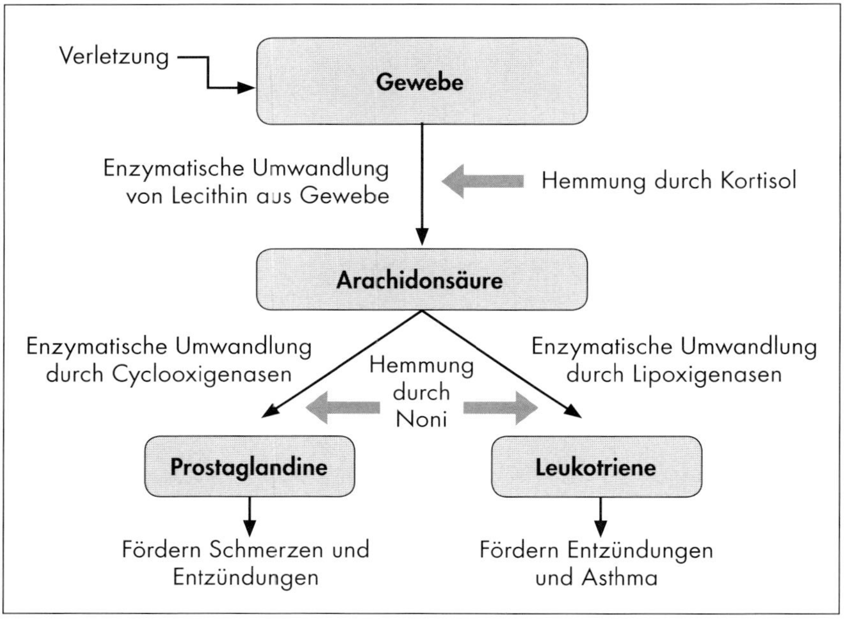

Abbildung 8: ***Arachidonsäurekaskade und ihre Beeinflussung durch Noni***

Bei Gewebeverletzungen wird aus den Zellwänden der zerstörten Zellen Lecithin freigesetzt, das durch eine enzymatische Reaktion in Arachidonsäure umgewandelt wird. Dieser Prozess ist durch Kortisol hemmbar. Die entzündungshemmende Wirkung der Kortikoide wird so verständlich. Die Arachidonsäure wird durch die Enzyme Cyclooxigenase und Lipoxigenase in die Gewebshormone Prostaglandine und Leukotriene umgewandelt. Diese Stoffe sind an der Schmerzentstehung und der Ausbildung von Entzündungsreaktionen beteiligt. Schmerzmittel, wie ASS oder Diclophenac, hemmen die Cyclooxigenasen. Inhaltsstoffe von Noni hemmen sowohl Cyclooxigenasen als auch Lipoxigenasen und wirken dadurch positiv bei Schmerzen, Entzündungen und Asthma.

Inhaltsstoffe der Nonifrucht hemmen überwiegend die COX-2. Dadurch drängen sie die entzündlichen Reaktionen zurück, ohne die üblichen Nebenwirkungen der oben genannten Schmerzmittel hervorzurufen. Weiterhin hemmen sie die Lipoxigenasen, die aus der Arachidonsäure eine andere Gruppe entzündungsfördernder Substanzen erzeugen, nämlich die Leukotriene (s. Abb. 8). Gerade in der Kombination beider Enzymhemmungen liegt der besondere Vorteil mancher Arzneipflanzen mit entzündungshemmender Wirkung, zu denen neben Noni etwa auch die aus Südafrika stammende Teufelskralle (*Harpagophytum procumbens*) gehört.

Nonifruchtsaft hemmt nicht nur die Wirkung des Enzyms COX-2, sondern er verhindert auch noch sehr wirksam die Bildung dieses Enzyms. COX-2 wird nämlich im Gegensatz zu COX-1 nur dann im Gewebe gebildet, wenn eine Entzündungsreaktion ausgelöst wird. An dieser Auslösung sind sehr viele sogenannter Zytokine beteiligt. Sie stammen meist aus bestimmten weißen Blutzellen, den Monozyten.

Kürzlich wurde ein aufschlussreiches Experiment durchgeführt, das diese Vorgänge verdeutlicht hat (60). Die Untersuchung wurde an vier jungen Fohlen durchgeführt. Einen Tag nach ihrer Geburt erhielten zwei der Tiere täglich 60 ml Nonifruchtsaft über einen Zeitraum von insgesamt 60 Tagen. Die beiden anderen Tiere dienten zur Kontrolle. Am zehnten und am sechzigsten Tag nach Beginn der Nonigabe wurde den Tieren Blut entnommen und aus dem Blut wurden die Monozyten isoliert. Wenn diese Zellen mit einer bestimmten Substanz (LPS), die zur Gruppe der Lektine gehört, behandelt werden, bilden sie entzündungsfördernde Zytokine und Enzyme, wie z. B. COX-2, TNF-α, IL-1β, IL-8 und IL-6. Beim beschriebenen Experiment zeigte sich, dass die Monozyten der Fohlen, die Nonifruchtsaft erhalten hatten, bedeutend weniger dieser entzündungsfördernden Substanzen erzeugten als die der Kontrolltiere. Tatsächlich wurde die Bildung der Zytokine in den Monozyten der „Noni-Fohlen“ auf Werte um 1 – 3 % der Kontrolltiere zurückgedrängt.

Unsere Datenbankstudie kam in Übereinstimmung mit den polynesischen Traditionen zu dem Ergebnis, dass Nonifruchtsaft besonders positiv auf entzündliche Gelenkschmerzen wirkt. Bei diesen Beschwerden, die auch als Osteoarthritis bezeichnet werden, spielen mehrere Faktoren eine Rolle.
Es gibt unterschiedliche Formen, wie die rheumatoide Arthritis, die auf Autoimmunreaktionen zurückgeht, oder die Arthrose, die vornehmlich im Alter auftritt und eher als Abnutzungserscheinung aufgefasst werden kann. Gemeinsam ist allen diesen Formen, dass es infolge der entzündlichen Prozesse zu einer allmählichen Zerstörung des Gelenkknorpels kommt. Wenn dieser Vorgang erst einmal begonnen hat, verlieren die Gelenke mehr und mehr ihre isolierende Gleitschicht. Der dann direkte Kontakt der Gelenkknochen zueinander verursacht einen verstärkten Abrieb und die Zerstörung der Gelenke, die schließlich zum Verlust der Beweglichkeit führt. Zusätzlich sind diese Prozesse meistens von erheblichen Schmerzen begleitet.

An der Zerstörung des Knorpels sind bestimmte Enzyme beteiligt, die als Metalloproteinasen bezeichnet werden. Im Verlauf einer entzündlichen Reaktion werden sie in bestimmten Zellen gebildet und in die die Zellen umgebende Flüssigkeit abgegeben. Sie haben die Fähigkeit, Knorpel abzubauen. Stoffe, die hemmend auf die Bildung der Metalloproteinasen einwirken, sollten also den Knorpelabbau verhindern.

Daher haben wir untersucht, ob Inhaltsstoffe der Nonifrucht dazu in der Lage sind. In Zusammenarbeit mit einer Kollegin aus Würzburg haben wir aus Spenderblut, ähnlich wie bei den oben beschriebenen Versuchen mit den Fohlen, Monozyten isoliert und mit alkoholischen Extrakten aus reifen Nonifrüchten behandelt. Dann wurde den Zellen wieder das Lektin LPS zugesetzt, das unter anderem auch die Bildung der Metalloproteinase MMP-9 stimuliert. Es zeigte sich, dass unter dem Einfluss des Noniextraktes die Bildung dieses Enzyms stark gehemmt war. Bereits Verdünnungen von 1:500 hatten eine deutliche Wirkung. Sie war vergleichbar mit derjenigen von Kortisol. Glukokortikoide, zu denen das Kortisol gehört, gelten als wirksame Mittel bei der Behandlung entzündlicher Gelenkerkrankungen, haben aber im Unterschied zu Noniprodukten zahlreiche Nebenwirkungen. Die Ergebnisse dieser Untersuchungen wurden von uns kürzlich publiziert (61).

Wenn wir die entzündungshemmenden Eigenschaften von Noni beschreiben, dürfen wir die Blätter der Pflanze nicht vergessen. Wie bereits erwähnt, haben die Polynesier sie besonders geschätzt und vielerorts den Früchten vorgezogen. Durch die starke Beliebtheit, die Nonifruchtsaft in der jüngeren Vergangenheit in den Industriestaaten erlangt hat, hat sich die Forschung vornehmlich auf die Nonifrüchte und den aus ihnen gewonnenen Saft konzentriert. Die Blätter wurden weniger intensiv untersucht. Das ändert sich inzwischen langsam. Kürzlich konnte gezeigt werden, dass Extrakte aus Noniblättern ebenfalls die Enzyme COX-2 und die Lipoxigenase LOX-5 hemmen können. Beide Enzyme sind für die Bildung von entzündungsfördernden Prostaglandinen und Leukotrienen verantwortlich (62).

Die Wirkung von Noni auf das Immunsystem

Zahlreiche Konsumenten von Noni haben bemerkt, dass sie weniger häufig unter Infektionskrankheiten leiden, wenn sie regelmäßig Nonifruchtsaft trinken. Vor allem in Bezug auf viral- und bakteriellbedingte Infekte der oberen Atemwege und bezüglich von Magen-Darm-Infekten wurde das festgestellt. Auch hierbei stellt sich die Frage, ob diese Beobachtungen wissenschaftlich erklärt werden können.

Zur grundlegenden Beantwortung dieser Frage müsste die Funktionsweise unseres Immunsystems aufgezeigt werden. Das ist jedoch ähnlich schwierig wie die Darstellung der Schmerzentstehung. Deshalb muss auch hier eine starke Vereinfachung genügen. Viele der neueren Untersuchungen zur Wirkung von Noni auf das Immunsystem gehen derart ins Detail, dass sie kaum allgemeinverständlich referiert werden können. Dennoch wollen wir sie nicht gänzlich außer Acht lassen, um den Lesern, die über ein Grundwissen zum menschlichen Immunsystem verfügen, die aktuellen Informationen zum Stand der Wissenschaft auf diesem Gebiet zu geben.

Das Immunsystem ist Teil unseres Abwehrsystems. Es ist daher eng mit dem System zur Stressabwehr koordiniert. Entzündungen, die im vorigen Kapitel behandelt wurden, spielen auch bei der Immunabwehr eine wichtige Rolle. Hierbei kommt den weißen Blutzellen eine zentrale Rolle zu. Sie haben gewissermaßen die Funktion einer Polizei in unserem Körper. Ähnlich wie es bei der Polizei verschiedene Aufgabenbereiche und Zuständigkeiten gibt, etwa die Verkehrspolizei, die Kriminalpolizei, die Mordkommission, das Sittendezernat etc., gliedern sich auch die weißen Blutzellen in unterschiedliche Zellpopulationen, zu denen z. B. die Makrophagen (Fresszellen) und verschiedene Arten von Lymphozyten gehören. Die Aufgabe des Immunsystems besteht darin, den Körper vor fremden bedrohlichen Einflüssen zu schützen. Dazu muss das Immunsystem zwischen „selbst" und „fremd" unterscheiden können. (Sie können die Situation mit einem Fußballfeld vergleichen. Die Mitglieder einer Mannschaft erkennen sich gegenseitig an ihrem einheitlichen Trikot.) Unsere Körperzellen haben auf ihrer Oberfläche bestimmte immunologische Erkennungsmerkmale, die es dem Immunsystem ermöglichen, sie als „selbst" zu erkennen. Man bezeichnet sie als Haupthistokompatibilitätskomplex (MHC). Er ist bei jedem Menschen verschieden ausgeprägt.

Dringen beispielsweise Viren oder Bakterien in unseren Körper ein, dann erkennen die Immunzellen sie als „fremd" und attackieren sie. Dabei werden sie von den Fresszellen aufgenommen und im Innern der Zellen zerstört und verdaut. Auch Organe von andern Menschen werden nach der Transplantation vom Immunsystem als fremd erkannt und attackiert. Damit das Organ nicht sofort wieder abgestoßen wird, muss das Immunsystem des Empfängers dauerhaft unterdrückt werden.

Krebszellen sind aus unseren eigenen Körperzellen hervorgegangen und haben daher die typischen Erkennungsmerkmale unseres Körpers. Das macht es dem Immunsystem schwer, diese Zellen als „fremd" zu erkennen und sie zu eliminieren. Dennoch spielt ein intaktes Immunsystem eine wichtige Rolle bei der Elimination von Krebszellen aus dem Körper. Diese bilden sich zwangsläufig im Laufe unseres Lebens in großer Zahl und würden uns frühzeitig töten, würden sie nicht vom Immunsystem erkannt und beseitigt. Möglich wird dies durch feine Unterschiede auf der Oberfläche der Krebszellen gegenüber den normalen Zellen. Auch beschädigte Zellen oder solche, die durch einen natürlichen Alterungsprozess unbrauchbar geworden sind, können eine Bedrohung der Gesundheit darstellen. Unser Immunsystem besitzt daher die Fähigkeit, auch solche Zellen zu beseitigen. Ihre Bestandteile können dabei vom Körper teilweise wieder verwendet werden. Neben zellulären Gebilden kann das Immunsystem auch andere schädliche Substanzen aus unserem Körper entfernen, wie z. B. fremde Eiweißmoleküle.

Der Mensch besitzt eine unspezifische und eine spezifische Immunabwehr. Erstere ist uns angeboren. Man findet sie bei fast allen Lebewesen. Sie beseitigt z. B. Bakterien, Viren und abgestorbene Körperzellen. Höher entwickelte Lebewesen, also auch der Mensch, haben darüber hinaus eine spezifische Form der Immunabwehr. Sie beruht gleichsam auf einem Gedächtnis. Nach einer erfolgten Infektion kann sich das Immunsystem quasi an die besonderen Merkmale der Erreger erinnern. Aufgrund dieser Fähigkeit bildet das Immunsystem gewissermaßen maßgeschneiderte Antikörper, die über lange Zeiträume auf Vorrat gehalten werden. Dringt ein bereits bekanntes Virus in den Körper ein, dann können die spezifischen Antikörper sehr schnell vermehrt werden und die Infektion wird abgewehrt. Kinder leiden vermehrt unter Infektionskrankheiten, weil die Menschen mit einem „naiven" Immunsystem geboren werden, das die Erreger erst „kennenlernen" muss, bevor es Antikörper gegen sie bilden kann. Man kann diesen Schutz auch provozieren, indem man dem Körper unschädliche Teile der Erreger zuführt. Dann nämlich beginnt unser Immunsystem, gegen diese Fremdstoffe Antikörper zu bilden. Dringt danach ein Erreger, der auf seiner Oberfläche die entsprechenden Merkmale aufweist, in unseren Körper ein, dann erkennt das Immunsystem ihn und kann sofort mit seiner Vernichtung beginnen. Diese „provozierende" Maßnahme ist unter dem Begriff „Schutzimpfung" bekannt.

Schließlich muss noch erwähnt werden, dass unser Immunsystem auch irregeleitet werden und fälschlicherweise körpereigene gesunde Strukturen attackieren kann. In einem solchen Fall spricht man von einer Autoimmunerkrankung. Diese Erkrankungen treten meistens dann spontan auf, wenn ungünstige äußere Einflüsse auf eine angeborene Empfänglichkeit des Immunsystems für die Ausbildung von Autoantikörpern treffen. Wenn z. B. während einer Infektion das Immunsystem ohnehin aktiviert ist und dann abgestorbene Reste von Körperzellen durch die Blutbahn schwimmen, dann können diese irrtümlicherweise für „fremd" gehalten werden und das Immunsystem erzeugt Antikörper gegen sie. Wenn die Immunzellen später die gleichen Erkennungsmerkmale auf den Zellen von gesunden Organen entdecken, dann werden diese als feindliche Strukturen angesehen und attackiert. Beispiele für solche Krankheiten sind die rheumatoide Arthritis, Diabetes Typ I, die Basedow'sche Schilddrüsenüberfunktion, Colitis ulzerosa, die Parkinson'sche Krankheit und andere mehr. Diese Krankheiten sind in der Regel nicht heilbar, weil man das Gedächtnis des Immunsystems nicht selektiv aufheben kann. Man kann es nur insgesamt durch Verabreichung von Medikamenten (Immunsuppressiva) unterdrücken, die die Bildung von immunkompetenten Zellen im Knochenmark hemmen. Dabei wird aber zwangsläufig auch die Abwehr von Krankheitserregern geschwächt.

Welche wissenschaftlichen Erkenntnisse zur immunstimulierenden Wirkung von Noni gibt es?

Eine epidemiologische Studie, bei der eine Gruppe von Personen, die regelmäßig Nonifruchtsaft trinken, mit einer solchen, deren Mitglieder das nicht tun, bezüglich der Anfälligkeit für Infektionskrankheiten über den Zeitraum von einer Saison oder länger verglichen wird, wurde bislang nicht durchgeführt. Wir sind daher auf indirekte Hinweise angewiesen.

Im Jahre 1994 erschien eine bedeutende Arbeit über die Wirkung von Nonifruchtsaft, die den nachfolgenden Noniboom sehr beflügelt hat (63). Die Hawaiianerin Anne Hirazumi hatte unter der Leitung ihres Doktorvaters Eliichi Furusawa herausgefunden, dass eine in Alkohol unlösliche Fraktion aus Nonifruchtsaft die Lebenszeit von Mäusen, denen zuvor schnell wachsende Tumorzellen in die Bauchhöhle eingepflanzt worden waren, erheblich verlängern konnte. Als die Mäuse aber ein Mittel bekamen, das das Immunsystem hemmt, wurde die Wirkung aufgehoben.

Fünf Jahre später erschien eine weitere Arbeit dieser Autoren, in der sie die chemische Natur des Noni-Wirkstoffs beschrieben (64). Sie wiesen nach, dass er zur Gruppe der Kohlenhydrate gehört und nannten ihn Noni-ppt. Als den Mäusen diese Substanz verabreicht wurde, entstanden im Bauchraum Immunzellen, die eine erhebliche Toxizität für die Tumorzellen besaßen. Zusätzlich konnte die Bildung einer Reihe von Zytokinen durch Noni-ppt gezeigt werden, darunter TNF-α (Tumornekrose Faktor), γ-Interferon, die Interleukine IL-1β, IL-10, IL-12 und Stickoxid. Diese Substanzen sind an der Auslösung der Immunkaskade beteiligt.

Mit Ausnahme des IL-10, das eine entzündungshemmende Wirkung entfaltet, haben alle diese Faktoren eine entzündungsfördernde Wirkung. Diese sollte sich bemerkbar machen, wenn man ein Differentialblutbild von Personen anfertigt, die hohe Dosen an Nonifruchtsaft erhalten haben. Besonders die Population an sogenannten Eosinophilen (eine Subpopulation der weißen Blutzellen) sollte ansteigen. In Versuchen, bei denen Menschen hohe Dosen an Nonifruchtsaft oder Nonifruchtextrakt erhielten, konnten solche Veränderungen aber nicht festgestellt werden. Diese Versuche werden weiter unten im Kapitel über sicherheitsrelevante Untersuchungen zu Noni beschrieben. Der Grund für diese Diskrepanz mag darin begründet sein, dass bei den Versuchen von Hirazumi und Furusawa die Kohlenhydrate (Noni-ppt) den Mäusen injiziert wurden. Dieses entspricht nicht der Einnahme von Nonifruchtsaft durch den Menschen, die peroral erfolgt. Weil Kohlenhydrate leicht wasserlösliche Stoffe sind, dringen sie im Allgemeinen nur schwer durch die Zellen der Darmwand. Das ist jedoch erforderlich, damit eine Wirkung auf das Immunsystem erfolgen kann.

In einer vor kurzem veröffentlichten Arbeit (65) wurde der Mechanismus der immunstimulierenden Wirkung von Nonifruchtsaft untersucht. Die Autoren fanden heraus, dass eine fettlösliche Fraktion aus Nonifruchtsaft an bestimmte Cannabinoid-Rezeptoren gebunden wird. Immunzellen, die aus dem Bauchraum und aus der Milz von Mäusen, die zuvor Nonifruchtsaft erhalten hatten, gewonnen worden waren, zeigten eine Steigerung der Produktion des Zytokins γ-Interferon, wogegen die Bildung von Interleukin-4

(IL-4) gehemmt wurde. γ-Interferon (IFN-γ) ist an der Aktivierung des unspezifischen Immunsystems beteiligt, d.h. es verstärkt die Abwehr von eingedrungenen Keimen. Il-4 ist an überschießenden Immunreaktionen beteiligt und spielt eine wichtige Rolle bei der Entstehung von Allergien. Die Hemmung von IL-4 könnte also auch erklären, warum so viele Nonianwender eine deutliche Besserung ihrer allergischen Reaktionen erfahren haben.

Ein anderes aufschlussreiches Experiment wurde mit frisch geschlüpften Hühnerküken durchgeführt (66). Die Tiere erhielten vom ersten Tag nach dem Schlüpfen bis zu einem Alter von acht Wochen einen aus den Früchten frisch hergestellten Nonifruchtsaft, der ihnen über das Trinkwasser verabreicht wurde. Im Alter von drei Wochen wurden die Küken mit einem Virus infiziert, der eine blutige Entzündung im Bereich der „Kloake“ auslöst. Dort mündet bei Vögeln der Harn in den Darm. Von den nicht mit Nonifruchtsaft behandelten Küken starben aufgrund der Infektion 25 %, wogegen nur 6 % der Tiere starben, die Nonifruchtsaft erhalten hatten. Als Nebenergebnis wurde bei dieser Untersuchung festgestellt, dass die Küken, die Nonifruchtsaft im Trinkwasser erhalten hatten, mehr an Gewicht zugenommen hatten als die unbehandelten Tiere. Eine ähnliche Beobachtung konnte auch mit Schweinen gemacht werden, die unter dem Einfluss von Nonifruchtsaft schneller an Gewicht zunahmen. Hieraus könnte sich ein Vorteil für die landwirtschaftliche Tierhaltung ableiten lassen.

Wir möchten noch ein weiteres Experiment aus dem Bereich der Tierhaltung erwähnen (67). In diesem Fall erhielt eine Gruppe neugeborener Kälber 30 ml Püree aus Nonifruchtsaft zusammen mit dem Milchersatz. Eine gleichgroße Kontrollgruppe erhielt nur den Milchersatz. Im Abstand von drei, sieben und vierzehn Tagen nach Beginn des Versuchs wurde den Kälbern Blut entnommen und die Fähigkeit des Blutes zur Abtötung von Bakterien wurde bestimmt. Es zeigte sich, dass das Blut der mit Nonipüree behandelten Tiere Coli-Bakterien besser abtöten konnte als das der Kontrolltiere.

Wir können zurzeit nicht entscheiden, welche Bestandteile aus der Nonifrucht für deren immunologische Eigenschaften verantwortlich sind. Fest steht allerdings, dass es diese Wirkung gibt und dass sie nach oraler Einnahme von Nonifruchtsaft wirksam wird. Die immunstimulierenden Eigenschaften erstrecken sich auf die unspezifische, uns angeborene Immunabwehr. Es ist wichtig festzustellen, dass die spezifische Immunabwehr nicht betroffen ist. Sie ist nämlich auch an den Autoimmunerkrankungen beteiligt. Eine Stimulation der Bildung von Autoantikörpern könnte Autoimmunerkrankungen verstärken. Das passiert aber durch Nonifruchtsaft nicht.

Wir werden häufig von Nonianwendern gefragt, ob Personen mit Autoimmunerkrankungen Nonifruchtsaft trinken dürfen. Wir haben keinerlei Bedenken dagegen, denn Autoimmunreaktionen funktionieren, wie wir dargelegt haben, über die spezifische Immunabwehr. Diese wird durch Noni nicht erhöht. Wir kennen sogar zahlreiche Fälle, bei denen sich Nonifruchtsaft positiv auf die Symptomatik einer Autoimmunerkrankung ausgewirkt hat. Die Immunreaktionen werden häufig von entzündlichen Erscheinungen begleitet, die zu sehr qualvollen Symptomen führen können. Die entzündungshemmende Wirkung des Nonifruchtsaftes wirkt dieser Symptomatik entgegen und bringt den Patienten so Erleichterung.

Die Wirkung von Noni auf das Hormonsystem

Das Hormonsystem, das auch als humorales System bezeichnet wird, ist für die Regulation unseres Organismus von entscheidender Bedeutung. Entwicklungsgeschichtlich ist es das älteste System, das einen Informationsaustausch zwischen Zellen ermöglicht.

Die ersten „Lebewesen“ waren Einzeller und weitgehend autark. In der Folgezeit haben sich manche zu Zellverbänden zusammengeschlossen und eine Arbeitsteilung eingeführt. Es bildeten sich mikroökonomische Systeme. Diese unterliegen im Prinzip den gleichen Gesetzmäßigkeiten wie die makroökonomischen Systeme der menschlichen Gesellschaft. Durch die Bildung solcher Verbände verlieren die einzelnen Zellen zwar ihre Eigenständigkeit, sie erhalten aber neue Möglichkeiten der Entwicklung. Damit verschiedene Zellverbände eine Arbeitsteilung zum Nutzen des Gesamtsystems erbringen können, müssen sie miteinander kommunizieren. Auf der Ebene von Zelle zu Zelle ist das nur auf chemischem Wege möglich. Eine Zelle gibt einen Stoff an die äußere Umgebung ab und eine andere Zelle nimmt diesen Stoff auf. Der Stoff enthält eine Botschaft, etwa vergleichbar mit der eines Briefs. Die Botschaft kann lauten: „Wir benötigen bestimmte Vitamine, bitte deren Produktion erhöhen und dann zur Verfügung stellen!“ Da die chemischen Botenstoffe sich in der die Zellen umgebenden Flüssigkeit verteilen müssen, dauert es eine gewisse Zeit, bis die Botschaft ihr Ziel erreicht. Mit der Entwicklung immer komplexerer Systeme wurde diese Form der Informationsübertragung zu langsam. Deshalb entwickelten sich Nervensysteme, bei denen die Informationen mit hoher Geschwindigkeit entlang von Nervenfasern übertragen werden, ähnlich wie eine Nachricht über eine Telefonleitung oder das Internet wesentlich schneller ihr Ziel erreicht als über den Postweg.

Die Regulation der Informationsübermittlung in unserem Körper nutzt beide Möglichkeiten. Das Hormonsystem gibt chemische Stoffe an die Blutbahn ab, die mit dem Kreislauf zu den einzelnen Organen und Zellen transportiert werden. Dieses System arbeitet vergleichsweise träge. Das Nervensystem hingegen überträgt Botschaften zwischen dem Gehirn (der Zentrale) und den Organen (der Peripherie) schnell. Dabei unterscheidet man noch zwischen dem „motorischen Nervensystem“, das unsere Bewegungen steuert, und dem „vegetativen oder autonomen Nervensystem“, das die unbewussten Vorgänge steuert, wie die Atmung, die Verdauung sowie die Herzfunktion und den Kreislauf. Das vegetative Nervensystem und das Hormonsystem bilden eine enge funktionale Einheit und regulieren das innere Gleichgewicht (Homöostase).

Es würde zu weit führen, wollte man hier das gesamte Hormonsystem erklären. Nur soviel sei noch gesagt, dass es in verschiedene hierarchische Ebenen aufgeteilt ist. Die oberste Instanz, der Hypothalamus, verbindet das Hormonsystem über den Thalamus mit den Sinnensorganen und damit mit der Außenwelt. Die nächste Instanz ist die Hirnanhangdrüse (Hypophyse). Sie sendet Steuerhormone zu den peripheren Hormondrüsen. Zu diesen gehören die Schilddrüse, die Nebenschilddrüse, die Nebennieren, die Keimdrüsen (Testes) beim Mann und die Eierstöcke (Ovarien) bei der Frau.

Von zentraler Bedeutung sind die sogenannten Geschlechtshormone, das Östrogen und das Testosteron. Obwohl die Steuerfunktionen des Östrogens sich vorwiegend auf den weiblichen und die des Testosterons vorwiegend auf den männlichen Köper erstrecken, sind beide Hormone für beide Geschlechter wichtig. Sie regeln die Fortpflanzung und dadurch den Fortbestand der Art. Im Sinne der Evolution besitzt die Fortpflanzung die höchste Priorität, daher sind ihr alle anderen physiologischen Funktionen untergeordnet.

Wir haben uns in den vergangenen Jahren intensiv mit den Wirkungen von Noni auf die östrogenen Steuermechanismen beschäftigt. Zu diesem Thema wurden auch einige Dissertationen erarbeitet (68, 69). Ihre Ergebnisse sind sehr vielversprechend und sollen daher an dieser Stelle kurz vorgestellt werden. Insgesamt gibt es bislang nur wenige Untersuchungen zur genannten Fragestellung. Um die Wirkungen von Noni auf diese komplexen Vorgänge verständlich zu machen, müssen wir die Funktionsweisen der Regelmechanismen noch genauer erläutern.

Die Geschlechtshormone entfalten ihre Wirkungen in den Körperzellen, indem sie in die Zellen eindringen und sich dort mit bestimmten Eiweißmolekülen verbinden, den so genannten Rezeptoren. Sobald ein Rezeptor ein Hormonmolekül gebunden hat, wandert der ganze Komplex in den Zellkern. Dort befindet sich die Erbsubstanz DNS. Sie ist sozusagen die Bibliothek, die den gesamten Bauplan unseres Körpers enthält. Eine Zelle ist ein dynamisches Gebilde. In ihr laufen ständig viele chemische Prozesse gleichzeitig ab. Gesteuert werden sie durch Enzyme. Außerdem gibt es noch Strukturproteine, die z. B. an der äußeren Begrenzung der Zellwand, der Zellmembran, den Transport von Stoffen in die Zelle und aus der Zelle kontrollieren. Diese Stoffe verbrauchen sich meist rasch und müssen daher ständig nachgebildet werden. Dazu befindet sich in der DNS für jeden dieser Stoffe ein Bauplan. Man nennt ihn „Gen".

Hormone, wie das Östrogen, haben die Aufgabe, den Stoffwechsel der Zelle zu beeinflussen. Dazu bindet sich der Komplex aus dem Hormon und seinem Rezeptor an eine ganz bestimmte Stelle in der DNS und aktiviert dort die Synthese einer spiegelbildlichen Kopie des Gens. Man nennt sie messenger-RNS. Diese wiederum bewirkt an einer anderen Stelle in der Zelle die Bildung eines Proteins, z. B. eines Enzyms oder eines Strukturproteins. Damit hat das Hormon eine Botschaft an die Zelle übermittelt, auf die wiederum die Zelle mit der Synthese eines funktionellen Proteins reagiert hat.

Es gibt bestimmte Stoffe, die zufälligerweise chemisch mit den Hormonen verwandt sind. Solche Stoffe kommen auch öfter in Pflanzen vor. Ist das Hormon, dem sie ähnlich sind, das Östrogen, dann nennt man sie „Phytoöstrogene", wobei der Begriff „Phyto" für Pflanze steht. Pflanzen, die Phytoöstrogene enthalten, sind z. B. Soja, Rotklee, Traubensilberkerze, Hopfen und Süßholz. Werden die Phytoöstrogene in den Körper aufgenommen, dann mischen sie sich in die Regelmechanismen des Östrogens ein. Ihre Wirkungen sind jedoch meistens wesentlich schwächer als die des natürlichen Hormons. Zur Veranschaulichung dienen die Graphiken in Abbildung 9a und 9b.

Da die Fortpflanzung ein hoch komplexes Geschehen ist, sind auch die Wirkungen des Östrogens äußerst vielschichtig. Im Gehirn greifen sie in emotionale Vorgänge ein. Das ist wichtig, weil zu einer erfolgreichen Fortpflanzung zuerst eine erfolgreiche Partnerwahl gehört. Ist diese gelungen, folgt der nächste Schritt: im Eierstock muss ein befruchtungsfähiges Ei reifen und in den Eileiter abgegeben werden. Zusammen mit anderen Hormonen steuert das Östrogen diesen Vorgang. Danach muss die innere Wandung des Uterus für die Einnistung des befruchteten Eis vorbereitet werden. Östrogen steigert dazu die Zellneubildung in der Uterusschleimhaut. Nach erfolgter Befruchtung muss der ganze Uterus wachsen. Auch diesen Prozess steuert das Östrogen, dessen Konzentration im Blut der schwangeren Frau stark anschwillt. Die Brustdrüsen müssen ebenfalls wachsen, damit das Kind nach der Geburt ernährt werden kann. Das bewirkt das Östrogen zusammen mit dem Hormon Prolaktin. Wenn das Kind sein Knochensystem aufbaut, entzieht es dem mütterlichen Blut viel Calcium. Ein konstanter Calciumblutspiegel ist aber lebenswichtig, da dieses Element an vielen grundlegenden Funktionen im Körper beteiligt ist. Dazu gehören die Herztätigkeit, die Muskelbewegungen, die Reizleitung in den Nerven und der Zellstoffwechsel. Um ein Absinken des Calciumspiegels zu verhindern, wird dieser Stoff durch Auflösung der mütterlichen Knochenmasse mobilisiert. Dazu gibt es im Knochen spezielle Zellen (Osteoklasten), die eine Auflösung der Knochenmasse bewirken. Damit dabei die Knochen nicht erweichen, muss ihre Neubildungsrate verstärkt werden. Dieses geschieht in den sogenannten Osteoblasten.

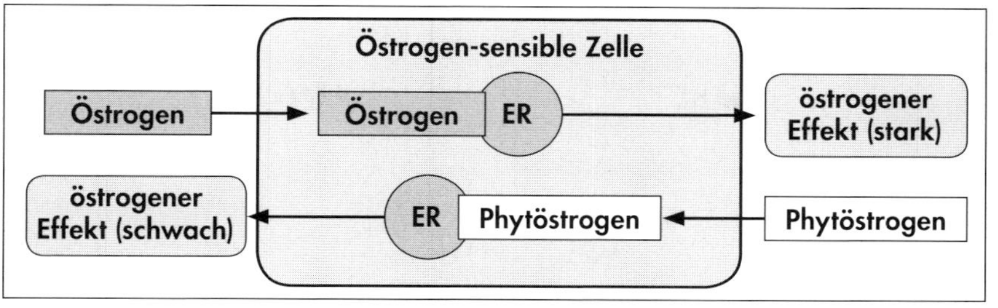

Abbildung 9a: *Schematische Darstellung der Östrogenwirkung*

Östrogen dringt in eine Zelle ein und verbindet sich mit dem Östrogenrezeptor. Daraus resultiert ein Effekt, z. B. die Synthese eines Enzyms oder Strukturproteins. Phytoöstrogene können sich ebenfalls mit dem Östrogenrezeptor verbinden und eine ähnliche Wirkung hervorrufen. Sie ist meistens schwächer als diejenige des natürlichen Hormons. Befindet sich nur wenig Östrogen im Körper, dann verstärken die Phytoöstrogene die Wirkung des natürlichen Östrogens. Man nennt dies eine ***synergistische Wirkung.***

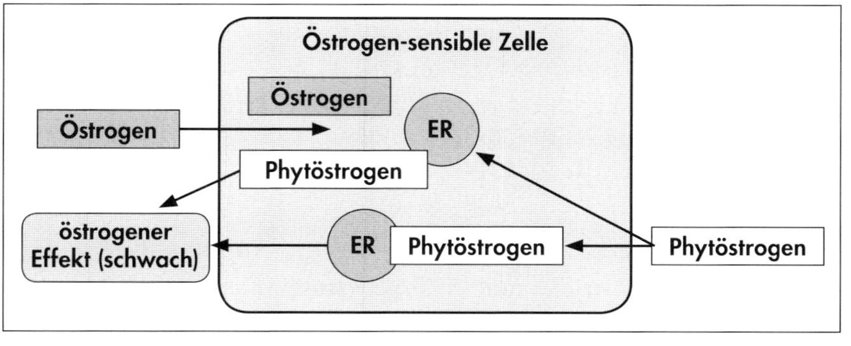

Abbildung 9b: *Schematische Darstellung der Östrogenwirkung*

Bei hohen Östrogenkonzentationen können Phytoöstrogene das natürliche Hormon vom Rezeptor verdrängen. Dadurch wird die starke Östrogenwirkung in die schwächere Wirkung der Phytoöstrogene verwandelt. Man nennt dies eine antagonistische Wirkung.

Auch dieser Vorgang wird durch das Östrogen gesteuert, indem es die Neubildung des Schlüsselenzyms der Knochensynthese, der „Alkalischen Phosphatase“ in den Osteoblasten fördert. Das Enzym erhöht in den Mineralisationszellen der Knochen, den Osteoblasten, die Phosphatkonzentration und sorgt so für die Kristallisation der Knochenmasse, die aus Calciumphosphat besteht. Dieser Steuermechanismus tritt nicht nur während einer Schwangerschaft in Kraft, sondern er regelt auch den normalen Knochenstoffwechsel bei beiden Geschlechtern, der durch ein ständiges Nebeneinander von Knochenaufbau (Osteoblastentätigkeit) und Knochenabbau (Osteoklastentätigkeit) gekennzeichnet ist.

Dies sind nur einige wenige Regelmechanismen, die durch Östrogen gesteuert werden. Es gibt davon hunderte. Viele dieser Wirkungen sind nicht so leicht mit der Fortpflanzung in Beziehung zu bringen, so zum Beispiel die Produktion des blutdruckregulierenden Stoffes Angiotensin in der Leber, die Synthese des Schlafhormons Melatonin oder das Haarwachstum. Denkt man darüber genauer nach, dann finden sich meistens dennoch Begründungen. Für unsere Vorfahren war es wahrscheinlich wichtig, dass die Mütter ein dichteres Fell hatten, in dem sich die Jungen festhalten konnten und das ihnen Geborgenheit verlieh. Damit wurde üppiger Haarwuchs zu einem Symbol der Weiblichkeit und Fruchtbarkeit und machte ihn dadurch wiederum attraktiv für die Männer.

Mit dem Erreichen der Wechseljahre erlischt die Fruchtbarkeit der Frau. Die Eierstöcke stellen ihre Funktion ein, wozu auch die Bildung des Östrogens gehört. Nun wird das nötige Östrogen nur noch durch Umwandlung des männlichen Sexualhormons Testosteron durch ein Enzym (Aromatase) in den Fettzellen bewirkt. Die Frauen leiden unter dem plötzlichen Absinken des Östrogenspiegels und haben Beschwerden, die als typisch für die Wechseljahre gelten. Sie sind eine Folge der nur noch reduziert wirkenden Funktionen des Östrogens. So reagiert beispielsweise das

Zentrum der emotionalen Steuerungen auf den Östrogenverlust mit der Ausbildung von Depressionen. Durch Verschiebungen im vegetativen Gleichgewicht kommt es zu Schweißausbrüchen und vermehrter Unruhe, das Haarwachstum lässt nach, die Haut verliert ihre Elastizität, das Fettgewebe nimmt zu und vieles andere mehr. Eine besonders unangenehme Wirkung des Östrogenverlustes besteht darin, dass die Knochen nicht mehr ausreichend mineralisieren. Dadurch entwickelt sich eine schleichende Osteoporose.

Unsere Fragestellung bestand darin, ob Nonifruchtsaft oder Noniblätter Inhaltsstoffe enthalten, die eine östrogene Wirkung entfalten. Besonders interessiert hat uns in diesem Zusammenhang die Frage, ob durch Noni die Mineralisation der Knochen verbessert werden kann.

Zur Beantwortung beider Fragen benötigten wir wieder geeignete Experimente. Zuerst gingen wir der Frage nach, ob gewisse Noni-Inhaltsstoffe, wie das natürliche Östrogen, sich an den Östrogenrezeptor binden können. Dazu verwendet man menschliche Östrogenrezeptoren, die im Handel erhältlich sind. Es gibt zwei verschiedene Rezeptoren, die als ER-α und ER-β bezeichnet werden. Sie erfüllen im Körper unterschiedliche Funktionen und müssen daher parallel getestet werden.

Der Versuch läuft im Reagenzglas (in vitro) ab. Zu den Rezeptoren gibt man radioaktiv markiertes Östrogen, und zwar genau so viel, dass alle Rezeptoren damit besetzt sind. Nun wird der Lösung der Noni-Extrakt zugesetzt. Enthält er Stoffe, die in der Lage sind, sich an die Östrogenrezeptoren zu binden, dann werden radioaktive Östrogenmoleküle vom Rezeptor verdrängt. Sie befinden sich nun frei in der Lösung und können von den weiterhin am Rezeptor befindlichen radioaktiven Molekülen durch geeignete Verfahren abgetrennt werden. Je mehr radioaktives Östrogen sich frei in der Lösung befindet, umso mehr Noni-Inhaltsstoffe haben sich an die Östrogenrezeptoren gebunden.

Ein solches Experiment haben wir für Extrakte aus der Nonifrucht und den Noniblättern durchgeführt. Es zeigte sich, dass es gelingt, durch Steigerung der Konzentration des Extraktes im Versuchsansatz schließlich das gesamte radioaktive Östrogen vom Rezeptor zu verdrängen. Dabei erwies sich der Blattextrakt verglichen mit dem Fruchtextrakt als stärker wirksam.

Damit haben wir zwar gezeigt, dass sich Noni-Inhaltsstoffe an Östrogenrezeptoren binden, aber noch nicht, dass sie auch eine östrogene Wirkung entfalten. Für deren Nachweis eignet sich ein anderer Test, bei dem Zellkulturen zum Einsatz kommen. Wie bereits erwähnt, ist das Enzym „Alkalische Phosphatase“ ein Schlüsselenzym der Knochenmineralisation, das unter der Kontrolle des Östrogens steht. Wir gingen daher so vor, dass wir geeignete Zellen in Kultur mit den Noni-Extrakten behandelten und dann die Bildung des Enzyms „Alkalische Phosphatase“ bestimmten. Ein solches Experiment haben wir ebenfalls durchgeführt. Wir haben dazu Zellen verwendet, die aus einem menschlichen Gebärmutterhalstumor stammen. Sie werden als Ishikawa-Zellen bezeichnet. Obwohl diese Zellen nichts mit Knochen zu tun haben, besitzen sie dennoch die „Alkalische Phosphatase“, die auch bei ihnen unter der Kontrolle des Östrogens steht. Die Zellen werden allgemein als Indikatorzellen für östrogene Wirkungen von chemischen Substanzen verwendet.

Bei unserem Versuch wurden die Ishikawa-Zellen mit einem alkoholischen Extrakt aus Noniblättern behandelt, der aus getrockneten Noniblättern durch Extraktion mit der zehnfachen Menge heißem Alkohol hergestellt wurde. Die Bildung des Enzyms „Alkalische Phosphatase“ wurde bestimmt. Als Positivkontrolle wurde Östrogen verwendet, das einen starken Effekt zeigte. Bis zu einer Konzentration von 0,3 µl/ml erzeugte der Blattextrakt eine Zunahme der Bildung des Enzyms gegenüber der unbehandelten Kontrolle. Bei höheren Konzentrationen trat allerdings eine Hemmung des Effektes auf.

Schließlich lagen die Effekte sogar unterhalb des Kontrollwertes. Dieser Befund ist deshalb besonders bemerkenswert, weil er unsere Hypothese bestätigt, die in Abbildung 9 dargestellt ist. Das Zellkulturmedium enthält gewisse Mengen an Östrogen, denn die Zellen benötigen zum Wachsen ein aus Kälberblut hergestelltes Serum, in dem etwas Östrogen enthalten ist. So wird die Synthese des Enzyms ein wenig angeregt. Das ist vergleichbar mit dem Blut einer Frau in den Wechseljahren, das auch nur wenig Östrogen enthält. Wird nun der phytoöstrogenhaltige Extrakt dazu gegeben, dann erhöht dieser die östrogene Wirkung und die Enzymsynthese nimmt zu. Nimmt die Konzentration an Phytoöstrogenen allerdings sehr stark zu, dann verdrängen diese das vorhandene Östrogen vom Rezeptor und der Effekt nimmt wieder ab. Das kann durchaus vorteilhaft sein, weil hohe Östrogenkonzentrationen an Brust- und Uterusgewebe das Wachstum von Tumorzellen anregen können.

Bei einem weiteren Test haben wir Zellkulturen verwendet, die die Situation der Knochen besser wiederspiegeln. Die Zellen wurden aus einem menschlichen Knochentumor (Osteosarkom) gewonnen. Obwohl es sich um Krebszellen handelte, zeigten sie viele Eigenschaften ihrer Vorläuferzellen (Osteoblasten), besonders auch im Hinblick auf die östrogenabhängige Stimulation der Bildung von „Alkalischer Phosphatase“. Die Zellen haben wir mit einem Extrakt behandelt, den wir durch Behandlung von getrockneten Noniblättern mit der zehnfachen Menge Wasser hergestellt haben. Es handelt sich quasi um einen sehr starken Noniblatt-Tee. Das Ergebnis ist in Abbildung 10 dargestellt.

Zu unserem Erstaunen zeigte der wässrige Extrakt Effekte, die stärker waren als diejenigen der Positivkontrolle. Dafür wurde in diesem Versuch das synthetische Östrogen Ethinylestradiol verwendet, das ebenso stark wirksam ist wie natürliches Östrogen. Wir haben es verwendet, weil es sich nicht so schnell zersetzt wie natürliches Östrogen. Ob durch regelmäßiges Trinken von Noniblatt-Tee einer Osteoporose vorgebeugt werden kann, lässt sich aus diesem Experiment noch nicht schlüssig ableiten. Für einen endgültigen Beweis sind Versuche am lebenden Objekt unerlässlich, sei es beim Menschen oder beim Tier.

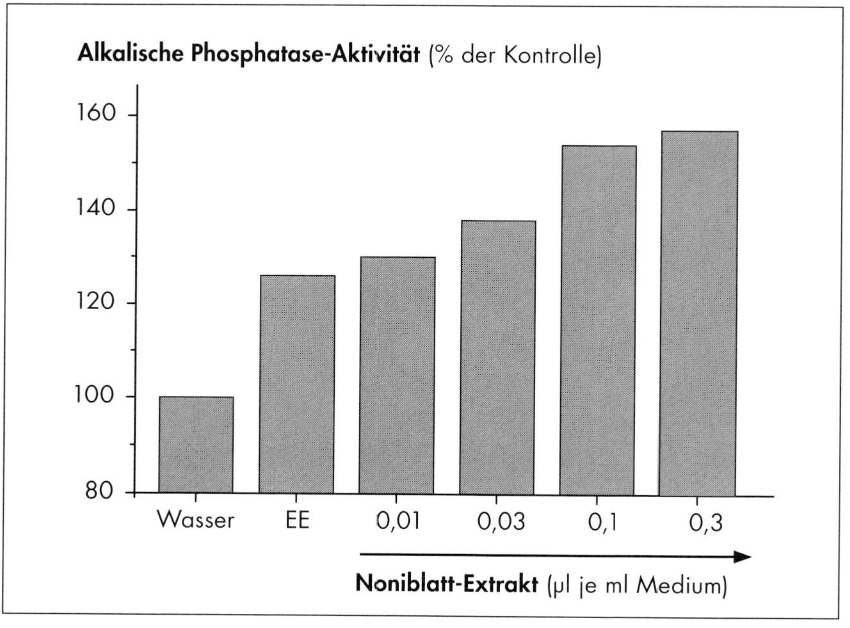

Abbildung 10: *Induktion der Alkalischen Phosphatase in Osteosarkomzellen durch einen wässrigen Extrakt aus Noniblättern (1 : 10)*

Quelle: Dissertation Lieberei, 2007

EE = Ethinylestradiol (Positivkontrolle)

Die Wirkung von Noni auf den Cholesterin-Blutspiegel

Die meisten Todesfälle in den sogenannten Industrieländern gehen auf Herz-Kreislauferkrankungen zurück. Das liegt in erster Linie daran, dass die dort lebenden Menschen zu viel Nahrung zu sich nehmen. Außerdem enthält ihre Nahrung zu viele Fette. Unser Stoffwechsel, der sich in Millionen von Jahren den Lebensbedingungen unserer Vorfahren angepasst hat, ist für solche Kost nicht eingerichtet. Die frühen Menschen und besonders ihre primatenähnlichen Vorläufer haben viel mehr Pflanzen gegessen, als wir das heute tun.

Wenn man von „Blutfettwerten" spricht, dann meint man für gewöhnlich Cholesterin und Triglyceride. Das Cholesterin gehört zu den sogenannten Steroiden und hat im Körper mehrere Funktionen. Zum einen ist es die Ausgangssubstanz für die Synthese aller Steroidhormone, zu denen auch die bereits näher behandelten Substanzen Kortisol und Östrogen gehören. Andererseits erfüllt es eine wichtige Funktion bei der Aufnahme von Fetten aus dem Darm ins Blut. Über die Leber in die Galle ausgeschiedenes Cholesterin gelangt in den Darm. Dort verbindet es sich mit den Fetten aus der Nahrung, die überwiegend aus Triglyceriden bestehen, zu einem transportfähigen Komplex. Nach der Resorption gelangt dieser über die Pfortader in die Leber, wo das Cholesterin wiederverwendet werden kann. Ein normaler Blutspiegel des Cholesterins sollte unter 200 mg/dl liegen. Der Wert für die Triglyzeride sollte 150 mg/dl nicht dauerhaft übersteigen.

Neben dem Blutspiegel des Gesamtcholesterins ist die Unterscheidung in HDL und LDL wichtig. Darunter versteht man Komplexe aus Cholesterin mit Lipoproteinen. Sie dienen dem Transport des schlecht wasserlöslichen Cholesterins im Blut. HDL steht für „high density lipoprotein" und LDL für „low density lipoprotein". Es handelt sich also um zwei Formen mit unterschiedlicher Dichte (high density und low density). Man bezeichnet das HDL auch als das „gute" und LDL als das „schlechte" Cholesterin. Für eine stabile menschliche Gesundheit sollte die Konzentration des HDL möglichst über 45 mg/dl und diejenige des LDL unter 130 mg/dl liegen.

Kommt es infolge angeborener Stoffwechelstörungen oder zu fettreicher Ernährung zu einem Anstieg des Blutcholesterinspiegels, können sich Ablagerungen in den Blutgefäßen bilden. Man spricht dann von Arteriosklerose. Die als „Plaque" bezeichneten Ablagerungen enthalten neben Cholesterin noch Reste abgestorbener Endothelzellen (diese kleiden die Gefäßwände aus) sowie Kalk. Solche Ablagerungen behindern die Blutversorgung der hinter der sklerosierten Blutbahn gelegenen Organe. Sind die Herzkranzgefäße betroffen, wird die Pumpleistung des Herzmuskels herabgesetzt. Kritisch wird es, wenn eine Ablagerung sich von der Gefäßwand löst und in der sich verengenden arteriellen Strombahn festsetzt. Denn dann kommt es zum Herzinfarkt oder, wenn die Hirngefäße betroffen sind, zum Schlaganfall. Fast jeden dritten Bewohner der Industrieländer trifft eines dieser beiden Ereignisse. Man kann die Gefahr durch gesunde Ernährung verringern. Vor allem sollten gesättigte (tierische) Fette gemieden und stattdessen mehr ungesättigte pflanzliche Fette verwendet werden. Es gibt ausreichend allgemeinverständliche Publikationen zur gesunden Ernährung. Wir werden das Thema daher nicht weiter vertiefen.

Zu den Faktoren, die neben einer ungesunden Ernährung negative Auswirkungen auf den Fettstoffwechsel haben, gehört auch das Rauchen. Raucher leiden viel häufiger unter Gefäßablagerungen als Nichtraucher. Das hat einerseits mit der Wirkung des Nikotins zu tun. Es verengt nämlich die Blutgefäße, wodurch der Druck in ihnen gesteigert wird. Das wiederum schädigt die Zellen in der Gefäßwandung und begünstigt die Bildung von Ablagerungen. Zum anderen steigt beim Rauchen der Blutspiegel an schädlichen Sauerstoffradikalen an. Dadurch wird Cholesterin oxidiert und so in eine besonders schädliche Form überführt.

Um den Einfluss von Nonifruchtsaft auf den Cholesterinspiegel zu testen, wurde unter der Leitung der amerikanisch-chinesischen Wissenschaftlerin Mian-Ying Wang an der Universität von Rockford, Illinois, USA, eine Placebokontrollierte Doppelblindstudie an Rauchern durchgeführt. Die Studie wurde auf der 46. Jahrestagung der Amerikanischen Herzgesellschaft 2006 vorgestellt (70). Insgesamt beteiligten sich 132 Raucher beiderlei Geschlechts im Alter von 20 – 60 Jahren an dem Versuch. Alle hatten Cholesterinblutspiegel von über 190 mg/dl und niemand nahm ein cholesterinsenkendes Medikament ein. Je 13 männliche und weibliche Versuchspersonen erhielten ein Placebo, das aus 11 % anderen Fruchtsäften in Wasser bestand. Um es dem Nonifruchtsaft noch ähnlicher zu machen, wurde etwas Käsearoma zugesetzt. Die „Nonifruchtsaftgruppe" bestand aus 57 Frauen und 49 Männern. Nachdem die Versuchspersonen einen Monat lang täglich 120 ml Nonifruchtsaft getrunken hatten, sank ihr mittlerer Cholesterinspiegel von 235 mg/dl auf 190 mg/dl ab. Eine genauere Analyse der Ergebnisse zeigte, dass der prozentuale Abfall der Cholesterinwerte umso größer ausfiel, je höher der Anfangswert des Cholesterinblutspiegels war. In der „Placebogruppe" hatte sich keine Änderung gezeigt. Die Triglyzeride sanken in der „Nonifruchtsaftgruppe" von 242 mg/dl auf 193 mg/dl ab. Auch hier war keine Änderung in der „Placebogruppe" festzustellen.

Eine Analyse der Lipoproteinfraktionen zeigte ferner, dass durch den Nonifruchtsaft der Blutspiegel am schädlichen LDL deutlich sank, wogegen der des günstigen HDL zunahm. Insgesamt hat dieser Versuch also gezeigt, dass tägliches Trinken von Nonifruchtsaft einen günstigen Einfluss auf die Blutfette ausübt und aus diesem Grund der Entwicklung einer Arteriosklerose entgegenwirken sollte. Hieraus sollte jedoch nicht der Schluss gezogen werden, dass man die schädlichen Wirkungen des Rauchens durch Nonifruchtsaft aufheben kann. Rauchen bleibt in vielerlei Hinsicht schädlich für unsere Gesundheit und sollte daher grundsätzlich unterbleiben.

Auch eine einseitige und mangelhafte Ernährung wird durch Nonifruchtsaft nicht einfach in eine gesunde umgewandelt. Es gibt zu einer gesunden, ausgewogenen Ernährung keine Alternative. Nonifruchtsaft kann allerdings zusätzlich gesundheitsfördernd wirken.

Die Wirkung von Nonifruchtsaft auf den Blutdruck

Unser Herz baut durch seine Pumpleistung in den Blutgefäßen einen Druck auf. Der Blutdruck schwankt im Takt des Herzschlages zwischen dem systolischen (Auswurfphase) und diastolischen (Ruhephase) Blutdruck. Ist der Blutdruck zu niedrig, bekommen unsere Organe zu wenig Sauerstoff. Wir sind deshalb müde und leistungsschwach. Ist der Blutdruck zu hoch, treten Schäden an den Gefäßen und den Organen auf. Idealerweise sollte der diastolische Wert zwischen 70 – 80 mm Hg und der systolische zwischen 120 – 130 mm Hg liegen. Kurzfristige, auch kräftige Erhöhungen des Blutdrucks bei körperlicher Belastung sind als stressbedingte Anpassungsreaktionen aufzufassen und stellen normalerweise kein Problem dar. Dauerhafte Erhöhungen aber sind schädlich und sollten behandelt werden.

Auf einer Tagung der Amerikanischen Gesellschaft für Chemie 2006 (American Chemical Society, ACS) in San Francisco wurde über einen Versuch berichtet, der den Effekt von Nonifruchtsaft auf den Blutdruck beschreibt (71). An dem Versuch haben zehn Personen mit diagnostiziertem Bluthochdruck teilgenommen. Die sieben männlichen und drei weiblichen Testpersonen waren zwischen 28 und 53 Jahre alt. Ihr Blutdruck wurde jeweils dreimal vor und nach der Nonifruchtsafteinnahme gemessen, um zufällige Schwankungen auszugleichen. Alle Teilnehmer tranken jeweils 60 ml Nonifruchtsaft täglich über einen Zeitraum von 30 Tagen. Vor der Nonifruchtsafteinnahme lag der mittlere Blutdruck bei 144/83 mm Hg. Nach einem Monat mit Nonifruchtsaft war er auf 132/76 gesunken. Dieser Versuch war nicht placebokontrolliert, was seine Akzeptanz in der medizinischen Fachwelt fraglos schwächt. Dennoch kann er zumindest als Hinweis auf eine blutdrucksenkende Wirkung von Nonifruchtsaft gewertet werden.

Antimikrobielle Wirkungen von Noni

Wir haben die Wirkung von Noni auf das Immunsystem dargelegt und dabei festgestellt, dass Noni eine Steigerung der Immunabwehr bewirkt, die unserem Körper hilft, Infektionen abzuwehren. Die Nonipflanze enthält auch Substanzen, die einen direkten Angriff auf Mikroben ausüben können. Manchem Nonifruchtsaftkonsumenten ist es vielleicht aufgefallen, dass die Flasche mit dem Saft nach dem Öffnen nicht verkeimt. Man kann sie monatelang im Kühlschrank aufbewahren, ohne dass sich eine Schicht von Schimmelpilzen bildet oder der Saft zu gären beginnt. Der Grund dafür ist in den antibiotischen Eigenschaften einiger Noniinhaltsstoffe zu suchen.

Aus den Überlieferungen der alten Polynesier geht hervor, dass sie die Früchte und Blätter der Nonipflanze gegen vielerlei Infektionen äußerlich und innerlich eingesetzt haben. Bereits in der Zeit vor dem Noniboom wurden Arbeiten über antibakterielle und antivirale Eigenschaften der Nonipflanze veröffentlicht. Meistens wurden in den dort beschriebenen Versuchen Standardbakterienarten, die häufig an Infektionen beteiligt sind, ausgewählt. Auf diese Weise konnte z. B. gezeigt werden, dass Nonifruchtsaft Keime wie *E. coli*, *Pseudomonas aeruginosa* oder *Micrococcus pyogenes* abtöten kann (72).

In einer im Jahre 2008 veröffentlichten Arbeit berichten die Autoren, dass Nonifruchtsaft in der Zahnheilkunde zur Sterilisation des Wurzelkanals verwendet werden kann (73). Infektionen des Wurzelkanals der Zähne sind für die Betroffenen wie für den behandelnden Zahnarzt gleichermaßen unangenehm. Sie führen zu sehr heftigen Zahnschmerzen und lassen sich nur schwer behandeln. Im Inneren des Wurzelkanals siedeln sich anaerobe Bakterien (solche, die keinen Sauerstoff benötigen) an, die die organischen Bestandteile der Zahnwurzel zerstören und den Zahn von Innen her korrodieren. In einem solchen Fall muss der Zahnarzt den Zahn aufbohren, um an den Wurzelkanal heranzukommen. Den muss er dann sterilisieren. Alle dafür üblicherweise eingesetzten Mittel, wie Chlorhexidin oder Natriumhypochlorit, haben eine Reihe von Nachteilen. In den meisten Fällen entscheiden sich die Zahnärzte für den Einsatz von Natriumhypochlorit. Diese Chemikalie setzt Chlor frei, das die Bakterien abtötet.

Die Autoren der genannten Arbeit wollten wissen, ob an Stelle des sehr toxischen Natriumhypochlorits Nonifruchtsaft eingesetzt werden könne. Für ihre Untersuchung besorgten sie sich einige frisch extrahierte, gesunde menschliche Zähne. Sie fallen z. B. an, wenn aus kieferorthopädischen Gründen Zähne gezogen werden müssen, die intakt sind. Beim Versuch wurden die Kronen der Zähne zur Freilegung des Wurzelkanals entfernt. Daraufhin brachten die Autoren Testbakterien (*Streptococcus faecalis*) mit einer Spritze in den Wurzelkanal ein. Sie behandelten die so künstlich herbeigeführten Infektionen alternativ mit Natriumhypochlorit, Nonifruchtsaft und Chlorhexidin. Die wirksamste Entfernung der Bakterien gelang mit Natriumhypochlorit. Die Nonifruchtsaftbehandlung war allerdings fast ebenso wirksam und deutlich erfolgreicher als die Anwendung von Chlorhexidin.

In einem weiteren In-vitro-Versuch konnte die Wirkung von Nonifruchtsaft gegen die Bakterien *Trichomonas foetus* und *Actinomyces viscosus* gezeigt werden (74). Beide Keime sind häufig für Verluste in der Tierhaltung verantwortlich.

Tuberkulose ist eine Infektionskrankheit, die vorwiegend die Lungen befällt. Die Tuberkulose-Bakterien gehören zur Gruppe der Mykobakterien. Sie besitzen eine besonders feste äußere Hülle, die sie unempfindlich gegenüber den meisten Antibiotika macht. In früheren Zeiten starben viele Menschen an der Tuberkulose, sehr oft nach jahrelangem Siechtum. Auch heute gibt es noch viele Opfer dieser Krankheit, besonders in den armen Ländern der dritten Welt. Eine Behandlung der Infektion ist nach wie vor schwierig und erfordert den monatelangen Einsatz von mehreren antibiotisch wirksamen Substanzen gleichzeitig. In einer im Jahre 2002 veröffentlichten Arbeit wurde die Isolation einer Reihe von Steroiden aus Noniblättern beschrieben, die chemisch eine Verwandtschaft zu den Steroidhormonen aufweisen (75). Einige dieser Verbindungen hatten eine erstaunliche Wirkung gegen Tuberkelbazillen. Leider gibt es noch keine klinischen Studien, um die eventuelle Wirksamkeit von Noniblattextrakten bei Tuberkuloseerkrankungen zu belegen.

Infektionen mit Pilzen sind häufige Begleiterscheinungen einer Immunschwäche. Besonders oft trifft man sie bei Krebspatienten an, die eine Chemotherapie erhalten haben. Außerdem können Pilzinfektionen nach Behandlungen mit Antibiotika auftreten. Das hat seinen Grund darin, dass die Antibiotika nicht nur die pathogenen Bakterien töten, sondern auch diejenigen, die symbiotisch in verschiedenen Hohlorganen leben, z. B. im Darm, in der Mundhöhle oder in der Vagina. Die Bakterien leisten dabei nützliche Dienste für uns und ernähren sich im Gegenzug von unseren Nahrungsresten oder Körpersekreten. Ein Pilz, der häufig zu erheblichen Problemen führt, ist *Candida albicans*. Er gehört zu den Hefepilzen und befällt die Mundhöhle, Genitalorgane und den Darm. Der Pilz vermehrt sich durch Sporen, die einzelne Zellen bilden und später in ein feines Geflecht von Fasern (Hyphen) übergehen können. Diese Hyphenbildung ist für pathologische Gewebereaktionen verantwortlich.

In einer Arbeit aus dem Jahre 2006 (76) konnten die Autoren zeigen, dass ein wässriger Extrakt aus Nonifrüchten die Hyphenbildung von *Candida albicans* wirksam verhindert, während das Zellwachstum nicht behindert wird. Ähnliche Ergebnisse wurden auch mit dem ebenfalls humanpathogenen Pilz *Aspergillus nidulans* erzielt. Dieser Pilz ist an lokalen und systemischen Infektionen beteiligt, die sogar zum Tod führen können.

Im Jahr 1998 wurde eine Vielzahl von malayischen Heilpflanzen, die traditionell gegen Hautinfektionen mit Bakterien und Pilzen eingesetzt wurden, systematisch auf ihre antimikrobiellen Eigenschaften hin untersucht (77). Dabei wurden Keime eingesetzt, die häufig an Hautinfektionen beteiligt sind. Untersucht wurden auch Extrakte aus verschiedenen Teilen der Nonipflanze, nämlich aus den Früchten, den Blättern und der Rinde. Alle Extrakte zeigten Aktivität gegen unterschiedliche Keime. Ihr Wirkungsspektrum war also nicht identisch. Daraus kann gefolgert werden, dass in den Pflanzenteilen unterschiedliche Chemikalien enthalten sind, die jeweils eine bestimmte Wirkung haben. Um welche Stoffe es sich dabei handelt, ist bisher nicht bekannt.

Ein Chloroformextrakt aus Nonifrüchten bewirkte nach oraler Verabreichung an Mäuse eine deutliche Reduktion von Wurmparasiten (*Haemonchus contortus, Hymenolepis nana*) im Darm der Tiere (78). In einer 1975 erschienenen Arbeit wird nachgewiesen, dass ein alkoholischer Extrakt aus Noniblättern eine hohe Aktivität gegen den humanpathogenen Wurm *Ascaris lumbricoides* (Spulwurm) aufweist (79). Dieser Befund stützt die weiter oben beschriebene traditionelle Anwendung von Nonifrüchten zur Behandlung von Wurmerkrankungen auf Samoa.

Sicherheitsrelevante Untersuchungen zur Nonipflanze

Die Nonipflanze wurde seit Jahrtausenden sowohl als Arzneipflanze als auch zur Ernährung genutzt, wie bereits ausführlich dargelegt wurde. Doch diese Tatsache allein vermag nicht zu garantieren, dass schädliche Wirkungen bei der Anwendung von Noniprodukten nicht zu erwarten oder gar ausgeschlossen sind. Wir kennen zahlreiche Fälle, bei denen mit modernen wissenschaftlichen Methoden schädliche Wirkungen von traditionellen Arzneimitteln und auch von Nahrungspflanzen nachgewiesen wurden, die zuvor nicht bekannt waren, weil sie nicht sofort nach dem Verzehr spürbar werden. Dazu zählen etwa fruchtschädigende oder krebserzeugende Effekte. Letztere werden manchmal erst nach Jahrzehnten durch das Wachstum eines Tumors erkannt. So käme ein Stamm von Eingeborenen auf einer Insel, bei dem ein Drittel seiner Mitglieder an Krebs stirbt, wohl kaum auf die Idee, dass dies mit einer bestimmten Nahrung oder Arzneipflanze in Zusammenhang stehen könnte.

Folgendes Beispiel zeigt das eindrucksvoll: In den 1950er Jahren traten auf einigen Inseln der Karibik vermehrt Fälle von Lebererkrankungen bei Kindern und Säuglingen auf. Niemand konnte die Ursache dafür erkennen. Aufgeklärt wurde das Rätsel schließlich durch die unermüdlichen Forschungen der Ärztin K.L. Stuart (80). Sie fand heraus, dass viele der Einwohner von Jamaica ein traditionelles Arzneimittel gegen Erkältungen und andere leichtere Erkrankungen einnahmen, das sie „Buschtee“ nannten. Es bestand aus verschiedenen Kräutern, unter anderem auch aus der Familie der Kreuzkrautgewächse *(Senecio spp.)*. Diese enthalten Substanzen, die als Pyrrolizidinalkaloide bezeichnet werden. In der Leber werden diese Stoffe in sehr reaktionsfähige Gifte umgewandelt, die Leberzellen zerstören können. Nach entsprechender klinischer Behandlung konnten viele der Kinder geheilt entlassen werden. Den Eltern wurde eindringlich geraten, in Zukunft auf die „Buschtees“ zu verzichten. Dennoch kamen einige der Kinder ein zweites Mal mit den gleichen Beschwerden in die Klinik, weil die Eltern den Rat nicht befolgt hatten. Sie konnten einfach nicht glauben, dass ihr traditionelles Arzneimittel schädliche Wirkungen haben sollte.

In der Mitte der 1980er Jahre begann in Deutschland das damalige Bundesgesundheitsamt, alle erhältlichen pflanzlichen Arzneimittel einer wissenschaftlichen Untersuchung nach neuem Standard unterziehen zu lassen. In der Folge verschwanden zahlreiche Präparate vom Markt, weil sie den verschärften Sicherheitsanforderungen nicht genügten. Darunter waren auch zahlreiche pflanzliche Abführmittel, die Anthrachinone als Wirksubstanzen enthielten, etwa Aloe, Faulbaumrinde und Rhabarberwurzeln. Es war nämlich festgestellt worden, dass einige Anthrachinone Krebs erregen können. Dieses Beispiel hat insofern einen direkten Bezug zur Nonipflanze, als auch in deren Wurzeln und Rinde krebserregende Anthrachinone vorkommen. Das war in der traditionellen ostasiatischen und polynesischen Heilkunde nicht bekannt. Daher wurden dort sowohl die Wurzeln als auch die Rinde der Nonipflanze bedenkenlos verwendet.

Unter den Gegebenheiten der Globalisierung sind Produkte aus aller Welt in aller Welt verfügbar geworden. Exotische Nahrungspflanzen, die früher hierzulande niemand kannte, sind heutzutage in unseren Supermärkten selbstverständlich erhältlich. Um zu verhindern, dass die Bevölkerung Schaden nimmt, weil Produkte verzehrt werden, die nicht ausreichend auf ihre gesundheitliche Unbedenklichkeit hin untersucht wurden, hat die Europäische Union ein Gesetz erlassen, dass alle Nahrungsmittel, die vor dem Jahre 1997 nicht in größerem Umfange auf dem europäischen Markt waren, erst dann verkauft werden dürfen, wenn sie eine Zulassung als „neuartiges Lebensmittel" (Novel Food) erhalten haben. Bedingung für eine solche Zulassung ist die Vorlage von sicherheitsrelevanten Untersuchungen nach dem Vorbild der Arzneimittelzulassungen. Die Unterlagen werden von einer Kommission unabhängiger Wissenschaftler aus den EU-Mitgliedsländern geprüft.

Einem solchen Verfahren musste sich auch die Firma Morinda Inc. mit ihrem Produkt Tahitian Noni® Juice unterziehen. Im Zuge der geforderten Untersuchungen wurden umfangreiche toxikologische Tests mit dem Produkt in vitro, an Tieren und schließlich auch am Menschen durchgeführt. Wir möchten an dieser Stelle einen Überblick über diese Untersuchungen geben, ohne allzu sehr ins Detail zu gehen. Schon die Aufzählung allein wird deutlich machen, welcher Aufwand betrieben werden musste, um die Zulassung zu erhalten. Die wesentlichen toxikologischen Untersuchungen sind in zwei Publikationen aus den Jahren 2006 und 2007 zusammengefasst worden (37, 81).

Akute und chronische Toxizität

Von einem Stoff, der bereits als Nahrungsmittel genutzt wurde, sollte man annehmen können, dass er nicht akut toxisch wirkt. Dass jedoch Nahrungsmittel bei übermäßigem Genuss gesundheitsschädlich wirken können, legt schon der Satz des Paracelsus (1491 – 1541) nahe: „Alle Dinge sind Gift und nichts ist ohne Gift. Allein die Dosis macht, das ein Ding kein Gift sei." Paracelsus, der mit bürgerlichem Namen Theophrastus Bombastus von Hohenheim hieß, war ein großer Gelehrter, der sich in allen Disziplinen der damaligen Wissenschaften auskannte. Er war Arzt, Alchimist, Astrologe, Mystiker, Philosoph, Laientheologe und entsprach damit ganz dem Bild des genialen Gelehrten, wie er in Goethes Drama „Faust" so eindrucksvoll dargestellt ist. Bahnbrechend waren seine medizinischen Ansichten, die ihm jedoch heftige Kritik seiner weniger genialen Kollegen eingebracht haben. Zur Zeit des Paracelsus war man noch der Ansicht, die Welt teile sich in Gut und Böse. Dass ein Ding beides in sich vereinen könne, glaubte man nicht und die theologische Lehre von „Gott und Teufel" bestärkte diese Meinung. Das dualistische Prinzip wurde auch auf die Tier- und Pflanzenwelt und selbst auf die Mineralien übertragen. Paracelsus hat dagegen, wie das Zitat zeigt, gelehrt, dass eine positive oder negative Wirkung von etwas durch die „Intensität seines Gebrauchs" ausgelöst wird. Dabei hatte er allerdings eher an Medikamente und weniger an Nahrungsmittel gedacht. Wir wissen heute, dass auch Nahrungsmittel bei überreichlicher Aufnahme gesundheitsschädlich wirken.

Die Frage, die bei der Zulassung des Nonifruchtsaftes zu beantworten war, lautete somit: Bis zu welcher Dosis kann Nonifruchtsaft gefahrlos getrunken werden? Als Verzehrempfehlung galt bis dahin eine Dosis von 30 – 60 ml täglich. Man wusste jedoch bereits, dass auch wesentlich höhere Dosen problemlos vertragen wurden. Das Gesetz schreibt vor, dass zum Test der akuten Toxizität Tierversuche durchzuführen sind. Wir wissen sehr wohl, dass solche Versuche von einem großen Teil der Bevölkerung abgelehnt werden und auch wir sind keineswegs bedenkenlose Befürworter von Tierversuchen. Man muss allerdings wissen, dass eine Zulassung von Medikamenten und von neuartigen Lebensmitteln ohne solche Versuche nicht zu bekommen ist.

Um die Zulassung für Nonifruchtsaft zu erhalten, wurden deshalb Versuche mit Ratten durchgeführt, die mit steigenden Dosen von Nonifruchtsaft behandelt wurden. Da der Saft bis zur maximalen Auslastung der Magenkapazität der Tiere nicht toxisch wirkte, verwendete man auch noch Konzentrate, die aus Nonipüree durch

Entzug von Wasser hergestellt worden waren. Auch mit diesen Konzentraten wurden keine toxischen Effekte erzielt. Der Stoff erwies sich für die Versuchstiere als absolut unschädlich. Die den Ratten verabreichte Dosis entspräche einer täglichen Aufnahme von sieben Litern beim Menschen, also einer unrealistisch hohen Dosis.

Mit einer Studie zur Bestimmung der Toxizität nach einmaliger Verabreichung der Testsubstanz geben sich die Behörden nicht zufrieden. Es wird zusätzlich noch eine Bestimmung der subchronischen Toxizität gefordert. Dazu wird den Tieren die Testsubstanz über einen Zeitraum von drei Monaten verabreicht. Allerdings werden geringere Dosen als für den Akutversuch verwendet. Die Ratten erhielten nun tägliche Dosen von 80 ml Nonifruchtsaft pro Kg Körpergewicht über einen Zeitraum von 13 Wochen. Ein Mensch müsste analog dazu täglich etwa vier bis fünf Liter trinken. Das Ergebnis war das gleiche wie zuvor. Der Saft wurde von den Tieren symptomlos vertragen. Auf eine chronische Verabreichung, bei der die Tiere lebenslang (das sind bei Ratten und Mäusen ca. zwei Jahre) mit der Testsubstanz behandelt werden, konnte zum Glück verzichtet werden, da die übrigen Versuche keinen Hinweis auf irgendeine schädliche Wirkung ergeben hatten.

Schließlich wurde eine randomisierte Doppelblindstudie an Menschen durchgeführt. Eine solche Untersuchung ist sehr aufwendig und teuer. Als Testpersonen wurden 96 Personen (28 Männer und 68 Frauen) im Alter zwischen 18 und 64 Jahren ausgewählt. Alle Personen erhielten über einen Zeitraum von vier Wochen 750 ml Testgetränk pro Tag. Es wurden vier Gruppen von je 24 Personen gebildet. Die erste Gruppe erhielt ein Placebo. Es bestand aus 82,5 ml (11 %) Blaubeer- und rotem Traubensaft und aus 667,5 ml (89 %) Wasser. Außerdem war etwas Käsearoma zugesetzt worden, um das Getränk dem Original Nonifruchtsaft ähnlicher erscheinen zu lassen. Die zweite Gruppe erhielt ein Getränk, das sich vom Placebo durch einen Zusatz von 30 ml Nonipüree unterschied. Bei der dritten Gruppe waren es 300 ml Nonipüree. Die vierte Gruppe schließlich erhielt ein Getränk, das dem Nonifruchtsaft des Handels völlig entsprach. Es bestand also aus 11 % Blaubeer- und Traubensaft und 89 % Nonipüree. Vor Beginn der Einnahme und vier sowie sechs Wochen nach Beginn wurden alle Testpersonen einer gründlichen internistischen Untersuchung unterzogen. Hierzu wurden Blutproben entnommen und alle wichtigen Parameter, wie Differentialblutbild, Leberenzyme, Elektrolyte, Harnsäure, Bilirubin, Hämoglobin etc. bestimmt. Der Urin der Testpersonen wurde ebenfalls genau untersucht, außerdem noch physikalische Parameter, wie Herzfrequenz, EKG, Blutdruck und allgemeine Befindlichkeiten. Die Testzeitpunkte waren so gewählt, dass eine Aussage über etwaige Einflüsse der Testsubstanzen auf den Gesundheitsstatus der Personen möglich war. Die erste Untersuchung erfolgte vor der Einnahme und gab daher Auskunft über den Anfangszustand. Die zweite Untersuchung, die nach vier Wochen, also dem Ende der Einnahmephase, erfolgte, sollte etwaige Veränderungen durch die Einnahme aufzeigen. Die letzte Prüfung, sechs Wochen nach Beginn und zwei Wochen nach dem Ende der Einnahme, sollte etwaige Erholungseffekte nachweisen. Es konnten keinerlei negative Effekte der Nonifruchtsafteinnahme festgestellt werden. Damit war sichergestellt, dass auch hohe Dosen an Nonifruchtsaft über längere Zeiträume von Menschen gut vertragen wurden.

Es gab noch eine weitere Untersuchung an Menschen, die von der Amerikanischen Gesundheitsbehörde (NIH = National Institute of Health) gefördert und an der Universität von Honolulu, Hawaii, durchgeführt wurde (56). Hierbei handelte es sich um eine sogenannte „Phase-I Studie“ zur Ermittlung der maximalen Verträglichkeit eines Extraktes, hergestellt aus reifen Nonifrüchten. Das Material befand sich in Kapseln mit jeweils 500 mg Inhalt. An der Studie nahmen 29 Krebspatienten im fortgeschrittenen Stadium der Erkrankung teil, die in fünf Gruppen eingeteilt waren. Die erste Gruppe erhielt täglich vier Kapseln, also zwei Gramm Noniextrakt, über einen Zeitraum von vier Wochen. Nachdem keine nachteiligen Effekte aufgetreten waren, erhielt die nächste Gruppe vier Gramm Extrakt, dann sechs und acht, bis schließlich 10 Gramm Extrakt täglich vier Wochen lang eingenommen worden waren. Die höchste Dosis entsprach etwa 200 ml Nonifruchtsaft. Auch in dieser Versuchsreihe konnten keine nachteiligen Eigenschaften des Noniextraktes festgestellt werden.

Allergisches Potenzial

Der Sinn einer solchen Untersuchung ist strittig. Es gibt durchaus Lebensmittel, auf die manche Menschen allergisch reagieren, z.B. Nüsse, Erdbeeren, Schweinefleisch, Kiwis und andere. Niemand würde deswegen auf die Idee kommen, diese Lebensmittel zu verbieten. Wer auf die genannten Produkte allergisch reagiert, wird sie in der Regel meiden. Allergische Reaktionen auf Nonifruchtsaft wurden bislang nur selten berichtet. Die Novel Food Verordnung schreibt Tests auf allergische Reaktionen vor. Das liegt möglicherweise daran, dass die Verordnung ursprünglich für gentechnisch veränderte Lebensmittel erlassen worden ist, und dafür ist ein solcher Test durchaus sinnvoll. Nonifruchtsaft wurde also auch einer Prüfung auf eine mögliche allergene Wirkung unterzogen. Sie wurde an Meerschweinchen durchgeführt. Auch dieser Test verlief negativ, d.h. es konnte kein allergenes Potenzial festgestellt werden. Das bedeutet jedoch nicht, dass eine allergene Wirkung beim Menschen völlig ausgeschlossen ist. Sie ist nur sehr unwahrscheinlich und wird daher nur sehr selten auftreten, was die Praxis ja auch bewiesen hat.

Fetotoxische Wirkungen

Eine wichtige Frage ist, ob schwangere Frauen Nonifruchtsaft trinken können, ohne dabei das Kind zu gefährden. Auch hierzu wurden Experimente an Ratten durchgeführt (82). Die weiblichen Tiere erhielten zwischen dem 7. und 16. Tag der Schwangerschaft Dosen zwischen 2,5 und 10 ml Nonifruchtsaft pro Kg Körpergewicht. Die höchste Dosis entsprach dabei einer Dosis von mindestens einem halben Liter beim Menschen. Alle Embryonen entwickelten sich normal und es konnte keine Steigerung irgendwelcher Geburtsfehler im Vergleich zu den Kontrolltieren gefunden werden.

Vor einiger Zeit erschreckte eine Publikation brasilianischer Autoren die Noniwelt (83). Die Autoren wollten fruchtschädigende Wirkungen bei Ratten festgestellt haben, die mit einem aus Indien stammenden Nonipräparat behandelt worden waren. Dieses Präparat wurde daraufhin in zwei unterschiedlichen Laboratorien (u.a. auch bei uns) chemisch untersucht. Es hatte keinerlei Ähnlichkeit mit Noni, so dass ausgeschlossen werden konnte, dass wirklich Nonifrucht für den Test verwendet worden war. Das Beispiel zeigt, wie wichtig es ist, authentisches Material zu verwenden. Es zeigt außerdem, dass man sich nicht darauf verlassen kann, dass das, was im Handel als Noni bezeichnet wird, auch wirklich Noni ist.

Mutagene und krebserregende Wirkungen

Pflanzliche Inhaltsstoffe können erbgutverändernde (mutagene oder krebserregende) Eigenschaften haben. In diesem Zusammenhang haben wir bereits auf die in einigen pflanzlichen Abführmitteln enthaltenen Anthrachinone hingewiesen. Zahlreiche weitere Beispiele sind bekannt, etwa Pyrrolizidinalkaloide, die in Arzneipflanzen wie Huflattich, Beinwell oder Pestwurz vorkommen, oder Aristolochiasäure, die in dem ebenfalls arzneilich verwendeten Osterluzei *(Aristolochia clematitis)* enthalten ist. Auch Pflanzen, die als Nahrung für Mensch oder Tier verwendet wurden, wie der Adlerfarn oder die Nüsse der Cycaspalme, enthalten krebserregende Stoffe. Die Auswirkungen dieser Substanzen sind nur sehr schwer zu erkennen. Daher sind für ihren Ausschluss empfindliche Testverfahren erforderlich. Hierbei werden zunächst keine Versuchstiere eingesetzt, sondern Bakterien und Zellkulturen.

Toxische Wirkungen auf das Erbgut heißen „genotoxisch“. Man versteht darunter eine Veränderung der Erbsubstanz DNS. Häufig müssen die betreffenden Stoffe erst vom Stoffwechsel des Köpers umgewandelt werden, bevor sie die DNS angreifen. Diese Umwandlungen dienen primär dazu, die Wasserlöslichkeit der Substanzen zu erhöhen und sie dadurch besser ausscheidungsfähig zu machen. Damit eine Substanz über den Harn ausgeschieden werden kann, muss sie leicht wasserlöslich sein.

Die DNS ist in den sogenannten Chromosomen organisiert. Das menschliche Genom hat 46 Chromosomen. Die einzelnen Chromosomen wiederum bestehen aus jeweils zwei DNS-Strängen, die umeinander gewunden sind wie ein doppelter Wollfaden. Dabei stehen sich immer zwei sogenannte heterozyklische Basen gegenüber. Es gibt nur vier unterschiedliche Basen, nämlich Adenin (A), Guanin (G), Cytosin (C) und Thymin (T). A und T, sowie G und C bilden jeweils ein komplementäres Paar. Die DNS (Desoxyribonukleinsäure) ist wiederum in einzelne Abschnitte, die Gene, aufgeteilt. Sie enthalten den Bauplan für die Proteine, die Bausteine unseres Körpers. Damit die DNS in ein bestimmtes Protein übersetzt werden kann, muss zuvor eine Abschrift des betreffenden Gens gemacht werden. Dabei wird es in eine RNS (Ribonukleinsäure) übersetzt. Diese enthält an Stelle der Base Thymidin die Base Uracil (U). Die RNS wird schließlich in ein Protein übersetzt, wobei jeweils drei benachbarte Basen in eine Aminosäure übersetzt werden. Unsere Proteine bestehen aus zwanzig verschiedenen Aminosäuren. Wenn eine Zelle sich teilt, muss die gesamte DNS sich verdoppeln, damit jede Tochterzelle einen vollständigen Satz erhält. Stellen Sie sich das Ganze als ein Buch vor, von dem immer wieder identische Abschriften gemacht werden. Dabei können sich Fehler einschleichen. Wenn das bei der Verdopplung der DNS geschieht, spricht man von einer Mutation.

Mutationen entstehen spontan, da wir ständig genotoxischen Einflüssen ausgesetzt sind. Der größte Teil der Mutationen wird von einer raffinierten Reparaturmaschinerie sofort wieder entfernt. Diejenigen, bei denen das nicht gelingt, können den Bauplan der DNS verändern. Das führt häufig dazu, dass die betroffenen Gene unbrauchbar werden. Ist davon eine Keimzelle betroffen, entsteht ein rezessiver Erbschaden. Bei der Befruchtung einer Eizelle erhalten wir immer einen doppelten Chromosomensatz. Eine Hälfte stammt vom Vater, die andere von der Mutter. Enthält der väterliche Teil ein beschädigtes Gen, der mütterliche Teil aber ein gesundes oder umgekehrt, dann bleibt das Kind gesund. Nur wenn sowohl die mütterliche als auch die väterliche Kopie des Gens beschädigt sind, kommt es zu einer Erbkrankheit. Eine Ausnahme bilden Gene, die auf einem Geschlechtschromosom (X- Y-Chromosom) lokalisiert sind. Liegt der Schaden z.B. auf dem X-Chromosom einer Frau, so wird die Hälfte der männlichen Nachkommen erkranken. Je nachdem, welches Gen betroffen ist, entwickelt sich der Embryo nicht normal und geht frühzeitig verloren, oder das Kind entwickelt eine Krankheit, die sich sofort oder erst später im Leben zeigt. Beispiele für derartige Erbkrankheiten sind die Bluterkrankheit, eine Glutenunverträglichkeit, extreme Lichtempfindlichkeit *(Xeroderma pigmentosum)* oder Mukoviszidose.

Bei einer Körperzelle (somatische Zelle) verhält es sich anders. Wenn ein für die Zelle unentbehrliches Gen beschädigt ist, geht die betroffene Zelle zu Grunde. Sie wird in ihre Grundbausteine zerlegt, die zum größten Teil wiederverwertbar sind. An Stelle der abgestorbenen Zelle entsteht in den meisten Fällen eine neue. Jede Zelle verfügt über einen Mechanismus, der darüber entscheidet, ob sich die Reparatur eines Schadens noch lohnt oder nicht. Fällt die Entscheidung negativ aus, zerstört sich die Zelle selbst. Man nennt diesen Vorgang „Apoptose“. Er wird durch bestimmte Gene gesteuert. Wenn ein solches Gen beschädigt wird, verliert die Zelle ihre Fähigkeit, sich selbst zu zerstören. Dann kann sie mehrere Mutationen durchlaufen und zu einer Tumorzelle entarten.

Die Nonipflanze gehört zur Familie der Rötegewächse *(Rubiaceen)*. Diese Pflanzenfamilie hat ihren Namen wegen der rotgefärbten Anthrachinone, die hauptsächlich in den Wurzeln enthalten sind. Vor Jahren haben wir uns intensiv mit den genotoxischen Eigenschaften der Anthrachinone beschäftigt. Als besonders genotoxisch haben sich dabei die beiden Anthrachinone Lucidin und Rubiadin erwiesen. Beide Stoffe kommen in den Wurzeln der Nonipflanze vor. Die EU-Kommission hat daher auch besonderen Wert darauf gelegt, dass die Abwesenheit dieser Stoffe im Nonifruchtsaft mit einer sehr empfindlichen Analytik nachgewiesen wird. Darüber hinaus mussten mit einer Vielzahl von Genotoxizitätstests nachgewiesen werden, dass Nonifruchtsaft und Noniblatt-Tee nicht genotoxisch sind.

Der einfachste Test zum Nachweis einer mutagenen Wirkung verwendet spezielle Salmonellenstämme und wird als Ames-Test, nach seinem Erfinder Bruce Ames, bezeichnet. Wir möchten das Prinzip dieses Tests hier nicht erklären, um dieses Kapitel nicht allzu umfangreich werden zu lassen. Nur soviel sei gesagt, dass den Agarplatten, auf denen die Bakterien wachsen, eine bestimmte Aminosäure (Histidin) fehlt. Die Testbakterien haben die Fähigkeit zur Synthese von Histidin verloren und können auf diesen Platten daher nicht wachsen. Durch eine (Rück)Mutation können die Bakterien die Fähigkeit zur Synthese von Histidin zurückerlangen (revertieren). Die mutierten Bakterien überleben auf der Agarplatte. Nach Behandlung der Bakterien mit der Testsubstanz zählt man die Anzahl der Bakterienkolonien und hat so ein Maß für die Mutagenität der Testsubstanz. Man geht davon aus, dass Stoffe, die Bakterien mutieren können, das auch in den Zellen höher entwickelter Lebewesen können. Das trifft meistens zu, aber nicht immer.

Unglücklicherweise ergab in diesem Test sowohl ein Extrakt der Nonifrüchte als auch der -blätter positive Ergebnisse. Bei näherer

Untersuchung stellte sich jedoch heraus, dass diese Effekte auf das Flavonoid Quercetin zurückzuführen sind, ein Stoff, der in zahlreichen Pflanzen, auch in vielen Nahrungspflanzen enthalten ist. Hohe Konzentrationen findet man beispielsweise in roten Trauben und daher auch im Rotwein. Man nimmt an, dass dieser Stoff wegen seiner antioxidativen Eigenschaften positiv für unsere Gesundheit ist. Auf die Zellen von Säugetieren und Menschen wirkt Quercetin nicht mutagen. Dennoch mussten zur Überprüfung der genannten Hypothese zusätzliche Tests unter Verwendung von Säugetierzellen durchgeführt werden.

Dabei werden z.B. Zellen verwendet, die einst aus der Lunge eines chinesischen Hamsters gewonnen worden sind. Man nennt sie V79-Zellen. Sie sind so etwas wie die Haustiere der Zellkulturforscher, weil sie sich sehr leicht in Kultur halten lassen. Auch in diesem Fall wollen wir die komplizierten Hintergründe des Testverfahrens nicht erläutern. Im Endeffekt läuft es wieder darauf hinaus, dass die Zellen nach der Behandlung mit der Testsubstanz in einem speziellen Medium wachsen, das einen Selektionsstoff (6-Thioguanin) enthält, der alle nicht mutierten Zellen abtötet. Je mehr Kolonien von Zellen in einer Zellkulturflasche zurückbleiben, umso mutagener ist die Testsubstanz. In diesem Fall konnten weder in den Blättern noch in den Früchten mutagene Effekte nachwiesen werden. Zur Sicherheit wurden aber noch weitere Tests durchgeführt. Darunter war ein Test, der die Reparatur der DNS nach einem erfolgten Schaden in Leberzellen von Ratten überprüft. Auch ein Test zur Bestimmung von DNS-Strangbrüchen und von morphologischen Chromosomenveränderungen gehörte zu dieser Testserie.

In allen diesen Verfahren konnten keine Anhaltspunkte für eine genotoxische Wirkung der Nonifrüchte und -blätter gefunden werden. Das Ergebnis aller Untersuchungen lautet daher: Nonifruchtsaft und Noniblatt-Tee sind nicht mutagen. Sie enthalten keine krebserregenden Stoffe. Anders verhält es sich jedoch mit den Wurzeln der Nonipflanze. Sie enthalten hohe Konzentrationen an gefährlichen Anthrachinonen. Daher sollten sie auf keinen Fall verwendet werden. Die Tatsache, dass in der traditionellen asiatischen und polynesischen Heilkunde die Wurzeln gleichwohl verwendet worden sind, darf uns nicht in Sicherheit wiegen. Denn die Wurzeln können Stoffe enthalten, die zwar bei bestimmten Krankheiten oder Befindlichkeiten positive Wirkungen haben, aber gleichzeitig eben auch solche, die langfristig die Krebsgefahr erhöhen. Ein Präparat aus Noniwurzeln hätte in keinem Fall eine Chance, von der EU-Kommission als Novel Food zugelassen zu werden.

Fallstudien zur Toxizität von Nonifruchtsaft

Lebertoxizität

Im Jahr 2005 veröffentlichten Mediziner aus Innsbruck (Österreich) einen Bericht über einen Patienten, der angeblich einen Leberschaden durch Trinken von Nonifruchtsaft erlitten hatte (84). Es handelte sich um einen 45-jährigen Mann, dessen Leberwerte (ALAT, ASAT, GGT, LDH) stark angestiegen waren. Eine Leberbiopsie wies eine akute Leberentzündung nach. Da virale Gründe durch entsprechende Tests ausgeschlossen werden konnten, vermuteten die Ärzte eine toxische Ursache und befragten den Patienten, ob er seine Nahrungsgewohnheiten in jüngster Vergangenheit geändert habe. Das verneinte er zunächst. Auf intensive Nachfrage hin erzählte der Mann dann doch, er habe ein Glas Nonifruchtsaft pro Tag über einen Zeitraum von einigen Wochen getrunken. Daraufhin wurde der Patient aufgefordert, den Nonifruchtsaft nicht weiter zu trinken. Der Zustand seiner Leber normalisierte sich innerhalb eines Monats. Die Autoren machten daher den Nonifruchtsaft für die Erkrankung verantwortlich und vermuteten Anthrachinone im Nonifruchtsaft als Auslöser der erhöhten Leberwerte. Da dieser Fall für große Aufregung bei den Nonikonsumenten sorgte, versuchten wir, ihn sehr genau zu überprüfen. Ein Kontakt mit dem betroffenen Patienten wurde uns verwehrt. Außerdem war es uns trotz intensiver Nachforschungen nicht möglich herauszufinden, welchen Nonifruchtsaft der Patient getrunken hatte. Das festzustellen, ist allerdings nicht unerheblich, weil es auf dem Markt Nonisäfte mit großen Qualitätsunterschieden gibt. Einige enthalten allerlei Zusätze wie Konservierungsstoffe und künstliche Aromen. Da der Patient erst auf wiederholte Nachfrage hin zugegeben hat, dass er Nonifruchtsaft getrunken hatte, ist auch nicht auszuschließen, dass er noch anderes zu sich genommen hatte, was er nicht eigens erwähnt hat.

Kurze Zeit später erschien eine weitere Publikation, in der von zwei Fällen einer lebertoxischen Wirkung berichtet wurde, die ebenfalls auf das Trinken von Nonifruchtsaft zurückgeführt wurde (85). Auch diese Fälle stammten aus Österreich, diesmal aus Graz. Die Autoren hatten den Fall aus Innsbruck auf einem Kongress in Wien kennengelernt und waren so auf Nonifruchtsaft als mögliche Quelle der Lebertoxizität ihrer Patienten aufmerksam geworden.

Bei einem der Fälle aus Graz handelte es sich um einen 29-jährigen Tischler. Er war 2003 schon einmal wegen einer Leberentzündung, die auf eine überhöhte Dosis von Paracetamol (vier Gramm täglich über fünf Tage) zurückgeführt werden konnte, behandelt worden. Außerdem wurde bei diesem Patienten eine angeborene Stoffwechselerkrankung, das sogenannte Gilbert-Syndrom, festgestellt. Solche Patienten haben zeitlebens erhöhte Bilirubinwerte im Blut und oft eine leichte, manchmal sogar starke Gelbsucht. Die Krankheit beruht auf einem Mangel am Enzym UDP-Glucuronyltransferase. Dieses Enzym ist sehr wichtig für die Umwandlung von Fremdstoffen in eine ausscheidungsfähige Form. Patienten mit Mangel an UDP-Glucuronyltransferase dürfen kein Paracetamol einnehmen und sollen nicht fasten. Der betroffene Patient hatte jedoch insgesamt 20 Gramm Paracetamol innerhalb nur einer Woche zu sich genommen, eine Dosis, die bereits für einen Menschen mit normalem Stoffwechsel kritisch ist. Außerdem hatte er während dieser Zeit wenig Nahrung zu sich genommen und dadurch die Toxizität des Paracetamols noch verstärkt. Im Jahr 2004 kam er erneut wegen einer akuten Hepatitis in die Klinik. Sein Zustand verschlechterte sich rasch, sodass eine

Lebertransplantation erforderlich wurde. Der Patient wurde gefragt, ob er Nonifruchtsaft getrunken hätte. Er bejahte die Frage und gab an, etwa 1,5 Liter innerhalb eines Monats getrunken zu haben. Dann habe er damit aufgehört und stattdessen täglich sieben Gramm eines Gemisches aus sechs verschiedenen chinesischen Kräutern eingenommen. Darunter befand sich mindestens eines (*Pinella ternata*), das in den USA wegen seiner toxischen Wirkungen verboten ist. Eine Restprobe des Nonifruchtsaftes wurde uns zwecks Analyse auf anormale Inhaltsstoffe übergeben. Auch in der Veröffentlichung zu diesem Fall waren Anthrachinone als Grund für die Lebertoxizität angegeben worden. Wir konnten aber in dem Saft keine Anthrachiononé nachweisen. Auch bei einer Analyse, die die österreichische Gesundheitsbehörde in Auftrag gegeben hatte, konnte diese Stoffgruppe nicht nachgewiesen werden. Aus diesem Grund kommen Anthrachinone als Ursache für die akute Hepatitis des besagten Patienten nicht in Betracht. Auch wurden keine Alkaloide im untersuchten Saft gefunden. Wie bereits erwähnt, kommen in einigen Arzneipflanzen lebertoxische Pyrrolizidinalkaloide vor, nicht hingegen in Noni. Am wahrscheinlichsten ist es, dass der Patient wieder Paracetamol eingenommen hatte, bevor seine Leberprobleme eskalierten, denn Patienten mit Gilbert-Syndrom leiden vermehrt unter Migräne. Die Versuchung, dagegen Kopfschmerzmittel wie Paracetamol einzunehmen, ist verständlicherweise sehr groß, selbst dann, wenn die Ärzte davon abgeraten haben. Ein schuldbewusster Patient wird das möglicherweise später nicht gerne zugeben, zumal dann nicht, wenn er damit seiner Gesundheit einen großen Schaden zugefügt hat, der auch noch mit immensen Kosten verbunden war. Die chinesischen Kräuter kommen ebenfalls als Ursache der Lebererkrankung in Betracht, weil sie unmittelbar vor deren Auftreten genommen worden waren. Am wenigsten wahrscheinlich als Ursache ist der Nonifruchtsaft, zumal dessen Einnahme schon etwas länger zurücklag.

Der zweite Fall, von dem in dieser Publikation berichtet wird, betraf eine 62-jährige Frau. Bei ihr war 1999 eine chronische B-Zell-

Leukämie festgestellt worden, die 2002 mit einem Chemotherapeutikum (Fludarabin) behandelt wurde. 2003 wurde eine akute Hepatitis festgestellt. Im Laufe eines Monats ging die Hepatitis langsam zurück und war nach neun Monaten nicht mehr nachweisbar. Auch in diesem Fall gab die Frau an, über einen Zeitraum von vier Monaten zwei Liter Nonifruchtsaft getrunken zu haben. Das entspricht etwa 30 ml am Tag. Die Autoren vermuten, dass eine sogenannte „idiosynkratische" Reaktion seitens des Nonifruchtsaftes für die Hepatitis verantwortlich gewesen sei. Unter dem Begriff „idiosynkratisch" versteht man eine toxische Reaktion auf ein Arzneimittel oder einen anderen chemischen Stoff, der auf eine sehr selten vorkommende genetische Anomalität zurückzuführen ist. Ein solcher Zusammenhang ist in diesem Fall reine Spekulation. Ihm liegt die Annahme zugrunde, dass der Nonifruchtsaft auf jeden Fall für die Lebererkrankung verantwortlich ist. Da die geringe eingenommene Menge gegen eine direkte toxische Wirkung spricht, die im Übrigen auch der Erfahrung Millionen von Noni-Anwendern widerspricht, wurde eine idiosynkratische Wirkung als mögliche Ursache herangezogen. Dieser Effekt kann allerdings ebenso durch jede beliebige andere Nahrung hervorgerufen worden sein, etwa durch eine besondere Teemischung, durch eine der zahlreichen neuartigen Fruchtkompositionen, die durch Kreuzung mehrerer Arten gewonnen wurden, oder auch durch gentechnisch hergestellte Nahrungsmittel, die damals noch nicht deklarationspflichtig waren.

Ein weiterer Fall einer Lebertoxizität wurde aus Deutschland berichtet (86). Hier war eine 24-jährige Frau, die unter Multipler-Sklerose litt, betroffen. Sie war mit Interferon-β behandelt worden, woraufhin sich ihre Leberwerte drastisch verschlechtert hatten. Deshalb war die Therapie unterbrochen worden. Der Zustand der Leber verschlechterte sich dennoch weiter. Sie wurde gefragt, ob sie irgendwelche diätetischen Mittel zu sich nähme und sie erzählte, dass sie Nonifruchtsaft tränke. Sie wurde aufgefordert, das sofort zu unterlassen. Innerhalb der nächsten vier Wochen erholte sich die Leber. Das erachteten die Autoren als Beweis dafür, dass

Nonifruchtsaft als Ursache der Lebertoxizität in Frage käme. Auch diese Begründung ist nicht stichhaltig. Es ist nämlich bekannt, dass Interferon-β eine hohe Lebertoxizität besitzt, die sich nach der Verabreichung bei der Patientin auch prompt gezeigt hatte. Wir wissen außerdem, dass eine Leberschädigung mit Verzögerung erfolgen kann und deren Höhepunkt manchmal erst Wochen nach der Einnahme von Interferon-ß erreicht ist. Die Leberveränderungen lassen sich in diesem Fall leicht auf die Interferon-Gabe zurückführen. Nonifruchtsaft muss daher nicht als Erklärung herhalten.

Abschließend kann zu diesen Fällen gesagt werden, dass ein Zusammenhang der Leberentzündungen mit der Noni-Einnahme mehr als fraglich ist. Wir haben unsere Stellungnahmen zu diesen Fällen in denselben Zeitschriften veröffentlicht, in denen sie zuvor bekannt gemacht worden waren (87, 88). Infolge der Publizität dieser Auseinandersetzung hat die EU-Kommission eine Neubewertung der Nonifruchtsaftzulassung vorgenommen. Ihr Urteil lautete: Nonifruchtsaft ist sicher. Die Begründungen der Autoren, die Nonifruchtsaft als Ursache für die aufgetretenen Leberschäden sehen, wurden als nicht überzeugend zurückgewiesen (89). Nonifruchtsaft wird heute in mehr als fünfzig Ländern der Erde getrunken und der globale Konsum liegt im zweistelligen Millionen Liter Bereich jährlich. Bisher sind nur die oben aufgeführten Leberfälle beschrieben worden. Auffällig ist, dass sie alle in einem vergleichsweise geringen Umkreis von wenigen hundert Kilometern aufgetreten sind. Wie dargelegt, halten wir es für sehr fragwürdig, Noni wegen der beschriebenen Leberschädigungen grundsätzlich als Gefahr für die Gesundheit darzustellen, da die jeweilige Ursache der Erkrankung nicht eindeutig und gesichert bestimmt werden konnte. In diesem Zusammenhang verweisen wir auch auf die Untersuchungen von Mian Wang, die zeigen, dass Nonifruchtsaft die toxische Wirkung von Tetrachlorkohlenstoff auf die Leber von Ratten aufheben kann (90). Hier wird deutlich, dass Nonifruchtsaft eher eine Schutzwirkung auf die Leber entfaltet, als dass er dieses Organ schädigen würde.

Nierentoxizität

In der Fachliteratur wurde auch eine starke Erhöhung der Kaliumkonzentration im Blut eines Patienten mit eingeschränkter Nierenfunktion (Hyperkaliämie) unter dem Gesichtspunkt einer möglichen toxischen Wirkung von Nonifruchtsaft behandelt (91). Der Blutspiegel an Kalium nahm bei diesem Patienten gefährlich zu, sodass ein medizinisches Eingreifen nötig wurde. Auf Befragung durch die behandelnden Ärzte hin erzählte der Patient, er habe sich in einem Reformhaus einen Nonifruchtsaft gekauft und getrunken. Die Autoren bestellten sich daraufhin eine Flasche Nonifruchtsaft über das Internet und ließen dessen Kaliumgehalt analysieren. Die Arbeit enthält keinen Hinweis darauf, ob es sich dabei um den gleichen Nonifruchtsaft handelte, den der Patient getrunken hatte. Der Kaliumgehalt des analysierten Saftes lag bei 2200 mg pro Liter. Das ist ein für Fruchtsäfte typischer Wert. Nonifruchtsaft enthält nicht mehr Kalium als Orangensaft, Tomatensaft oder andere Fruchtsäfte. Daher ist der Kaliumgehalt auch kein Grund, Nonifruchtsaft als gefährlich für Patienten mit eingeschränkter Nierenfunktion einzustufen. Für solche Patienten gilt generell, dass sie ihre Kaliumzufuhr bilanzieren sollten. Da Fruchtsäfte meistens reich an Kalium sind, sollten Menschen, deren Nierenfunktion eingeschränkt ist, sie nicht reichlich trinken. Nonifruchtsaft stellt hierbei keine Ausnahme dar. Er ist aber auch nicht kritischer zu betrachten als jeder andere Fruchtsaft.

Wechselwirkung zwischen Nonifruchtsaft und *Phenprocoumon*

Eine 41-jährige Frau hatte im Alter von zehn Jahren unter rheumatischem Fieber gelitten, das an ihrem Herzen zu einem Klappenfehler geführt hat. Es musste eine Mitralklappenprothese eingesetzt werden (92). Immer dann, wenn körperfremdes Material dem Blutstrom ausgesetzt ist, muss ein gerinnungshemmendes Mittel gegeben werden, da sich ansonsten leicht Blutgerinnsel bilden können, die zu Herzinfarkten, Lungenembolien oder Schlaganfällen führen. Meistens werden Coumarine eingesetzt, zu denen auch Phenprocoumon (Marcumar) gehört. Der Gerinnungsstatus des Bluts muss ständig überprüft und die Dosis des Medikamentes entsprechend angepasst werden. Im beschriebenen Fall nahm die Gerinnungsneigung stetig zu, eine Erhöhung der Dosis an Phenprocoumon erwies sich als wirkungslos. Nach langen Befragungen fanden die Ärzte heraus, dass die Frau einen Nonifruchtsaft getrunken hatte. Dieser, so stellte sich heraus, enthielt zahlreiche Zusätze, unter anderem auch Vitamin K. Dieses Vitamin hebt die Wirkung des Gerinnungshemmers auf. Man verwendet es auch als Gegenmittel bei Überdosierungen mit Coumarinen oder bei einer Blutung, die nicht wieder von selbst zum Stillstand kommt. Die Autoren empfahlen in ihrem Artikel, dass Phenprocoumon-Patienten keinen Nonifruchtsaft trinken sollten. Diese Empfehlung ist aber irreführend, weil reiner Nonifruchtsaft nur sehr wenig Vitamin K enthält. Im genannten Fall war dem Saft dieser Stoff zugesetzt worden. Die Empfehlung muss also richtig lauten: Patienten, die coumarinhaltige Gerinnungshemmer einnehmen, sollen keine Lebensmittel zu sich nehmen, die reich an Vitamin K sind, unabhängig davon, ob dieses natürlichen Ursprungs ist oder zugesetzt wurde. Wir kennen persönlich viele Patienten, die Phenprocoumon nehmen und gleichzeitig problemlos Nonifruchtsaft vertragen. Der Vater des Autors ist einer von ihnen. Wegen eines Herzschrittmachers muss er ständig solche Mittel einnehmen. Seine Gerinnungswerte haben sich durch die Einnahme von Nonifruchtsaft nicht verändert.

Nonifruchtsaft als Transportform für Kokain

Abschließend möchten wir noch von einem so absurden wie tragischen Ereignis berichten, an dem eine Flasche Nonifruchtsaft beteiligt war. Im Jahr 2008 erfolgte eine Warnung der spanischen Polizei. Es hieß, ein Mann aus Cordoba sei nach Trinken eines Schluckes Nonifruchtsaft schlagartig gestorben. Es wurde sofort eine Warnung im spanischen Rundfunk und Fernsehen verbreitet, auf keinen Fall Nonifruchtsaft zu trinken. Es hieß, dass der Mann kurze Zeit, nachdem er etwa 30 ml Nonifruchtsaft getrunken hatte, plötzlich umfiel und unter Krämpfen verstarb. Als die von der Ehefrau verständigte Polizei eintraf, fand sie den Mann tot und die Noniflasche zerbrochen vor. Es gelang ihr glücklicherweise, eine Restprobe des Saftes aus den Scherben sicherzustellen. Die Flasche war einem Karton mit vier Flaschen entnommen worden. Die übrigen Flaschen wurden ebenfalls sichergestellt. Es stellte sich später heraus, dass die Kiste aus Mexiko nach Spanien gekommen war. An zwei der Flaschen waren die Identifikationsnummern, die sich am Flaschenboden befinden, abgefeilt worden. Schließlich ergab eine Analyse des kriminaltechnischen Labors, dass die zerbrochene Flasche sowie eine der drei unbeschädigten Flaschen jeweils ein hohe Dosis an Kokain enthalten hatten. Da die tödliche Dosis für einen Menschen, der nicht an Kokain gewöhnt ist, bei etwa einem Gramm liegt, wird die ganze Flasche mindestens 30 g Kokain enthalten haben. Die rasch eingetretene Wirkung lässt vermuten, dass eher noch mehr Kokain in der Flasche gewesen ist.

Wie gelangt Kokain in eine Noniflasche? Wahrscheinlich wurde im genannten Fall der Saft zum Schmuggeln der Droge verwendet. In sauren Flüssigkeiten löst sich das Alkaloid gut auf. Die Flaschen sind unauffällig und können auf legalem Wege importiert werden. Die Schmuggler müssen nur sicherstellen, dass sie die Flaschen am Zielort wiedererkennen. Diesem Zweck dienten wohl die Verände-rungen am Flaschenboden. Zur Rückgewinnung des Kokains muss der Saft mit Natronlauge versetzt werden. Dann kann das basische Kokain mit einem organischen Lösungsmittel, das mit Wasser nicht mischbar ist, extrahiert werden. Durch Verdampfen des Lösungs-mittels erhält man das Kokain zurück. Im vorliegenden Fall wird vermutlich ein Fehler passiert sein. Scheinbar wurden die Flaschen verwechselt und gelangten versehentlich in den Besitz des Nonikonsumenten. Glücklicherweise konnte der Fall rasch aufge-klärt werden. Dennoch hat er bei den Nonikunden in Spanien eine große Verunsicherung hinterlassen und viele haben aufgehört, Nonifruchtsaft zu trinken.

Wann sollte man Noni nicht nehmen?

Aus der Werbung ist der Satz bekannt: „Bei Risiken und Nebenwirkungen fragen Sie Ihren Arzt oder Apotheker“. Bezüglich Noniprodukten werden häufig wir gefragt. Fast täglich erreichen uns Anfragen, ob man Nonifruchtsaft bei diesen oder jenen Befindlichkeiten nehmen darf oder sollte. Wie bereits ausgeführt, ist der Genuss von Nonifruchtsaft weitestgehend unbedenklich. Ähnliches gilt auch für Noniblatt-Tee. Von der Einnahme dieser Noniprodukte raten wir deshalb kaum einmal ab. Eine absolute Garantie, dass keinerlei Nebenwirkungen auftreten, können wir aber auch nicht geben. Denn allergische Reaktionen zum Beispiel sind gegen fast jeden Stoff möglich. Zwischen 1996 und 2006 wurden 71 Fälle einer allergischen Reaktion und 37 Fälle von Übelkeit nach Einnahme von Nonifruchtsaft gemeldet. In derselben Zeit wurden etwa 80 Millionen Liter Nonifruchtsaft getrunken. Das ist weniger als ein Fall je eine Million Liter Nonifruchtsaft. Selbst wenn man annimmt, dass die Anzahl der nicht gemeldeten Fälle höher ist, bleibt die Allergie-Rate immer noch sehr gering und gibt keinen Anlass zur Besorgnis. Die betroffenen Personen können den Saft dann meistens nicht weiter trinken.

Gelegentlich leiden Nonifruchtsaftkonsumenten – besonders nach Einnahme großer Mengen – unter Durchfällen und Blähungen. Meistens vergehen diese Beschwerden nach einiger Zeit. Sollten sie jedoch nach zwei Wochen unverändert andauern, sollte man erwägen, die Nonifruchtsaft-Einnahme zu beenden. Manchmal treten auch Magenschmerzen auf. Dieses Problem kann man häufig dadurch lösen, dass man den Saft verdünnt einnimmt.

Immer wieder werden wir gefragt, ob Säuglinge Nonifruchtsaft zu sich nehmen können. Wir raten davon ab, weil der Magen-Darm-Trakt Neugeborener sehr empfindlich ist. Saure Getränke vertragen sie sehr schlecht und Nonifruchtsaft ist sauer. Sein pH-Wert liegt zwischen 3 und 4. Man kann Nonifruchtsaft auch nicht in die Milch mischen, da sie dann gerinnt. Im ersten Lebensjahr sollte Kindern somit kein Nonifruchtsaft gegeben werden. Schwangere hingegen können Nonifruchtsaft bedenkenlos trinken, sofern die Schwangerschaft unkompliziert verläuft. Tritt eine sogenannte Gestose auf, dann liegt eine Einschränkung der Nierenfunktion vor und es gelten die bereits genannten Regeln bezüglich der Kaliumbilanz.

Im Allgemeinen haben wir keine Bedenken, wenn Nonifruchtsaft von Krebspatienten getrunken wird, auch dann nicht, wenn die Dosis 500 – 1000 ml täglich beträgt. In diesem Fall sollen aber zusätzlich mindestens zwei Liter Wasser täglich getrunken werden. Eine ausreichende Nierenfunktion muss gewährleistet sein, da es sonst zu einer Ansammlung von Kalium im Körper kommen kann, mit negativen Wirkungen auf die Funktion des Herzens und der Nerven. Häufig profitieren die Krebspatienten von der Einnahme, weil Nonifruchtsaft entzündungshemmend wirkt und viele Nebenwirkungen der Chemotherapie mildert. Außerdem erholt sich das Immunsystem nach einer Chemotherapie oft besser, wenn Nonifruchtsaft getrunken wird. Unmittelbar nach der Verabreichung der Chemotherapeutika können jedoch erhebliche Schleimhautreizungen sowohl im gesamten Magen-Darm-Trakt als auch im Mundbereich auftreten. Infolgedessen sollten betroffene Patienten den Nonifruchtsaft eine Zeit lang nicht trinken, weil er wegen der Säure im Mund brennt oder Übelkeit oder Bauchschmerzen verursacht. Diese Beschwerden gehen meistens rasch zurück. Danach kann der Saft wieder getrunken werden. Befindet sich ein Krebspatient im finalen Stadium seiner Erkrankung und ist mit seinem baldigen Ableben zu rechnen, sollte man Nonifruchtsaft nur noch verabreichen, wenn er keine zusätzlichen Beschwerden verursacht.

Patientinnen mit metastasierendem Brustkrebs sollten feststellen lassen, ob ihr Tumor hormonsensitiv ist. Trifft das zu, dann sollte man zurückhaltend mit Nonifruchtsaft und vor allem mit Noniblatt-Tee sein. Denn wir können derzeit noch nicht ausschließen, dass die zusätzliche östrogene Wirkung der Nonibestandteile das Tumorwachstum von östrogenabhängigen Tumoren fördert. Ähnliches gilt auch für Männer mit Brustkrebs. Das kommt zwar selten vor, unterliegt aber den gleichen Gesetzmäßigkeiten wie der Brustkrebs bei der Frau.

Auch bei stark eingeschränkter Nierenfunktion und bei Dialysepflichtigkeit sollte Nonifruchtsaft aufgrund seines Kaliumgehalts möglichst nicht oder allenfalls nur in kleinen Mengen genommen werden. Bei Patienten mit den genannten Beschwerden ist nämlich die Kaliumausscheidung verzögert. Dadurch kann es zu einer lebensbedrohlichen Hyperkaliämie (zu hoher Kaliumblutspiegel) kommen. Kalium befindet sich hauptsächlich in den Zellen und Natrium hauptsächlich außerhalb der Zellen. Auf der Trennung von Kalium und Natrium entlang der Zellwände beruht die Erregbarkeit der Muskel- und Nervenzellen. Steigt die Kaliumkonzentration im Extrazellulärraum an, dann kommt es zu spontanen Muskelzuckungen, Krämpfen und Herzrhythmusstörungen, die schließlich in ein fatales Kammerflimmern übergehen können. Wenn es möglich ist, den Nonifruchtsaft in die tägliche Kaliumbilanz einzubeziehen, spricht auch in solchen Fällen nichts gegen eine Einnahme. Man sollte allerdings den Kaliumgehalt des Saftes genau kennen. Wir haben eine Reihe von im Handel erhältlichen Nonisäften daraufhin untersucht und große Unterschiede festgestellt. Der Kaliumgehalt schwankte zwischen 350 und 3500 mg je Liter In Säften mit weniger Kalium sind weniger Nonianteile enthalten. Daher sind solche Säfte auch weniger wirksam.

Die chemische Zusammensetzung der Nonipflanze

Es gibt eine Reihe von sehr guten Zusammenfassungen der Inhaltsstoffe der Nonipflanze (93–95). Darin werden ca. 200 verschiedene Substanzen beschrieben. Über die Konzentrationen der Substanzen in den verschiedenen Pflanzenteilen finden sich nur wenige Angaben. Solche Aufzählungen sagen wenig über die Eigenschaften der Pflanze aus. Jede Pflanze enthält hunderte von Inhaltsstoffen. Es ist eine Frage des analytischen Aufwandes, wie viele dieser Stoffe bestimmt werden. Die besondere Wirkung einer Heilpflanze ergibt sich aber aus dem Zusammenspiel ihrer verschiedenen Inhaltsstoffe.

Wir haben bereits Paracelsus erwähnt, dem wir die Erkenntnis verdanken, dass die Wirkung einer Substanz von der Dosis abhängt. Darauf baut die gesamte Pharmakologie und Toxikologie auf, also die Wissenschaften, denen wir verpflichtet sind. Die Auflistung von Stoffen ohne eine Angabe der Konzentration und der Potenz, worunter die auf die Dosis bezogene Wirksamkeit zu verstehen ist, ist sinnlos. Neben der Konzentration eines Stoffes in der Pflanze bestimmt auch seine Bioverfügbarkeit über seine eventuelle Wirkung. Folgendes Beispiel macht dies deutlich: Curare ist ein tödliches Gift, aber nur dann, wenn es direkt in die Blutbahn gebracht wird. Getrunken ist es völlig ungefährlich. Der berühmte preußische Wissenschaftler Alexander von Humboldt, der 1800 zu seiner großen Amerikareise aufgebrochen war, hat gesehen, wie die Indianer im Amazonasgebiet Tiere mit Giftpfeilen erlegten und anschließend verzehrten. Daraus hat er die richtigen Schlüsse gezogen und im Selbstversuch bewiesen, dass Curare zu trinken ungefährlich ist. Bezogen auf die Nonipflanze bedeutet das z. B., dass die Oligosaccharide, die als Noni-ppt bezeichnet werden, eine entzündliche Immunreaktion auslösen, wenn sie in den Bauch einer Maus injiziert werden, nicht aber nach peroraler Aufnahme.

Ein weiterer Aspekt ist in diesem Zusammenhang zu beachten. Manche Stoffe werden nur in Verbindung mit anderen Hilfsstoffen resorbiert. Wenn wir eine fettreiche Nahrung zu uns nehmen, schüttet unsere Gallenblase vermehrt Gallensaft in den Darm aus. Die in ihm enthaltenen Gallensäuren, die im Wesentlichen aus Cholesterin bestehen, erleichtern den Fetten die Resorption. Manche pflanzlichen Abführmittel aus der Gruppe der Anthrachinone, z. B. Sennoside, die in Sennesblättern vorkommen, wirken nur dann abführend, wenn bestimmte Bakterien im Darm vorhanden sind, die eine Spaltung der glykosidischen Verbindungen bewirken, wodurch erst die eigentlich wirksamen Verbindungen entstehen. Die Zusammensetzung der Darmflora hängt aber von der Ernährung ab. Isst man überwiegend Fleisch, dann ist sie anders, als wenn man nur Pflanzen isst.

Diese Ausführungen zeigen, dass die bloße Anwesenheit einer Substanz in einer Pflanze noch nichts darüber aussagt, wie sie sich in dem komplexen Gemisch mit anderen Pflanzeninhaltsstoffen verhält. Das kann letztendlich nur durch Beobachtung der Wirkung nach Verabreichung der Pflanze oder von Zubereitungen aus ihr an einem komplexen Organismus herausgefunden werden.

Die chemischen Bestandteile einer Pflanze werden als *primäre* und *sekundäre* Inhaltsstoffe unterschieden. Primäre Inhaltsstoffe dienen dem Wachstum und der Funktion der Pflanze. Durch unterschiedliche Verkettungen von Glukoseeinheiten erzeugt die Pflanze Zellulose und Stärke. Die Zellulose gibt der Pflanze Struktur, die Stärke dient ihr als Energiespeicher. Den Grundbaustein

Glukose wiederum erzeugt die Pflanze aus dem Kohlendioxid der Luft unter Verwendung von Sonnenlicht. Dieser Vorgang wird auch als Photosynthese oder Assimilation bezeichnet. Außerdem wirken dabei der grüne Blattfarbstoff, das Chlorophyll und zahlreiche Enzyme mit. Viele Tiere können die Zellulose verdauen und die darin enthaltene Glukose als Energiequelle nutzen. Menschen können zwar keine Zellulose, aber doch Stärke verdauen, wobei die darin gespeicherte Glukose nutzbar gemacht wird.

Pflanzen nehmen aus dem Boden Mineralien auf. Je nach Zusammensetzung des Bodens kann eine Pflanze mehr oder weniger eines bestimmten Metalls oder Spurenelements enthalten. Dennoch spiegelt die Mineralzusammensetzung der Pflanze nicht notwendigerweise diejenige des Bodens wieder, auf dem sie wächst. Pflanzen besitzen die Möglichkeit, bestimmte Mineralien aus dem Boden anzureichern, aber auch auszuschließen. Eine Nonipflanze, die auf mineralreichem Lavaboden wächst, muss nicht zwangsläufig die gleiche Mineralzusammensetzung wie dieser Boden aufweisen. Wir werden darauf noch zurückkommen.

Nährstoffe, Vitamine und Mineralien bestimmen den Nährwert einer Pflanze. Je mehr gut verdauliche Nährstoffe eine Pflanze besitzt, umso wertvoller ist sie für die Ernährung. Getreide z. B. enthält sehr viel Stärke und wird deshalb von Menschen als Grundnahrungsmittel genutzt. Andere Pflanzen hingegen sind für unsere Ernährung ungeeignet, obwohl sie reich an leicht verdaulichen Nährstoffen sind, und zwar weil sie außerdem Stoffe enthalten, die für uns unbekömmlich oder sogar giftig sind. Solche Substanzen bezeichnet man als sekundäre Inhaltsstoffe. Sie dienen der Pflanze zur Auseinandersetzung mit der Umwelt. Wir haben darauf bereits in früheren Kapiteln hingewiesen.

Antimikrobielle Stoffe in Blättern und Wurzeln schützen die Pflanze vor Befall mit Bakterien und Pilzen, die ihre Struktur zerstören würden. Ist die Pflanze abgestorben, produziert sie solche Stoffe nicht mehr. Die Mikroorganismen zersetzen sie dann rasch, wobei die Nährstoffe wieder in den natürlichen Kreislauf zurückgeführt werden. Pflanzen enthalten häufig auch giftige Substanzen, die gegen höher entwickelte Tiere gerichtet sind. Die Blätter des roten Fingerhuts *(Digitalis purpurea)* sind so wirksam davor geschützt, gefressen zu werden. Zur Warnung enthalten sie ferner einen kratzigen, bitter schmeckenden Stoff, das Digitonin. Dessen Botschaft heißt: „Friss nicht weiter, es wird dir nicht bekommen". Trotz ihrer Giftigkeit wurde die Digitalis-Pflanze lange Zeit zur Behandlung von Herzerkrankungen eingesetzt. Es hängt eben von der Dosis ab, ob ein Stoff Gift oder Arznei ist.

Die Nonipflanze enthält in ihren Blättern und Früchten keine Substanzen, die auf höher entwickelte Lebewesen giftig wirken. Offenbar hatte sie es nicht nötig, sich auf diese Weise zu verteidigen. Ihre Wurzeln hingegen enthalten giftige Anthrachinone, die wahrscheinlich zur Abwehr von Mokroorganismen dienen. Daher sind sie für die innere Anwendung beim Menschen ungeeignet. Man kann die Extrakte aus den Wurzeln aber etwa zum Färben von Stoffen verwenden.

Wie bereits ausgeführt wurde, besitzt die Nonipflanze adaptogene Eigenschaften. Sie erhöht so die Stressfähigkeit unseres Körpers. Dazu ist zweifellos eine bestimmte Dosis nötig, doch im Unterschied zur Digitalispflanze führt eine Erhöhung der Dosis von Nonifruchtsaft nicht zur Vergiftung. Es wäre für uns von größtem Interesse herauszufinden, welche Inhaltsstoffe für die adaptogene Wirkung verantwortlich sind. Wir wissen das leider bisher nicht, weil diese Wirkung nicht in einem einfachen Experiment zu überprüfen ist. Vielmehr müssten hunderte von Inhaltsstoffen in isolierter Form Menschen oder Tieren verabreicht und ihre Wirkung auf die Stressabwehr studiert werden. Dieser Aufwand wäre enorm, zumal nicht anzunehmen ist, dass einzelne Stoffe die adaptogene Wirkung hervorrufen. Wahrscheinlicher ist es, dass sie durch die ausgewogene Kombination mehrerer Inhaltsstoffe zu Stande kommt. Wir müssen also hinnehmen, dass wir die wichtigste Wirkung der Nonipflanze nicht einfach auf bestimmte Inhaltsstoffe zurückführen können. Das dämpft die Motivation, noch mehr Geld und Zeit in die Analyse der chemischen Bestandteile der Nonipflanze zu stecken, erheblich.

Der Autor hat eine chemische Grundausbildung und wurde dazu ausgebildet, chemische Stoffe zu analysieren, zu synthetisieren und ihre Eigenschaften zu studieren. Mit Hilfe dieser Methodik hat er sich auch zuerst mit der Nonipflanze beschäftigt. Im Laufe der Zeit hat sich dabei herausgestellt, dass sich die Wirkungen dieser Pflanze durch die Eigenschaften ihrer isolierten Inhaltsstoffe nicht zufriedenstellend beschreiben lassen. Wir sind daher dazu übergegangen, die Wirkungen der Nonipflanze vermehrt in funktionellen Tests (klinischen Versuchen) am Menschen zu untersuchen. Das erscheint uns der angemessene Weg zu sein, um etwas über die regulierenden Wirkungen der Nonipflanze auf unsere Physiologie zu erfahren. Dennoch werden wir die chemischen Inhaltsstoffe der Nonipflanze behandeln. Wir werden dabei aber nicht die zuvor beschriebenen Wirkungen unbedingt mit einzelnen Inhaltsstoffen in Verbindung bringen. Denn wir sind uns bewusst, dass die komplexen Wirkungen der Nonipflanze auf ihre ebenfalls komplexe Zusammensetzung zurückzuführen sind.

Nonifrüchte

Nährstoffgehalt der Nonifrüchte

Nonifrüchte sind nicht besonders nährstoffhaltig. Aus diesem Grund und wegen ihres nicht sehr angenehmen Geschmacks haben Nonifrüchte keine größere Bedeutung als Nahrungsressource für die Menschen auf den Inseln im Pazifik erlangt, obwohl Nonipflanzen dort in Massen vorkommen und immerzu Früchte hervorbringen.

Ihre vorherrschende Bedeutung hatten die Nonifrüchte im Kontext der traditionellen Arzneipflanzen. Dennoch erscheint es sinnvoll, darüber zu informieren, welche Nährstoffe Nonifruchtsaft enthält. Denn das ist für Diabetiker und Menschen, die aus anderen Gründen ihre Nährstoffbilanz kalkulieren möchten, von Bedeutung. Aus diesem Grunde drucken wir Tabellen ab, die auf der Homepage der EU (99) veröffentlicht wurden. Die angegebenen Werte beziehen sich auf reines Nonipüree. Das ist der aus frischen reifen Nonifrüchten gepresste Saft mit Anteilen von Fruchtfleisch nach einer gewissen Phase der Fermentation. Die Früchte, die den dokumentierten Analysen zu Grunde liegen, wurden auf verschiedenen Inseln in Französisch-Polynesien geerntet. Die im Handel erhältlichen Säfte enthalten häufig Zusätze anderer Fruchtsäfte, wodurch sich die Zusammensetzung der jeweiligen Produkte unterscheiden kann. Auch sind viele der im Handel befindlichen Säfte mehr oder weniger stark verdünnt, was sich auf ihren Nährstoffgehalt entsprechend auswirkt.

Tabelle 7: Nährstoffgehalt von Nonipüree
Quelle: EFSA 2009 (96)

Nährstoffe	Mittelwert	Dimension
Wassergehalt	91,6 ± 2,0	g/100 g
Protein	0,55 ± 0,1	g/100 g
Fett	0,10 ± 0,1	g/100 g
Asche	0,54 ± 0,2	g/100 g
Kohlenhydrate (gesamt)	7,2 ± 1,9	g/100 g
Fructose	1,1 ± 0,4	g/100 g
Glucose	1,3 ± 0,4	g/100 g
Sucrose	< 0,1	g/100 g
Fasern	2,0 ± 0,3	g/100 g
Energie	**136 ± 32**	**kJ/100 g**

Der Nährstoffgehalt von Nonipüree beträgt etwa 136 kJ/100 g. Zum Vergleich: Orangensaft hat etwa 230 kJ/100 g, also fast doppelt so viel wie Nonipüree. Das liegt in erster Linie am höheren Zuckergehalt. Nonipüree enthält sehr wenig verwertbaren Zucker (Glucose und Fructose) und beinahe keinen Rohrzucker (Sucrose). Es ist deshalb bestens für Diabetiker geeignet

Aminosäuregehalt der Nonifrüchte

In Tabelle 8 ist der Aminosäuregehalt von Nonipüree aufgelistet. Aminosäuren sind die Grundbausteine der Proteine (Eiweißverbindungen). Lebende Organismen verwenden im Allgemeinen zwanzig verschiedene Aminosäuren. Sie sind wie Glieder einer Kette miteinander verbunden und bilden sich als Peptide und Proteine aus. Peptide enthalten Ketten von zwei bis einigen hundert Aminosäuren. Sie regulieren u.a. hormonelle Prozesse und die Übertragungen von Reizen. Proteine bilden die Strukturen von Zellen und die Enzyme. Niedere Organismen und Pflanzen können in der Regel alle Aminosäuren selbst synthetisieren. Höher entwickelte Lebewesen hingegen, also auch der Mensch, können das nicht in jedem Fall. Sie müssen einige Aminosäuren mit der Nahrung aufnehmen, um zu überleben. Diese Aminosäuren bezeichnet man daher als „essentiell“. Dazu gehören z. B. Histidin, Methionin, Leucin, Isoleucin, Threonin, Valin, Tryptophan und Phenylalanin. Der tägliche Bedarf an essentiellen Aminosäuren liegt bei etwa 7 – 14 mg/Kg Körpergewicht (WHO). Von Tryptophan benötigen wir nur 3 mg/kg KGW. Es ist wichtig, dass mit der Nahrung eine ausgewogene Mischung der Aminosäuren aufgenommen wird. Enthält die Mischung zu wenig von einer bestimmten essentiellen Aminosäure, ist die gesamte Proteinsynthese gestört. Die anderen Aminosäuren werden dann in Fette und Kohlenhydrate umgewandelt und so quasi „geparkt“. Aus

Tabelle 8 geht hervor, dass wir unseren Bedarf an essentiellen Aminosäuren aus Nonifruchtsaft allein nicht decken können. Das ist allerdings auch nicht nötig, denn sie sind in pflanzlicher und tierischer Nahrung ausreichend enthalten.

Tabelle 8: Aminosäure-Gehalt von Nonipüree
Quelle: EFSA 2009 (96)

Aminosäuren	Mittelwert	Dimension
Alanin	45±4	mg/100 g
Arginin	32±4	mg/100 g
Asparaginsäure	80±8	mg/100 g
Zystin	23±3	mg/100 g
Glutaminsäure	64±5	mg/100 g
Glycin	36±4	mg/100 g
Histidin	< 10	mg/100 g
Isoleucin	29±1	mg/100 g
Leucin	38±2	mg/100 g
Lysin	25±4	mg/100 g
Methionin	< 10	mg/100 g
Phenylalanin	21±5	mg/100 g
Prolin	26±3	mg/100 g
Serin	27±2	mg/100 g
Threonin	27±3	mg/100 g
Tryptophan	< 10	mg/100 g
Tyrosin	25±3	mg/100 g
Valin	36±3	mg/100 g

Vitamingehalt der Nonifrüchte

Vitamine sind Stoffe, die wir ebenfalls zum Überleben benötigen. Sie werden nicht zum Aufbau unseres Körpers gebraucht, greifen aber in den Stoffwechsel ein und sind als Kofaktoren für enzymatische Reaktionen von Bedeutung. Da der Vitamingehalt von Nonipüree gering ist, muss hier die Bedeutung der Vitamine nicht im Detail behandelt werden. Lediglich diejenigen Vitamine, deren Menge in 100 ml Nonipüree mindestens 10% des Tagesbedarfs decken kann, sollen näher betrachtet werden. Das trifft zu auf β-Karotin, Niacin, Ascorbinsäure und Tocopherole. Diese Vitamine fungieren als Antioxidantien. In diesem Zusammenhang sei darauf hingewiesen, dass einige Hersteller ihre Nonisäfte künstlich mit Vitaminen anreichern. Wer einen solchen Nonifruchtsaft trinkt, muss dessen zugesetzte Vitamine in die tägliche Bilanz einbeziehen, besonders dann, wenn zusätzlich auch noch Vitaminpräparate als Nahrungsergänzungsmittel eingenommen werden.

Tabelle 9: Vitamingehalt von Nonipüree
Quelle: EFSA 2009 (96)

Vitamine	Mittelwert	Tagesbedarf
Retinol (Vitamin A)	< 30 µg/100 g	1 mg
β-Karotin (Provitamin A)	1,9 mg/100 g	12 mg
Thiamin (Vitamin B1)	< 2 mg/100 g	1,5 mg
Riboflavin (Vitamin B2)	< 2 mg/100 g	2 mg
Niacin (Vitamin B3)	3 mg/100 g	20 mg
Panthotensäure (Vitamin B5)	< 2 mg/100 g	10 mg
Pyridoxin (Vitamin B6)	< 2 mg/100 g	2 mg
Biotin (Vitamin B7)	2 µg/100 g	250 µg
Folsäure (Vitamin B9)	< 6 µg/100 g	200 – 400 µg
Cobalamin (Vitamin B12)	< 0,1 µg/100 ml	3 µg
Ascorbinsäure (Vitamin C)	110 mg/100 ml	100 mg
Tocopherol (Vitamin E)	1,1 mg/100 g	4 mg

β-Karotin ist ein fettlösliches Provitamin. Es stellt eine Vorstufe für Retinol (Vitamin A) dar. Es wird nur soviel β-Karotin in Vitamin A umgewandelt, wie für den störungsfreien Ablauf der Körperfunktionen notwendig ist. Man kann dieses Provitamin daher nicht überdosieren, im Gegensatz zum Vitamin A selbst. Vitamin A hat den Namen Retinol erhalten, weil es an der Funktion der Netzhaut (Retina) im Auge beteiligt ist. Mangel an diesem Vitamin führt zu Sehstörungen (Nachtblindheit). Aber nicht nur die Augen benötigen Vitamin A für ihre Funktion, sondern fast alle anderen Organe auch. So fördert es unter anderem die Funktion des Immunsystems, den Eiweißstoffwechsel, die Bildung der roten Blutkörperchen, die Gesundheit von Haut und Schleimhäuten, die Funktion des Nervensystems, die Neubildung von Knochensubstanz und die Synthese der Geschlechtshormone. Durch 100 ml Nonipüree lassen sich bis zu 16 % des Tagesbedarfs an Vitamin A decken.

Niacin ist eine andere Bezeichnung für Nikotinsäure oder Vitamin B3. Dieser Stoff ist der Grundbaustein für die Nukleotide NAD, NADH, NADP und NADPH (Nikotin-Adenin-Dinukleotide). Diese Stoffe spielen als Koenzyme eine wichtige Rolle beim Eiweiß-, Fett- und Kohlenhydratstoffwechsel und bei der Energiegewinnung sowie beim Aufbau der Erbsubstanz DNS. 100 ml Nonipüree können 15 % des Tagesbedarfs an diesem Vitamin decken.

Ascorbinsäure oder Vitamin C ist ein wichtiges Antioxidans für unseren Körper. Es wirkt als Radikalfänger und kann auf diese Weise die reaktiven Zwischenstufen des Sauerstoffs, wie Superoxidanionen und Hydroxylradikale, abfangen und inaktivieren. Diese Arbeit leistet es zusammen mit dem Vitamin E (s. u.). Wie bereits an anderer Stelle ausgeführt, entstehen Radikale in erhöhtem Maße bei körperlicher Anstrengung und entzündlichen Reaktionen. Der Vitamin C-Gehalt im Nonipüree ist relativ groß. Der gesamte Tagesbedarf wäre mit 100 ml gedeckt. Man muss aber bedenken, dass bei der Verarbeitung des Pürees zu einem fertigen Produkt Aktivität verloren kann.

Vitamin E ist der Sammelbegriff für eine Gruppe von acht fettlöslichen Verbindungen mit einer einheitlichen Grundstruktur. Man unterscheidet die Tocopherole und die Tocotrienole. Die für den Menschen wichtigste Form ist das α-Tocopherol. Der Stoff schützt in erster Linie die ungesättigten Fettsäuren in den Zellmembranen vor oxidativer Zerstörung durch Radikale, indem er das freie Elektron des Radikals übernimmt und dabei selber zu einem - allerdings weniger aggressivem - Radikal wird. Anschließend überträgt es den Radikalcharakter (freies Elektron) auf Ascorbinsäure und diese wiederum überträgt es auf Glutathion (GSH). Zwei GSH-Radikale vereinigen sich schließlich zum oxidierten Glutathion (GSSG) und dieses wird dann vom Redox-System des Körpers wieder zu GSH reduziert. Dieser Vorgang ist ein eindrucksvolles Beispiel dafür, wie verschiedene Komponenten in unserem Körper zusammenarbeiten, um ein Problem zu beseitigen.

Mineralstoffgehalt der Nonifrüchte

In der Chemie unterscheidet man organische und anorganische Substanzen. Diese Unterscheidung setzt voraus, dass die Natur in eine belebte (organische) und eine unbelebte (anorganische) Welt aufgeteilt werden kann. Eine solche Trennung lässt sich allerdings nicht exakt markieren.

Organische Stoffe werden aus den Elementen Kohlenstoff (C), Wasserstoff (H), Stickstoff (N) und Sauerstoff (O) gebildet. Es müssen nicht notwendigerweise alle diese Elemente in einer organischen Verbindung vorkommen. Kohlenstoff gehört jedoch immer dazu. Einige organische Verbindungen enthalten außerdem Schwefel (S) oder Phosphor (P). Für organische Stoffe sind also nur wenige der 92 natürlichen Elemente erforderlich. Aus organischen Substanzen bestehen alle makromolekularen Substanzen der lebenden Materie sowie zahlreiche niedermolekulare Substanzen mit speziellen Eigenschaften, die wichtig für den Stoffwechsel der belebten Materie sind.

Als anorganische Stoffe werden alle Stoffe bezeichnet, die aus den übrigen Elementen bestehen. Auch sie sind für lebende Organismen keineswegs überflüssig, wie fälschlicherweise angenommen werden könnte. Ein Beispiel mag dies verdeutlichen. Nehmen wir an, Sie würden an den Strand einer unbewohnten Insel gespült, ohne auch nur irgendetwas mit sich zu führen. Als erstes würden Sie dann nach den elementaren Dingen zum Überleben suchen, nach Trinkwasser und Nahrung. Hätten Sie beides gefunden, könnten Sie überleben, wenn auch nur wenig komfortabel. Angenehmer lebt es sich mit Kleidung und einer Behausung. Dafür benötigt man jedoch weitere Dinge, wie Holz oder Steine und Felle oder Pflanzenfasern. Je mehr verschiedene Materialien Sie auf der Insel fänden, umso komplexer könnten Sie Ihr Leben gestalten.

Vor mehr als einer Milliarde Jahren wurde das Leben in Form erster primitiver einzelliger Organismen, ähnlich wie im genannten Beispiel, auch auf eine unbewohnte Insel, nämlich unseren Planeten, „gespült". Im Laufe der Zeit haben die sich fortentwickelnden Lebewesen immer mehr Bausteine (Elemente) um sich herum verwertet, um das Leben komplexer zu gestalten. Jedes Element wurde daraufhin geprüft, ob es irgendeine besondere Eigenschaft besitzt, die sich nutzen lässt. Eisen und Kupfer eignen sich etwa gut, um Oxidations- und Reduktionsvorgänge zu unterstützen. Aus Calcium und Phosphor lässt sich ein Stützgerüst aufbauen und Zink und Mangan tragen dazu bei, dass sich bestimmte organische Moleküle gegenseitig erkennen können. Da das Leben zuerst im Meer entstanden ist und im Meer fast jedes Element enthalten ist, haben die Organismen im Laufe der Evolution auch fast alle Elemente verwertet. Hat ein Organismus erst einmal für ein bestimmtes Element eine Verwertung gefunden, dann kann er später nicht mehr darauf verzichten. Es ist ähnlich wie in einer komplexen modernen Gesellschaft. Stünden heute Erdöl, Eisen oder Zement plötzlich nicht mehr zur Verfügung, bräche das bisherige gesellschaftliche Gefüge zusammen.

Die Zusammensetzung der Salze in unseren Körperflüssigkeiten entspricht fast genau derjenigen des Meerwassers. Die häufigsten Elemente im Meerwasser sind Natrium und Chlor, die als Ionen in Form von Natriumchlorid vorkommen, das wir auch unter dem Namen Kochsalz kennen. Natriumchlorid ist nach dem Wasser einer der Hauptbestandteile unserer Körperflüssigkeit. Weitere wichtige Mineralien sind Kalium, Calcium, Magnesium, Phosphor und Schwefel. Sie alle sind auch im Meerwasser enthalten. Unser Körper sorgt dafür, dass die Konzentration dieser Stoffe in seinen Zellen und in der sie umgebenden Flüssigkeit immer genau konstant gehalten wird. Bereits kleine Abweichungen können schwerwiegende Folgen haben. Gemeinsam mit den Elementen, aus denen die organischen Substanzen bestehen, bezeichnet man diese Stoffe als Aufbaustoffe. Die übrigen für das Leben wichtigen Elemente, wie z. B. Eisen, Kobalt, Chrom, Kupfer, Zink, Selen, Molybdän, Fluor und Jod sind in wesentlich geringerer Konzentration in unserem Körper vorhanden, aber dennoch zum Überleben unbedingt notwendig. Man bezeichnet sie als Spurenelemente. Unser Körper benötigt nur geringe Mengen davon, um zu funktionieren. Größere Mengen schaden unserer Gesundheit.

Neben den genannten gibt es noch weitere Elemente. Für sie hat unser Körper keine Funktion gefunden. Dazu gehören z. B. Schwermetalle wie Quecksilber, Thallium, Blei, Zinn oder Cadmium. Die Toleranz gegenüber diesen Substanzen ist meist nur gering. Entsprechend groß ist ihre Toxizität. Mit verlässlicher Sicherheit können wir allerdings nicht sagen, ob diese Stoffe nicht doch eine Funktion erfüllen und sei es nur in sehr geringer Konzentration. Um das zu testen, müssten wir eine Umgebung schaffen, die absolut frei von diesen Stoffen wäre. Das ist jedoch technisch nicht durchführbar.

Bei einer ausgewogenen Ernährung kommt es normalerweise nicht zu einem Mangel an bestimmten Mineralien. Es gibt aber angeborene oder erworbene Verwertungsstörungen, die eine erhöhte Zufuhr bestimmter Stoffe nötig machen. Außerdem können besondere Lebensumstände, wie Schwangerschaft und Stillzeit, körperliche Wachstumsphasen, große körperliche Anstrengungen (harte Arbeit, Leistungssport) oder besondere klimatische Verhältnisse (Wüsten, tropischer Regenwald) eine erhöhte Zufuhr bestimmter Mineralien erforderlich machen.

Die Nonifrüchte zeigen bezüglich ihrer Mineralzusammensetzung keine besonderen Auffälligkeiten im Vergleich mit anderen Früchten. Gelegentlich behaupten einige Hersteller, ihr Nonifruchtsaft sei mineralreicher als ein Konkurrenzprodukt, weil die Bäume, von denen die Früchte stammen, auf relativ jungem Lavaboden wachsen, der besonders reich an Mineralien und Spurenelementen sei. Wir haben diese Behauptung überprüft und festgestellt, dass sie nicht zutrifft. Zwar enthalten manche Böden tatsächlich höhere Anteile an einigen Elementen, das spiegelt sich aber nicht in der Zusammensetzung der Früchte wieder. Offenbar verwertet die Nonipflanze nur die Bestandteile des Bodens, die sie benötigt. Das ist von Vorteil, denn sonst würden sich auch schädliche Schwermetalle in ihnen anreichern, die auf frischem Lavaboden ebenfalls in höherer Konzentration vorkommen.

Wir haben den Metallanteil einer Reihe von Nonisäften, die im Handel erhältlich sind, analysiert und in der Tabelle 10 aufgeführt. Dabei haben wir nur solche Produkte berücksichtigt, die überwiegend aus Nonifruchtsaft bestehen, insgesamt sieben. Die offensichtlich verdünnten Produkte haben wir nicht berücksichtigt, um die Werte nicht zu sehr zu verfälschen. Es ist lediglich eine Auswahl der wichtigsten Metallbestandteile aufgeführt. In der Tabelle findet sich auch der tägliche Bedarf an den entsprechenden Elementen, um eine Kalkulation zu ermöglichen, inwieweit er durch Trinken des Saftes abgedeckt werden kann.

Tabelle 10: Metallgehalte von Nonifruchtsäften aus dem Handel

Metall	Mittelwert (mg je 100 ml) *(µg je 100 ml)	Täglicher Bedarf (mg) *(µg)	% des tägl. Bedarfs in 100 ml
Kalium	245,0 ± 68,4	2000	12
Natrium	13,4 ± 7,8	550	2,4
Magnesium	25,6 ± 0,34	300	8,5
Calcium	31,6 ± 14	800	4
Eisen	0,56 ± 0,34	15	3,73
Mangan	0,15 ± 0,07	2	7,5
Zink	0,13 ± 0,07	15	0,87
Kupfer	0,064 ± 0,37	1,5	4,26
Selen	*0,199 ± 0,281	*100	0,2
Molybdän	*1,2 ± 1,1	*50	2,4

Mit Ausnahme von Kalium decken 100 ml Nonifruchtsaft weniger als 10% des Tagesbedarfs der betreffenden Mineralien ab. Man kann also Nonifruchtsaft nicht als hinreichende Quelle für Mineralien und essentielle Spurenelemente verwenden.

Genauso gering sind erfreulicherweise auch die Gehalte an Schwermetallen in Nonisäften, sodass eine nennenswerte Belastung durch sie nicht zu befürchten ist. Wir konnten in keinem Fall eine Überschreitung der gesetzlichen Grenzwerte feststellen, obwohl teilweise große Unterschiede etwa in den Bleikonzentrationen vorlagen. Darauf kommen wir im nächsten Kapitel noch einmal zurück.

Fettsäuregehalt der Nonifrüchte

Als Fettsäuren bezeichnet man Substanzen, die aus einer unverzweigten Kohlenwasserstoffkette und der organischen Säurefunktion (-COOH) bestehen. Man unterscheidet gesättigte und ungesättigte Fettsäuren, je nachdem ob die Kohlenstoffkette Doppelbindungen enthält oder nicht. Fettsäuren haben wichtige Funktionen in unserem Organismus. Sie dienen als besonders effektive Energiespeicher und auch zur Isolation von Zellmembranen. Bestimmte ungesättigte Fettsäuren, wie die Linolensäure, dienen als Vorstufe für die Synthese der Arachidonsäure, einer Fettsäure mit 20 C-Atomen und 4 Doppelbindungen. Aus ihr werden wichtige Botenstoffe, wie z. B. Prostaglandine und Leukotriene, hergestellt, die – wie gezeigt wurde – bei der Erklärung entzündlicher Reaktionen eine Rolle spielen. Fettsäuren mit kurzen Kohlenstoffketten (bis 12) sind flüchtig und haben meistens einen intensiven Geruch. So rührt der käseartige Geruch der reifen Nonifrüchte hauptsächlich von deren Gehalt an den gesättigten Fettsäuren Hexansäure (6 C-Atome) und Oktansäure (8 C-Atome) her. Wie bereits vorher erwähnt, haben diese Stoffe insektizide Eigenschaften. Sie werden von den Nonifrüchten wahrscheinlich gezielt zu diesem Zwecke gebildet.

Nonifruchtpüree enthält zahlreiche gesättigte und ungesättigte Fettsäuren. Einige davon kommen in anderen Pflanzen nur selten vor. In Tabelle 11 haben wir die bislang in Nonifrüchten identifizierten Fettsäuren aufgeführt. Die quantitativen Angaben entstammen einer Arbeit von Farine (95). In einer Arbeit aus dem Jahre 2009 wurden noch mehr Säuren beschrieben, die in Nonifrüchten vorkommen und auch mit quantitativen Angaben versehen (97). Mengenmäßig überwiegen bei weitem die gesättigten Fettsäuren mit sechs bzw. acht C-Atomen. Sie machen zusammen etwa 77 % der flüchtigen Bestandteile der Nonifrüchte aus und sind für deren Geruch verantwortlich.

Tabelle 11: Fettsäuren in reifen Nonifrüchten

Fettsäure	Kohlenstoffatome	Doppelbindungen (Position)	% der flüchtigen Bestandteile [a]	mittlerer Gehalt mg/Kg [b]
Buttersäure	4	0	0,71	4,9
Isobuttersäure	4	0	0,11	15,7
3-Methylthiopropansäure	4+1 S	0	0,41	
Isovaleriansäure	5	0	0,54	6,7
Capronsäure (Hexansäure)	6	0	19,24	330
Hexandicarbonsäure	6	0	0,08	
Önanthsäure	7	0	0,09	20,7
Caprylsäure (Oktansäure)	8	0	58	3058
Pelargonsäure	9	0	0,03	6,2
Caprinsäure (Dekansäure)	10	0	1,54	19,7
Decatriensäure	10	3 (2E,4Z,7Z)	1,48	90 [C]
Undecansäure	11	0	0,03	<0,01
Laurinsäure	12	0	0,16	
Myristinsäure	14	0	0,14	0,4
Palmitinsäure	16	0	0,49	1,5
Ölsäure	16	1 (9Z)	0,06	0,04
Elaidinsäure	16	1 (9E)	0,29	
Linolsäure	16	2 (9Z,12Z)	0,05	0,01
Eicosatriensäure	20	3 (8Z,11Z,14Z)	0,68	

a) Quelle: Farine 1996, b) Quelle: Pino 2009
c) Eigene Messung (Mittelwert aus 40 Positionen)

Es ist ungewöhnlich, dass die Nonifrucht nicht nur Fettsäuren mit gerader, sondern auch mit ungerader Kohlenstoffzahl enthält, da letztere nur sehr selten in Pflanzen anzutreffen sind. Eine weitere sehr ungewöhnliche Fettsäure ist die von uns entdeckte Dekatriensäure, die außer in einigen Wolfsmilchgewächsen in Pflanzen bislang nicht gefunden wurde. Diese Verbindung eignet sich daher zur Identifizierung von Noni in Fruchtsäften, worauf wir später noch zurückkommen werden. Auch die Eicosatriensäure, die sich von der physiologisch wichtigen Arachidonsäure durch Fehlen der vierten Doppelbindung unterscheidet, ist höchst ungewöhnlich. Sie könnte eine Bedeutung für die entzündungshemmenden Eigenschaften der Nonifrüchte besitzen. Da sie chemisch eng mit der Arachidonsäure verwandt ist, könnten die Enzyme, die Arachidonsäure in Prostaglandine und Leukotriene umwandeln (Cyclooxigenasen und Lipoxigenasen), diese anstelle der Arachidonsäure an sich binden, ohne dass dabei die entzündungsfördernden Prostaglandine und Leukotriene gebildet würden.

Neben den freien Fettsäuren kommen in der Nonifrucht auch sogenannte Ester vor. Das sind Verbindungen aus einer Fettsäure und einer Alkoholkomponente. Als solche fungieren fast immer Methyl- und Äthylalkohol. Die Ester riechen im Gegensatz zu den freien Säuren meistens sehr aromatisch. Im Blut werden sie rasch in ihre Komponenten – Fettsäure und Alkohol – zerlegt. Die dabei auftretenden geringen Konzentrationen an Methylalkohol sind völlig ungefährlich.

In unreifen Nonifrüchten sind die Fettsäuren an Zuckerbestandteile gebunden. Man nennt diese Verbindungen „Glykoside“, nach dem griechischen Wort „glykos“, das „süß“ bedeutet. Die Glykoside sind in der Frucht in kleinen „Kammern“ verpackt, wo sie vor dem Angriff der Glykosidasen geschützt sind. Das sind Enzyme, die die Glykoside in ihre Bestandteile – Zucker und freie Fettsäure – zerlegen. Wenn die Früchte reif werden, zerfallen die Glykosidbehälter und die Enzyme zersetzen die Glykoside. Aus diesem Grund tritt der käsige Geruch der Nonifrüchte erst bei deren Reifung auf.

Die in den Nonifrüchten vorkommenden Fettsäuren leisten keinen Beitrag zur Ernährung, weil insbesondere deren Anteil an essentiellen ungesättigten Fettsäuren sehr gering ist. Ob sie pharmakologische Wirkungen besitzen, ist bisher nicht klar erwiesen. Es gibt jedoch Hinweise darauf, dass die Hexansäure (Capronsäure) und die Oktansäure (Caprylsäure), also die Hauptkomponenten der Fettsäuren in der Nonifrucht, eine Hemmung der Produktion von den Enzymen bewirken, die für die Fettsäuresynthese in unserem Körper verantwortlich sind. (98). Ob die im Nonifruchtsaft vorhandenen Konzentrationen an Hexan- und Oktansäure ausreichen, um eine solche Hemmung in unserem Körper zu verursachen, ist unklar. Von besonderem Interesse wäre es, zu untersuchen, ob und wie die dreifach ungesättigten Fettsäuren Dekatriensäure und Eicosatriensäure auf den Arachidonsäurestoffwechsel und damit auf das Entzündungsgeschehen wirken. Die Dekatriensäure hat auch eine herbizide Wirkung. Das konnte in Versuchen von Armin (99) gezeigt werden. Die Autoren hatten den Stoff aus einem Bodenbakterium (*Streptomyces viridochromogenes* Tü 6105) isoliert, das aus dem Urwald von Venezuela stammte. Ob die Nonipflanze die herbizide Wirkung der Dekatriensäure nutzt, etwa um das Wachstum anderer Pflanzen in ihrem Umkreis einzudämmen, ist noch nicht bekannt.

Eine organische Säure, die nicht zu den Fettsäuren gerechnet wird, ist die Benzoesäure. Sie ist bekannt als Konservierungsstoff für Lebensmittel. Dazu wird sie in großen Mengen durch Oxidation von Toluol gewonnen, das aus Erdöl stammt. Der Zusatz von Benzoesäure zu Lebensmitteln ist deklarationspflichtig. Statt der chemischen Bezeichnungen Benzoesäure oder Natriumbenzoat werden auch die Chiffren E210 und E211 verwendet. In der Nonifrucht kommen, wie auch in manch anderen Früchten (Heidelbeeren, Preiselbeeren), nur sehr geringe Konzentrationen von Benzoesäure vor. Wir haben eine Vielzahl von Nonifrüchten aus verschiedenen tropischen Regionen untersucht. In den meisten dieser Früchte lag die Benzoesäurekonzentration unterhalb der Nachweisgrenze. In einer Arbeit von Pino (97) wird die Konzentration mit 8,6 mg/Kg Nonifrüchten angegeben. Einige Hersteller verdünnen ihre Nonifruchtsaftprodukte und setzen ihnen außerdem Benzoesäure als Konservierungsstoff zu, ohne dies zu deklarieren. Darauf angesprochen berufen sie sich auf das natürliche Vorkommen von Benzoesäure in der Nonifrucht. Deren natürlicher Anteil liegt aber deutlich unter den Konzentrationen, die in ihren Produkten gefunden werden. Wir werden darauf im nächsten Kapitel noch zurückkommen.

Polysaccharidfraktion in Nonifrüchten

Unter einem Polysaccharid versteht man eine Verknüpfung von Zuckermolekülen (Sacchariden) zu einer langen Kette. Stärke und Zellulose sind Beispiele für Polysaccharide, die nur aus Glukoseeinheiten (Traubenzucker) aufgebaut sind. Ähnlich wie in einem Protein, wo maximal 20 verschiedene Aminosäuren zu langen Ketten verbunden sind, können in Polysacchariden unterschiedliche Zucker vorkommen. Die Polysaccharide der Nonifrucht wurden bereits mehrfach in diesem Buch erwähnt. Sie stellen quantitativ und qualitativ eine bedeutsame Stoffgruppe dar. Weil sie sich aus Nonifruchtsaft mit Alkohol ausfällen (präzipitieren) lassen, werden sie auch als Noni-ppt (Noni-Präzipitat) bezeichnet. Diese Verbindungen sollen für die immunstimulierenden Effekte der Nonifrucht verantwortlich sein, wie aus Tierversuchen abgeleitet wurde.

Viele Arbeiten haben sich mit Noni-ppt beschäftigt. Die beste chemische Analyse stammt von Bui und Mitarbeitern (100). Sie stellten fest, dass aus 100 g Nonifrucht etwa 16 g Noni-ppt gewonnen werden können. Es besteht zu 67 % aus Kohlehydraten in Form eines Polysaccharid-Gemisches. Eine genaue Analyse der Zuckerbestandteile ist in Tabelle 12 wiedergegeben.

Tabelle 12: Zuckerbestandteile von Noni ppt (nach Bui 2006) (97)

Zucker-Komponente	Gehalt (Mol %)
Galakturonsäure	53,6
Galaktose	17,9
Arabinose	13,6
Rhamnose	9,5
Glucose	2,2
Xylose	1,2
Glukuronsäure	1,1
Mannose	0,7
Fucose	0,3

Der hohe Gehalt an Galakturonsäure verleiht dem Noni-ppt eine pektinartige Wirkung, d.h. er dickt den Saft an. Pektine kommen in zahlreichen Lebensmitteln vor, so z. B. in Äpfeln, Zitrusfrüchten und besonders in Quitten. Diese Stoffe haben keine pharmakologischen Eigenschaften und sind daher als Nahrungsmittelzusatzstoffe ohne Begrenzung der Konzentration erlaubt. Sie verhalten sich als Ballaststoffe, d.h. sie können vom Körper nicht genutzt werden, wohl aber von den Darmbakterien. Nimmt man größere Mengen an Pektinen auf, dann wird osmotisch Wasser im Darm gebunden, was zu Durchfällen führen kann. Bei der Umwandlung der Pektine durch die Bakterien im Dickdarm wird Kohlendioxid erzeugt, das zu Blähungen führt. Beide Symptome werden auch nach Beginn der Einnahme von größeren Mengen an Nonifruchtsaft beobachtet. Später verschwinden die Symptome meistens wieder.

Die immunstimulierende Wirkung von Noni-ppt wurde bislang nur nach Injektion an Versuchstieren beobachtet. Es handelt sich hierbei nicht um eine allgemeine Wirkung von Pektinen. Offenbar verleihen die übrigen im Noni-ppt vorhandenen Zucker oder die Art ihrer Verknüpfung diesem besondere Eigenschaften. Ob allerdings diese Wirkung auch nach dem Trinken von Nonifruchtsaft auftritt, kann bislang nicht mit Bestimmtheit gesagt werden.

Verschiedene Substanzen mit pharmakologischen Eigenschaften

Nonifrüchte enthalten eine Reihe von Substanzen, denen pharmakologische Wirkungen zugeordnet werden können. Hierzu gehört auch das zur Gruppe der Coumarine zählende **Scopoletin**. Wir haben seine Konzentration in frisch gepressten Nonisäften bestimmt. Sie betrug im Mittel 73 mg/100 ml. Obwohl dieser Stoff zu den Coumarinen gehört und chemisch mit dem Gerinnungshemmer Phenprocoumon (Marcumar) verwandt ist, hemmt er die Blutgerinnung nicht. Er hat zahlreiche pharmakologische Eigenschaften, die mit vielen Wirkungen des Nonifruchtsaftes übereinstimmen. Hervorzuheben ist hierbei vor allem die entzündungs- und schmerzhemmende Wirkung. Es konnte gezeigt werden, dass Scopoletin die Produktion entzündungsfördernder Zytokine in Mastzellen (Entzündungszellen im Gewebe) und in weißen Blutzellen hemmt (101, 102). Antioxidative Wirkungen, die auch zu den bedeutsamen Eigenschaften der Nonifrüchte gehören, konnten ebenfalls für Scopoletin aufgezeigt werden (103). Damit mag auch seine leberschützende Wirkung zusammenhängen (104). Krampflösende Wirkungen des Scopoletins konnten auf die Mobilisierung von Calciumionen im Innenraum der Muskelzellen zurückgeführt werden (105). Die Hemmung des Enzyms Xanthinoxidase führt zu einer Reduktion des Blutspiegels von Harnsäure, was wiederum zu einer Verminderung von Gichtbeschwerden führen kann (106). Scopoletin besitzt außerdem antimikrobielle Eigenschaften, durch die es das Wachstum von Bakterien und pathogenen Pilzen hemmt (107). Schließlich konnte noch gezeigt werden, dass Scopoletin den Selbstzerstörungsprozess (Apoptose) in Leukämiezellen induzieren und damit unterstützend bei der Behandlung von Leukämie wirken kann (108). Diese Beispiele demonstrieren die vielseitigen pharmakologischen Eigenschaften des Scopoletins, aufgrund derer diese Verbindung zu den bedeutsamsten Inhaltsstoffen der Nonifrüchte zählt.

Zur Verbindungsklasse der **Flavonoide** gehören das **Quercetin** und das **Kämpferol**. Sie kommen beide in freier Form und an Zucker gebunden (glykosisische Form) in Nonifrüchten vor. Der Gehalt an Quercetin (frei und gebunden) in Nonifrüchten aus Französisch Polynesien liegt bei ca. 500 mg je Kg. Zum Vergleich: Äpfel enthalten je nach Sorte 20 – 400 mg/Kg und Heidelbeeren (wild) 150 mg/Kg. Wir nehmen sie daher ständig mit der Nahrung auf. Obwohl sie – anders als essentielle Aminosäuren oder Fettsäuren – für unseren Körper entbehrlich sind, hat er sich im Laufe der Evolution so sehr an diese Stoffe gewöhnt, dass sie zu einem wichtigen Bestandteil seines Stoffwechsels geworden sind. Die pharmakologischen Eigenschaften der Flavonoide, allen voran die des Quercetins, sind noch vielseitiger als die des Scopoletins. Es gibt eine unübersehbare Fülle von Publikationen zu diesem Thema. Eine Zusammenfassung findet man bei Jadhav (109).

Die wohl wichtigste Eigenschaft der Flavonoide ist ihre antioxidative Wirkung (110, 111). Flavonoide können als Radikalfänger fungieren und so den oxidativen Stress minimieren. Durch die Zerstörung von reaktiven Sauerstoffspezies schützen sie die ungesättigten Fettsäuren in den Zellmembranen vor Zerstörung und verhindern damit die Oxidation von LDL. Dadurch wird das Risiko der Bildung von Ablagerungen in den arteriellen Blutgefäßen verringert. (112 – 114). Ein weiterer positiver Effekt auf das Herz-Kreislauf-System besteht in der Hemmung der Aggregation von

Blutplättchen. Auch durch sie wird die Bildung von Ablagerungen in Form von Thromben gehemmt. Die Herabsetzung der Muskelspannung in den arteriellen Gefäßen führt zu einer Reduktion von Bluthochdruck. Auch die Herzfrequenz wird durch Quercetin stabilisiert (115). Mittlerweile gibt es epidemiologische Untersuchungen, die einen Zusammenhang zwischen einem verringerten Herzinfarktrisiko und der täglichen Aufnahme von Quercetin belegen. (116, 117) Mit der antioxidativen Wirkung der Flavonoide hängt auch ihre krebshemmende Wirkung zusammen, die in Tierversuchen nachgewiesen werden konnte (118). Im Unterschied zur protektiven Wirkung auf das Herz-Kreislauf-System konnte die krebshemmende Wirkung bislang nicht durch epidemiologische Untersuchungen am Menschen bestätigt werden (119).

Eine weitere wichtige Eigenschaft der Flavonoide liegt in der Modulation der Östrogenwirkung. Sie vollziehen sie auf verschiedene Weise. Zum einen dadurch, dass sie die Konzentration des Enzyms Aromatase im Gewebe erhöhen. Dieses Enzym ist für die Umwandlung von Testosteron in Östrogen verantwortlich. Es wird so also vermehrt Östrogen im Körper gebildet (120). Zum anderen binden sich die Flavonoide an Östrogenrezeptoren und verhalten sich dadurch wie Östrogen selbst. Kämpferol bindet sich stärker an den Rezeptor als Quercetin. Quercetin kann sich hingegen sogar in Gegenwart von Östrogen als Antagonist verhalten, d.h. die Wirkung des Östrogens schwächen. Die genannten Phänomene wurden in einer Doktorarbeit in der Arbeitsgruppe des Autors untersucht (68) und in diesem Buch in Abbildung 11 auf Seite 137 erläutert.

Zur Gruppe der Triterpene gehören die **Ursolsäure** und die **Oleanylsäure**. Beide haben starke antioxidative Eigenschaften und sind in den Früchten und Blättern der Nonipflanze enthalten (121, 49). Leider haben wir keine Angaben über ihre jeweilige Konzentration. Ursolsäure und Oleanylsäure wirken unter anderem dadurch krebshemmend, dass sie die Vaskularisierung der Tumoren behindern. Darunter versteht man das Einsprießen von Blutgefäßen in den Tumor (122). Dieser Vorgang ist für das Wachstum eines Tumors unentbehrlich, weil er sich so mit den nötigen Nährstoffen versorgt. Beiden Substanzen werden außerdem ausgeprägte entzündungshemmende Eigenschaften zugeschrieben (122).

Zahllose weitere Substanzen kommen in Nonifrüchten vor, die den Gattungen der Terpene, Lignane, Pflanzensteroide, Iridoide und anderen zugeordnet werden können. Ihre Aufzählung würde hier zu weit führen. Interessenten seien auf Übersichtsarbeiten zu diesem Thema verwiesen (93, 94). Aus der qualitativen und quantitativen Zusammensetzung der Stoffe resultieren die Wirkungen der Nonifrucht. Nochmals sei betont, dass die unterschiedlichen Wirkungen der Nonifrucht nicht aus ihren einzelnen Inhaltsstoffen abgeleitet werden können, auch dann nicht, wenn bestimmte Stoffe Eigenschaften besitzen, die ebenfalls in der Nonifrucht enthalten sind. Vielmehr bestimmt die komplexe Zusammensetzung der Inhaltsstoffe die Wirkung. Schwankt die Zusammensetzung, dann zeigen sich auch Unterschiede in der Wirkung. Eine gleichbleibende Qualität eines bestimmten Nonifruchtsaftes kann nur erreicht werden, wenn die Früchte unter konstanten Bedingungen geerntet und verarbeitet werden. Hierauf werden wir im weiteren Verlauf dieses Buches noch eingehen.

Noniblätter

In der traditionellen volksmedizinischen Verwendung der Nonipflanze im pazifischen Raum scheint die Bedeutung der Blätter diejenige der Früchte zu übertreffen. Für die meisten traditionellen Anwendungen werden frische Noniblätter benötigt, die nur dort zur Verfügung stehen, wo die Pflanzen wachsen. Wer etwa in Europa von den Wirkungen der Noniblätter profitieren möchte, ist auf den Tee angewiesen, der aus den getrockneten Blättern der Nonipflanze gewonnen wird. Dieser Tee wurde kürzlich als „Neuartiges Lebensmittel" von der EU zugelassen (123).

Nährstoffgehalt der Noniblätter

Noniblätter sind reich an Proteinen und Aminosäuren und werden daher, wie bereits ausgeführt, als Nahrung für Menschen und Tiere verwendet. Einen Überblick über die Nährstoffe in frischen Noniblättern bietet Tabelle 13.

Tabelle 13: Nährstoffgehalt von frischen Noniblättern
Quelle: Leung 1972 (124)

Nährstoffe	Mittelwert	Dimension
Wassergehalt	91,7	g/100 g
Protein	1,0	g/100 g
Fett	0,2	g/100 g
Asche	0,7	g/100 g
Kohlenhydrate	4,4	g/100 g
Fasern	1,1	g/100 g
Calcium	58	mg/100 g
Phosphor	93	mg/100 g
Eisen	4,4	mg/100 g
β-Karotin	0,3	mg/100 g
Riboflavin	0,07	mg/100 g
Niacin	5,6	mg/100 g
Ascorbinsäure	50	mg/100 g

Die Blätter der Nonipflanze enthalten – ähnlich wie die Früchte – relativ hohe Konzentrationen an Provitamin A, Vitamin B2 (Riboflavin), Vitamin B3 (Niacin) und Ascorbinsäure (Vitamin C).

Da im Handel nur getrocknete Noniblätter erhältlich sind, wird auch deren Nährstoffzusammensetzung in Tabelle 14 wiedergegeben. Es ist auffällig, dass der Vitamin C-Gehalt im Vergleich zu frischen Blättern stark reduziert ist. Das rührt daher, dass der Tee aus Geschmacksgründen einem Röstprozess unterzogen wird. Offenbar wird dabei das oxidationsempfindliche Vitamin C teilweise zerstört. Der Gehalt an antioxidativem Vitamin E hingegen ist sehr hoch. Der Tagesbedarf von 4 mg ist in nur 4 g Noniblättern enthalten. Diese Menge reicht für den Aufguss von vier Tassen Noniblatt-Tee aus.

Tabelle 14: Nährstoff- und Vitamingehalt von getrockneten und gerösteten Noniblättern (Noniblatt-Tee)
Quelle: EFSA 2008 (125)

Nährstoffe	Mittelwert	Dimension
Wassergehalt	3,2	g/100 g
Protein	19,1	g/100 g
Fett	4,9	g/100 g
Asche	11,8	g/100 g
Kohlenhydrate	60,7	g/100 g
Kalorien	363	Cal/100 g
Fasern	45	g/100 g
β-Karotin	2,9	mg/100 g
Riboflavin (Vitamin B2)	1,2	mg/100 g
Niacin (Vitamin B3)	4,4	mg/100 g
Ascorbinsäure (Vitamin C)	<1	mg/100 g
α-Tocopherol (Vitamin E)	101	mg/100 g

Aminosäuregehalt der Noniblätter

Wie die Früchte weisen auch die Blätter der Nonipflanze relativ hohe Gehalte an Aminosäuren auf. Da diese durchweg leicht wasserlöslich sind, gehen sie beim Aufgießen mit heißem Wasser in den Tee über. Durch den Prozess des Röstens der Blätter wird der Übergang noch erleichtert. Beim Rösten werden nämlich die Zellstrukturen zerstört, sodass deren Inhalt leichter in Lösung gehen kann. In Tabelle 15 sind die Aminosäuregehalte der getrockneten und gerösteten Noniblätter wiedergegeben.

Tabelle 15: Aminosäuregehalte von getrockneten und gerösteten Noniblättern
Quelle: EFSA 2008 (125)

Aminosäuren	Bereich (mg/100 g)
Alanin	750 – 950
Arginin	500 – 750
Asparaginsäure	1500 – 1750
Zystein	100 – 300
Glutaminsäure	1450 – 1675
Glycin	700 – 950
Histidin	200 – 375
Isoleucin	550 – 750
Leucin	1150 – 1350

Aminosäuren	Bereich (mg/100 g)
Lysin	200 – 350
Methionin	100 – 250
Phenylalanin	700 – 900
Prolin	600 – 850
Serin	550 – 750
Threonin	550 – 750
Tryptophan	150 – 350
Tyrosin	400 – 600
Valin	700 – 950

Metallgehalt der Noniblätter

Alle essentiellen Metalle sind in Noniblättern enthalten. Inwieweit sie beim Aufgießen des Tees in ihn übergehen, wurde bisher nicht untersucht. Durch den Verzehr der Blätter gelangen die Metalle jedoch in den Körper. Wie bei den Früchten geben wir auch zu den Blättern die entsprechenden Metallgehalte in einer Tabelle wieder.

Tabelle 16: Metallgehalte getrockneter und gerösteter Noniblätter
Quelle: EFSA 2008 (131) (125)

Metall	Mittelwert ± Standardabweichung	Dimension
Kalium	2275 ± 364	mg/100 g
Natrium	537 ± 161	mg/100 g
Magnesium	672 ± 78	mg/100 g
Calcium	2065 ± 113	mg/100 g
Eisen	14,2 ± 3,5	mg/100 g
Mangan	10,2 ± 0,7	mg/100 g
Zink	5,1 ± 0,8	mg/100 g
Kupfer	0,6 ± 0,05	mg/100 g

Auffällig ist der relativ hohe Gehalt an Magnesium, der ähnlich hoch ist wie der an Natrium. Magnesium ist ein Bestandteil des grünen Blattfarbstoffs Chlorophyll und daher in allen grünen Pflanzen reichlich enthalten. Menschen, die zu wenige grüne Pflanzen essen, leiden manchmal an Magnesiummangel. Er äußert sich häufig in Krämpfen der Muskulatur, z. B. in den Waden.

Auch der Calciumgehalt der Noniblätter ist sehr hoch. Er entspricht sogar fast deren Kaliumgehalt. In den Früchten beträgt er dagegen nur ein Fünftel des Kaliumgehaltes. Mangan, das in unserem Körper ein Bestandteil von Enzymen ist, die bestimmte Sauerstoffradikale zerstören (SOD = Superoxidaniondismutase), ist in Noniblättern genau so häufig anzutreffen wie Eisen.

Verschiedene Substanzen mit pharmakologischen Wirkungen

Noniblätter enthalten wie die Früchte zahlreiche Substanzen mit pharmakologischen Wirkungen. Dazu gehören auch die sogenannten Phytosterine Kampesterin (43 mg/100 g), Stigmasterin (50 mg/100 g) und β-Sitosterin (84 mg/100 g) (126). Die Phytosterine sind chemisch mit dem Cholesterin verwandt, das hauptsächlich in tierischer Nahrung vorkommt, aber auch vom Körper selbst gebildet werden kann. Obwohl diese Stoffe, ähnlich wie das Cholesterin, zu Gefäßablagerungen führen können, kommt dieser Effekt nicht zum Tragen, da die Phytosterine aus dem Darm kaum in das Blut übergehen. Stattdessen binden sie das Cholesterin im Darm und befördern seine Ausscheidung. Als Folge davon sinkt der Cholesterinspiegel im Blut. Phytosterine werden heute als Nahrungsergänzungsstoffe Lebensmitteln zugesetzt (z. B. Becel). Sehr hohe Dosen sind allerdings nicht zu empfehlen, da durch sie die Aufnahme fettlöslicher Vitamine (A und E) gestört wird.

Noniblätter enthalten relativ hohe Konzentrationen an den Flavonoiden Quercetin und Kämpferol. Sie kommen in ihnen sowohl in freier Form als auch an Zucker gebunden vor (126). Durch den Röstprozess nimmt der Gehalt an gebundenen Flavonoiden zugunsten der freien ab, wie wir selbst in unserem Labor festgestellt haben. Es wurde bereits erwähnt, dass die Flavonoide neben einer ausgeprägten antioxidativen Wirkung auch eine östrogene Wirkung entfalten. Unsere eigenen Untersuchungen haben gezeigt, dass sich diese Wirkung auch im Tee nachweisen lässt. Regelmäßiges Trinken von 1 – 2 Tassen Noniblatt-Tee könnte daher eventuell eine günstige Wirkung bei postmenopausalen Beschwerden haben.

Saludes und Mitarbeiter (75) isolierten aus Noniblättern einige bis dahin unbekannte Steroide, die – zumindest in vitro – eine bemerkenswerte Aktivität gegen Tuberkelbazillen entwickeln (siehe auch Seite 51 und 153). Noniblätter enthalten auch eine größere Anzahl von Iridoiden und einige Lignane. Diese Verbindungen dienen den Pflanzen als Abwehrstoffe gegen Fraßfeinde. Sie haben meistens einen sehr bitteren Geschmack. Pharmakologisch sollen sie entzündungshemmende und antioxidative Eigenschaften besitzen (127, 128).

Nonisamen

Eine Übersicht über den Nährstoffgehalt der Nonisamen enthält die Tabelle 17. Der größte Teil der Masse besteht aus polymeren Kohlenhydraten (Fasern). Verglichen mit den Früchten und Blättern enthalten die Samen einen wesentlich höheren Anteil an Fetten, was auf das in den Samen enthaltene Öl zurückzuführen ist. Pflanzensamen enthalten oft hohe Gehalte an Ölen, die den Keimlingen als Energiereserve dienen sollen.

Eine Übersicht über die Fettsäuregehalte der Nonisamen ist in der Tabelle 18 wiedergegeben. Das aus den Samen gewonnene Öl besteht zu 59,5 % aus Linolsäure und zu 17,4 % aus Ölsäure. Die Palmitinsäure macht noch einmal 9 % des Öls aus. Den Rest bestreiten die übrigen Fettsäuren.

Die Samen der Nonipflanze enthalten auch noch relativ hohe Konzentrationen an den Flavonoiden Quercetin und Kämpferol, was ihnen antioxidative Eigenschaften und eine entzündungshemmende Wirkung verleiht. Außerdem enthalten sie Phytosterine in beträchtlichen Konzentrationen, sowie Vitamin E. Diese Daten sind in Tabelle 19 wiedergegeben.

Tabelle 17: Nährstoffgehalt der Nonisamen
Quelle: West, Jensen, Westendorf, 2008 (129)

Nährstoff	Gehalt in g/Kg
Proteine	75,1 ± 1,8
Fette	124,9 ± 28,4
Asche	15,5 ± 3,3
Kohlenhydrate	771,4 ± 34,7
Fasern	790,4 ± 23,8

Tabelle 18: Fettsäure-Gehalte der Nonisamen
Quelle: West, Jensen, Westendorf, 2008 (129)

Inhaltsstoff	Anzahl der C-Atome (Doppelbindungen)	Gehalt in mg/Kg
Caprylsäure (Oktansäure)	8 (0)	3,4 ± 2,8
Palmitinsäure	16 (0)	12,5 ± 3,3
Palmitoleinsäure	16 (1)	0,1 ± 0,0
Margarinsäure	17 (0)	0,2 ± 0,1
Stearinsäure	18 (0)	5,6 ± 1,2
Ölsäure	18 (1)	21,1 ± 6,1
Linolsäure	18 (2)	89,9 ± 19,2
Linolensäure	18 (3)	0,2 ± 0,0
Arachinsäure	20 (0)	0,7 ± 0,2
Icosensäure	20 (1)	0,2 ± 0,0

Tabelle 19: Weitere Inhaltsstoffe der Nonisamen
Quelle: West, Jensen, Westendorf, 2008 (129)

Inhaltsstoff	Gehalt (mg/Kg)
β-Sitosterin	4310 ± 151
Campesterin	2195 ± 203
Stigmasterin	2020 ± 156
α-Tocopherol	382 ± 80
γ-Tocopherol	3357 ± 360
δ-Tocopherol	122 ± 11

Die Tagesdosis des für den Menschen bedeutsamen α-Tocopherols liegt bei 4 mg. Sie ist in nur 10 g Nonisamen enthalten. Das γ-Tocopherol kommt zwar in fast zehnfach höherer Konzentration in den Nonisamen vor, hat aber eine geringere biologische Wirksamkeit als das α-Tocopherol. Die hohen Gehalte an essentiellen Fettsäuren, Pflanzensterinen, Flavonoiden und Vitamin E lassen eine Nutzung der Nonisamen und des Samenöls als Nahrungsmittel oder Nahrungsergänzungsmittel als durchaus sinnvoll erscheinen. Bislang geschieht das kaum.

Noniwurzeln

Die Wurzeln der Nonipflanze sind, wie bereits erläutert, wegen ihres Gehaltes an Anthrachinonen nicht zur Anwendung am Menschen geeignet, auch wenn sie in der traditionellen Medizin der alten Polynesier verwendet wurden. Damals waren die heutigen Erkenntnisse über die krebserregenden Eigenschaften chemischer Substanzen noch nicht verfügbar. Außerdem ist zu berücksichtigen, dass eine

Krebs erregende Wirkung nicht immer deutlich sichtbar wird. Sie trifft zudem meist nur sehr wenige der Personen, die solche Stoffe zu sich nehmen, und oft dauert es Jahrzehnte, bis es zu einem Tumorwachstum kommt. Für die Zulassung von Noniprodukten als neuartige Lebensmittel durch die EU ist die Abwesenheit von Anthrachinonen von ausschlaggebender Bedeutung. Es ist daher undenkbar, dass ein Produkt auf der Basis von Noniwurzeln eine Zulassung erhielte.

Untersuchungen zur Zusammensetzung der Anthrachinonfraktion in Noniwurzeln finden sich unter den Literaturstellen 130 – 132. Nicht alle Anthrachinone sind toxisch. Unsere Untersuchungen aus den 1980er und 1990er Jahren haben die strukturellen Voraussetzungen für eine genotoxische (mutagene und krebserregende) Wirkung der Anthrachinone herausgestellt (133). Die stärkste Wirkung hat das Lucidin (1,3-Dihydroxy-2-hydroxymethyl-9,10-anthrachinon). Wir konnten zeigen, dass Lucidin eine chemische Bindung mit der Erbsubstanz DNS eingeht (134). Das ist bei vielen krebserregenden Substanzen der Fall. Lucidin erwies sich in allen unseren Testsystemen zur Detektion von krebserregenden Substanzen als positiv. Es erzeugte sogar Tumore in Ratten, nachdem sie mit den Wurzeln der Färberröte (*Rubia tinctorum* L.) gefüttert worden waren (135). Als ebenfalls stark genotoxisch erwies sich die mit dem Lucidin eng verwandte Verbindung Rubiadin (136). Zusätzlich fanden wir heraus, dass aus dem Glykosid des nicht genotoxischen Anthrachinons Alizarin durch Mitwirkung der Darmbakterien das genotoxische und kanzerogene 1-Hydroxy-Anthrachinon entsteht (137).

Die Nonipflanze gehört zur selben Pflanzenfamilie der Rubiaceen wie die Färberröte. Ihre Wurzeln enthalten ebenfalls Lucidin und Rubiadin (132). Wir dürfen daher annehmen, dass sie nach dem Verzehr die gleichen Reaktionen hervorrufen würden wie die Wurzeln der Färberröte. Aus diesem Grunde dürfen sie auf keinen Fall von Menschen zu sich genommen werden. Wir verzichten daher darauf, die übrigen Inhaltsstoffe der Noniwurzeln hier aufzulisten.

Qualitätsbestimmende Faktoren von Noniprodukten

Wir haben in diesem Buch stets allgemein von Nonifruchtsaft gesprochen und es vermieden, ein bestimmtes Produkt zu nennen. Das ist im Sinne einer möglichst neutralen Darstellung geboten. Da es sich beim Nonifruchtsaft aber um ein komplexes Produkt handelt und die verschiedenen am Markt gehandelten Produkte im Allgemeinen keiner Qualitätskontrolle durch staatliche Einrichtungen unterliegen, außer es besteht ein konkreter Verdacht, muss der Verbraucher damit rechnen, dass Produkte unterschiedlicher Qualität angeboten werden. Ein Verbraucher sollte also wissen, woran ein hochwertiger Nonifruchtsaft zu erkennen ist. Das allerdings ist nicht einfach festzustellen. Wir möchten aus wettbewerbsrechtlichen Gründen keine Empfehlungen für oder gegen ein bestimmtes Produkt geben. Wir können jedoch Merkmale nennen, die die Qualität eines Noniproduktes erkennbar machen. Um die Kriterien, die die Qualität eines Nonifruchtsaftes bestimmen, verständlich zu machen, stellen wir den Herstellungsprozess vom Baum bis in die Flasche dar. Zuvor seien jedoch dazu einige Untersuchungsverfahren vorgestellt.

Untersuchungsverfahren

Ein erstes Kriterium für die Qualität eines Nonifruchtsaftes ist dessen Beschaffenheit. Reiner Nonifruchtsaft hat eine leicht bräunliche

Farbe. Ist der Saft zu hell, ist er wahrscheinlich verdünnt. Eine sehr dunkle Farbe deutet darauf hin, dass der Saft aus einem Konzentrat hergestellt wurde oder einen Zusatz enthält, der ihn dunkler erscheinen lässt. Reine Nonifruchtsäfte haben den typischen Käsegeruch und einen eher unangenehmen Geschmack. Der typische Nonigeruch und -geschmack lässt sich durch Zusatz von anderen Fruchtsäften nicht vollständig überdecken. Fehlt er völlig, ist das ein sicheres Zeichen dafür, dass der Saft stark verdünnt wurde oder gar keinen Nonifruchtsaft enthält. Manche Säfte haben einen geradezu penetranten Geruch nach bestimmten Aromen. In allen derartigen Fällen, die wir bislang untersucht haben, war eine bestimmte Chemikalie zugesetzt worden. Wegen des relativ hohen Gehaltes an Fettsäuren ist auf der Oberfläche des Saftes häufig ein sehr dünner Film zu erkennen. Ein reiner Abtropfsaft sollte kein Sediment besitzen und dünnflüssig sein. Ein Nonipüree hingegen enthält viele Schwebestoffe und ist daher eher dickflüssig.

Um die Qualität eines Nonifruchtsaftes genauer zu bestimmen, sind chemische Untersuchungsverfahren erforderlich. Sie sollen nach Möglichkeit Auskunft über das Vorhandensein und die Konzentration bestimmter „typischer“ Inhaltsstoffe geben. Zum Nachweis dieser Stoffe müssen sie zuerst von dem komplexen Gemisch abgetrennt werden. Das wird durch die Ausnutzung der unterschiedlichen physikalischen Eigenschaften der einzelnen Stoffe erreicht. Bevor wir eine Trennung durchführen, reichern wir die Substanzen durch eine Extraktion an. Dazu schütteln wir den Saft mit einem organischen Lösungsmittel, das mit Wasser nicht mischbar ist. Organische Inhaltsstoffe lösen sich dabei in dem Lösungsmittel und können zusammen mit diesem abgetrennt werden. Eine andere Möglichkeit besteht darin, dem Saft zuvor alles Wasser zu entziehen. Das gelingt am besten durch Gefriertrocknung. Das zurückbleibende Pulver kann nun mit einem Lösungsmittel, wie z.B. Alkohol, extrahiert werden. Die Extrakte engt man dann auf ein kleines Volumen ein, um eine möglichst konzentrierte Lösung zu erhalten.

Flüchtige Substanzen kann man in einem sogenannten Gaschromatographen trennen. Dazu wird eine winzige Menge der Lösung (einige µl) des Extraktes in einen Heizblock eingespritzt. Die verdampfenden Inhaltsstoffe werden dann durch einen Gasstrom durch eine lange (10 – 50 m) dünne, spiralig aufgerollte Säule getrieben. Diese wird in einem Ofen langsam erhitzt. Hinter der Säule befindet sich ein Detektor, der geringe Unterschiede in der Gaszusammensetzung registriert. Die einzelnen Inhaltsstoffe des Extraktes verlassen die Säule in der Reihenfolge ihrer Siedepunkte, d.h. die leicht flüchtigen Stoffe erscheinen zuerst und die schwerer flüchtigen danach. Besonders aufwendig konstruierte Geräte enthalten als Detektor hinter der Säule ein sogenanntes Massenspektrometer, das die Molekulargewichte der nach und nach erscheinenden Substanzen registriert. Mit Hilfe dieses Verfahrens lassen sich die Fettsäuren und ätherischen Öle im Nonifruchtsaft sehr genau bestimmen.

Sind die Inhaltsstoffe schwer flüchtig, dann benötigt man ein anderes Verfahren. Man bezeichnet es als Hochdruck-Flüssig-Chromatographie (HPLC). Hierzu wird eine kleine Menge des Extraktes (10 – 50 µl) auf eine kurze Trennsäule aus Stahl (25 cm) gegeben, die mit einem bestimmten Absorptionsmaterial gefüllt ist. Durch diese Säule wird unter hohem Druck ein konstanter Strom eines Lösungsmittels geschickt, der die Inhaltsstoffe durch die Säule führt. Die Zusammensetzung des Lösungsmittels kann sich während der Analyse kontinuierlich ändern. Die unterschiedlichen Substanzen haben eine unterschiedliche Affinität zum Füllmaterial der Säule und werden durch das Lösungsmittelgemisch nacheinander von der Säule gewaschen. Hinter der Trennsäule befindet sich wiederum ein Detektor, der die Lichtabsorption des Lösungsmittels bei einer bestimmten Wellenlänge des Lichtes registriert. Verlässt eine Substanz aus dem Extrakt die Säule, dann ändert sich die Lichtabsorption am Detektor. Das Spektrum der absorbierten Wellenlängen ist außerdem stoffspezifisch. Je größer die Absorption, desto größer ist die Konzentration der Substanz im eluierenden Lösungsmittel und damit auch im Ausgangsgemisch. In einer zweidimensionalen Darstellung (Lichtabsorption gegen die Zeit) wird eine Kurve ersichtlich, die die einzelnen Substanzen als Peak (Hügel) erkennbar macht. In einem standardisierten Trennverfahren hat jede Substanz ihre charakteristische Retentionszeit. Das ist die Zeit, die zwischen dem Einspritzen auf die Säule und dem Erscheinen am Detektor vergeht. Das Absorptionsspektrum der Substanz bietet eine weitere Möglichkeit zur Identifizierung. Zum besseren Verständnis ist das Prinzip der Trennung in Abbildung 11 dargestellt.

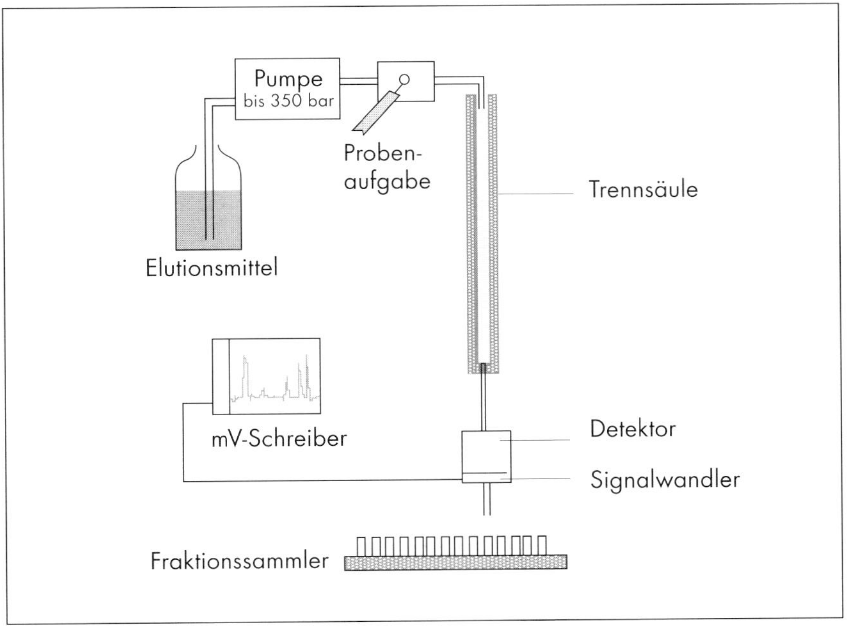

Abbildung 11: *Prinzip der Funktion einer HPLC-Trennung*

Das Stoffgemisch wird beim Durchgang durch die Säule in seine einzelnen Komponenten zerlegt, die nacheinander die Säule verlassen. Am Detektor werden sie registriert und von einem Schreiber aufgezeichnet.

Die HPLC ist die von uns bevorzugte Methode zur Analyse des Nonifruchtsaftes. Die Muster der einzelnen Peaks im Chromatogramm verhalten sich quasi wie ein Fingerabdruck, weshalb man auch von „fingerprint-Analyse" spricht. Wir möchten das in Abbildung 12 an einem Beispiel verdeutlichen. Dazu haben wir einen hochwertigen Nonifruchtsaft mit Ethylacetat als Lösungsmittel extrahiert und den Extrakt einer solchen HPLC-Analyse unterzogen. Wir verwenden drei Substanzen als Leitsubstanzen: Scopoletin, Quercetin und Dekatriensäure. Letztere bezeichnen wir als CPX.

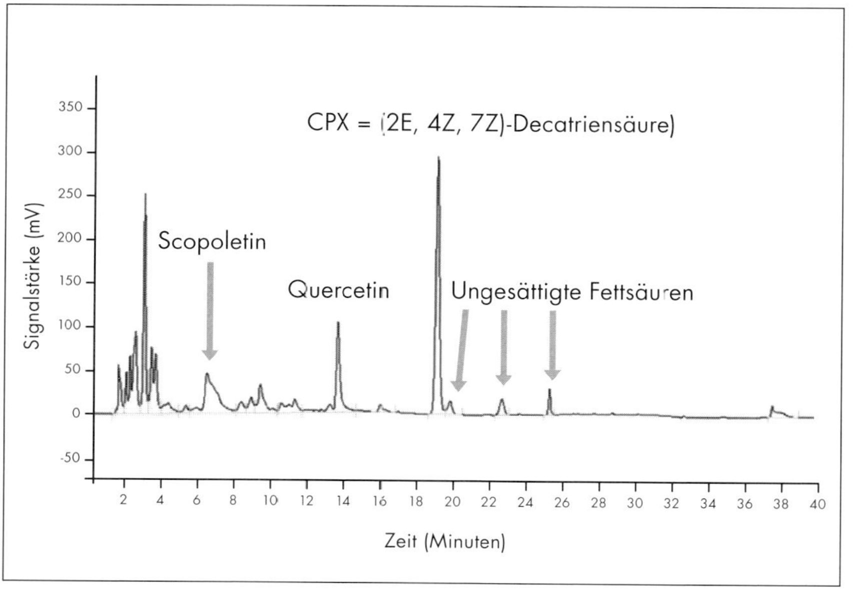

Abbildung 12: *HPLC-Analyse des Ethylacetat Extraktes eines Nonifruchtsaftes* *(Quelle: Basar 2007)*
Jeder Peak repräsentiert einen bestimmten Inhaltsstoff des Nonifruchtsaftes. Einige der Peaks dienen als Leitsubstanzen, weil sie stets im Nonifruchtsaft enthalten sind. In diesem Falle sind das Scopoletin, Quercetin und die Decatriensäure (CPX).

Das Scopoletin ist besonders wichtig für die entzündungshemmende Wirkung des Nonifruchtsaftes. Der Stoff kommt auch in anderen Pflanzen vor. Quercetin ist ebenfalls ein wichtiger Inhaltsstoff, der besonders an der antioxidativen Wirkung des Nonifruchtsaftes beteiligt ist. CPX ist im Pflanzenreich extrem selten anzutreffen und daher ideal geeignet, um einen Nonifruchtsaft zu identifizieren. Wir haben den Stoff in jeder Nonifrucht gefunden, die wir analysiert haben, unabhängig davon, aus welchem Anbaugebiet auf der Erde die Früchte stammten. Fehlt CPX in einem Saft völlig, handelt es sich mit Sicherheit nicht um Noni.

Zur weiteren Charakterisierung eines Nonifruchtsaftes eignen sich die Metalle. Kalium ist ein wichtiger Bestandteil der Pflanzenzelle und daher in den meisten Fruchtsäften in relativ hoher Konzentration enthalten. Natrium dagegen ist nur in etwa zehnfach geringerer Konzentration enthalten. In ähnlicher Größenordnung wie das Natrium kommen die Konzentrationen von Calcium und Magnesium vor. Die übrigen Metalle zeigen eine charakteristische Verteilung ihrer Häufigkeit. Enthält ein Saft nur geringe Kaliumkonzentrationen, etwa weniger als ein Gramm pro Liter, dann ist er mit hoher Wahrscheinlichkeit verdünnt. Ist das Verhältnis von Natrium zu Kalium wesentlich größer als 1:10, dann deutet das darauf hin, dass dem Saft Natrium zugesetzt wurde, z. B. in Form des Konservierungsstoffes Natriumbenzoat.

Für die Bestimmung der Metallkonzentrationen verwendet man das Verfahren der Atom-Absorptions-Spektroskopie (AAS). Hierbei wird die Analysenprobe in einer sehr heißen Flamme oder in einem auf ca. 3000 °C erhitztem Graphitrohr verdampft. Die Gasphase, die das zu analysierende Metall enthält, wird mit Licht aus einer Kathodenlampe durchstrahlt. Das Licht „erkennt" gewissermaßen das zu analysierende Metall in der Gasphase. Diese Methode ist sehr empfindlich. Es können mit ihr Metallkonzentrationen von weniger als einem Millionstel Gramm (µg) in einem Liter Wasser bestimmt werden.

Regionale Unterschiede

Die Nonipflanze wächst in fast allen tropischen Regionen der Erde. Im Laufe der Jahrtausende hat sich das genetische Material standortabhängig verändert, so dass leichte Unterschiede im Aussehen und auch in der chemischen Zusammensetzung der Nonipflanzen entstanden sind. Diese Veränderungen könnten sich auf die biologischen Wirkungen des Nonifruchtsaftes auswirken. Klimatische Unterschiede sowie eine unterschiedliche Beschaffenheit des Bodens können ebenfalls zu verschiedenen Zusammensetzungen der Nonifrüchte führen, mit möglichen Konsequenzen für die Qualität des Nonifruchtsaftes.

Die Haupterntegebiete der Nonifrüchte, aus denen die am Markt befindlichen Säfte hergestellt werden, liegen in der Polynesischen Inselwelt und auf den Inseln des Hawaii-Archipels. Aber auch die karibischen Inseln und Staaten in Mittelamerika beliefern in zunehmendem Maße den Markt. Dazu kommen noch die Indonesischen Inseln sowie Indien, Thailand und Malaysia. Auch dort hat man erkannt, dass Noni ein interessantes Agrarprodukt für den Export sein kann. Leider liegen uns keine umfassenden Analysen der Früchte aus allen verschiedenen Anbaugebieten vor, mit deren Hilfe regionale Unterschiede deutlich zu machen wären. Hinzu kommt noch die Schwierigkeit, dass wir, wie wir dargelegt haben, auch nicht wissen, welche Inhaltsstoffe für die jeweiligen Wirkungen verantwortlich sind. Um also den Einfluss der regionalen Herkunft auf die Wirksamkeit eines bestimmten Nonifruchtsaftes bestimmen zu können, müssten wir die beschriebenen Experimente und Beobachtungen am Menschen für jedes einzelne Produkt durchführen. Es ist gewiss nachvollziehbar, dass dies wegen des enormen Aufwands unmöglich ist. Wir reduzieren daher die Fragestellung auf die Untersuchung bestimmter Leitsubstanzen, die darüber aufklären soll, ob beim Herstellungsprozess bestimmte Regeln beachtet wurden und ob die Angaben auf dem Etikett der Flasche zutreffen.

Um eine Vorstellung von der normalen Schwankungsbreite der Konzentration der Leitsubstanzen zu erhalten, haben wir Nonifrüchte aus mehreren Gegenden gesammelt und mit den genannten Verfahren analysiert. Insgesamt wurden über 40 verschiedene Früchte analysiert, die von elf verschiedenen Inseln aus Französisch-Polynesien, zwei Inseln des Hawaii-Archipels, zwei Inseln der Malediven und von Mauritius stammten. Die Schwankungsbreite der Leitsubstanzen vermittelt eine Vorstellung davon, mit welchen Schwankungen zu rechnen ist, wenn Nonisäfte aus Früchten unterschiedlicher Gegenden gewonnen werden.

Die Abbildung 13 verdeutlicht den Sachverhalt am Beispiel der Metalle Kalium, Natrium, Calcium und Magnesium. Die angegebenen Konzentrationen beziehen sich auf den Trockengehalt der Früchte. Dadurch werden Schwankungen, die durch unterschiedliche Wassergehalte der Früchte verursacht werden, ausgeglichen. Der Kaliumgehalt liegt im Mittel bei 16 g/Kg. Der Calciumgehalt beträgt etwa 1/6 dieses Wertes und die Natrium- und Magnesiumgehalte etwa 1/10 des Kaliumgehaltes. Die Schwankungsbreite der Konzentrationen, die durch die senkrechten Balken in den Säulen repräsentiert werden, zeigen an, mit welchen Unterschieden man rechnen muss, wenn man Nonisäfte aus unterschiedlichen Regionen miteinander vergleicht. Da ein unverdünnter Nonifruchtsaft etwa 10% Trockenmasse enthält, sollten die Konzentrationen der Metalle je Liter Saft etwa 10% der Werte je Trockenmasse der Früchte betragen. Für Kalium wären das im Mittel 1,6 g/L, für Natrium nur etwa 0,12 g/L. Diese Mengenverhältnisse sollten sich in einem reinen Nonifruchtsaft wiederfinden. Weichen sie deutlich davon ab, handelt es sich wahrscheinlich nicht um einen reinen Saft. Besondere Skepsis ist geboten, wenn der Natriumgehalt deutlich mehr als 10% des Kaliumgehaltes beträgt.

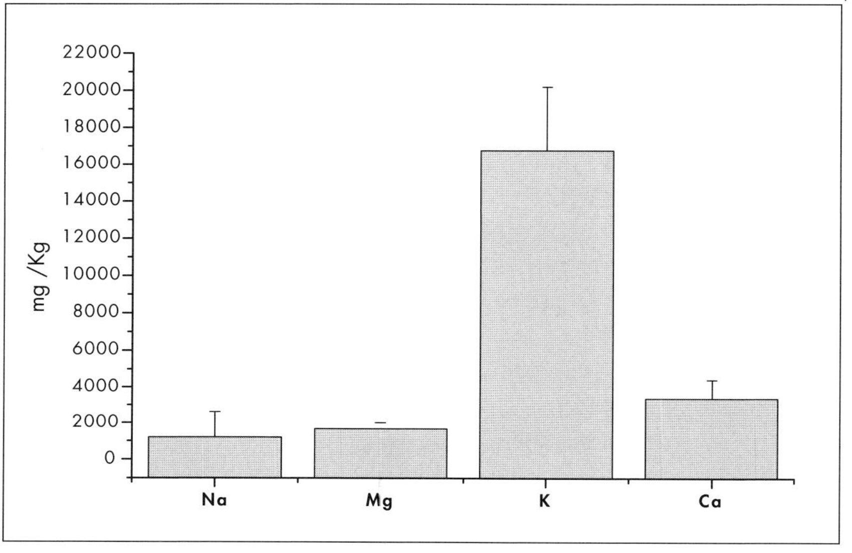

Abbildung 13: *Metallgehalte von Nonifrüchten unterschiedlicher Herkunft*

Die angegebenen Werte beziehen sich auf die Trockenmasse der Nonifrüchte. Die Konzentrationen an Natrium, Magnesium und Calcium liegen in einer vergleichbaren Größenordnung. Der Kaliumgehalt hingegen ist deutlich größer.

Für die Bestimmung der organischen Leitsubstanzen haben wir Säfte verwendet, die wir direkt durch Auspressen von Nonifrüchten gewonnen haben. Wir haben sie an insgesamt vierzig Standorten gesammelt. Eine Bestimmung aus gefriergetrockneten Früchten, die bei Metallen möglich ist, ist bei organischen Substanzen problematisch, da das CPX während des Trocknens teilweise verdampft. Dabei sinkt der relative Anteil von CPX im Verhältnis zu den nicht flüchtigen Substanzen Scopoletin und Quercetin. Andererseits bietet dieser Umstand allerdings die Möglichkeit zu erkennen, ob ein im Handel erhältlicher Nonifruchtsaft durch Rehydrierung aus einem Konzentrat hergestellt wurde. Vor der Extraktion werden die Säfte mit Schwefelsäure erhitzt, um die Glykoside der Leitsubstanzen zu spalten. Auf diese Weise erhält man die Gesamtgehalte der Leitsubstanzen, die sich aus den glykosidisch gebundenen und den freien Anteilen zusammensetzen. Abbildung 14 verdeutlicht diesen Sachverhalt.

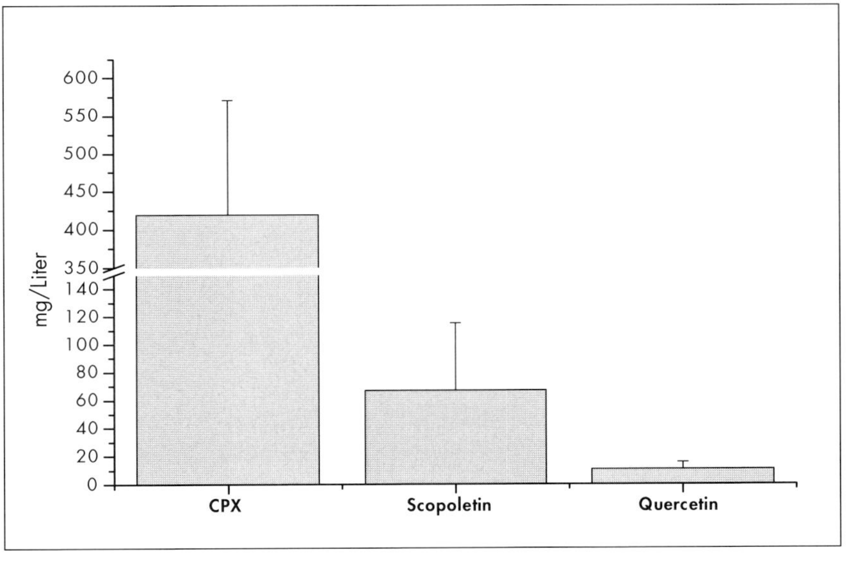

Abbildung 14: ***Gehalt und Streuung der organischen Leitsubstanzen von Nonifruchtsäften unterschiedlicher Herkunft***

Die Früchte stammen aus vierzig verschiedenen Gegenden im Pazifik und Indischen Ozean. Die angegebenen Werte beziehen sich auf die Konzentrationen im Saft. Glykoside wurden vor der Analyse gespalten.

Herstellungsverfahren

An dieser Stelle greifen wir den Gedanken auf, die Herstellung des Nonifruchtsaftes vom Baum bis in die Flasche zu verfolgen und mögliche Auswirkungen seiner Zusammensetzung und damit verbunden auch auf seine biologische Wirksamkeit zu untersuchen. Beginnen wir beim Erntevorgang. Üblicherweise werden für die Herstellung der Nonisäfte reife Früchte verwendet. Sie sollten sich noch fest anfühlen und eine hellgelbe Farbe zeigen. Wenn die Früchte bei der Ernte noch grün sind, schmeckt der aus ihnen gewonnene Saft bitter. Auf Seite 31 zeigt ein Foto frisch gepflückte Nonifrüchte. Nach der Ernte müssen die Früchte gewaschen werden, um sie von Staub und anderen Verunreinigungen zu befreien. Das geschieht meistens auf einem Sieb, auf dem die Früchte auch trocknen können. Die Stängel müssen vollständig entfernt werden, denn sie enthalten Anthrachinone, die in den Saft übergehen könnten. Auf dem Sieb werden die Früchte innerhalb von einigen Stunden oder Tagen vollständig reif. Sie sind dann sehr hell und weich und riechen nach Käse.

Um einen reinen Abtropfsaft zu erhalten, müssen die reifen Früchte ausgepresst und der Saft durch einen geeigneten Filter passiert werden. Alternativ kann er auch in großen Behältern gelagert werden, wobei sich die Feststoffe am Boden sammeln. Je reifer die Früchte zu diesem Zeitpunkt sind, umso niedriger ist der Anteil der glykosidisch gebundenen Wirkstoffe im Saft. Für die in Abbildung 14 dargestellten Analysen haben wir Früchte, die unmittelbar nach der Ernte eingefroren wurden, zu Hause aufgetaut und mit einer Kartoffelpresse ausgepresst. Die so gewonnenen Säfte enthielten die organischen Leitsubstanzen zum größten Teil als Glykoside. Für eine Spaltung der Glykoside ist eine längere Einwirkzeit der in den Früchten enthaltenen Glykosidasen nötig. Dieser Vorgang beginnt erst, wenn die Früchte weich werden. Glykosidische Verbindungen können die Darmwand nicht passieren.

Sie müssen zuvor durch die im Dickdarm vorhandenen Bakterien gespalten werden. Der Nahrungsbrei benötigt viele Stunden, bis er den Dickdarm erreicht. Dadurch wird die Wirkung der betreffenden Substanzen verzögert. Ihre Resorption ist außerdem oft verringert, weil die Verhältnisse dazu im Dickdarm ungünstiger sind als im Dünndarm.

Diese Erkenntnisse hatten offenbar schon die alten Polynesier auf rein empirischem Wege gewonnen, denn sie haben die Nonisäfte einem Fermentationsprozess unterzogen. Die meisten Hersteller fermentieren ihre Nonisäfte in Anlehnung an die traditionelle Herstellungsweise. Dazu werden die reifen Früchte – manchmal unter Zusatz von Wasser – in ein Gefäß für einige Wochen oder sogar Monate verschlossen. (138) Während dieser Zeit verändern nicht nur die Enzyme der Früchte die Zusammensetzung des Nonifruchtsaftes, sondern auch die Enzyme verschiedener Mikroorganismen. So erhöhen sich beispielsweise die Konzentrationen phenolischer Bestandteile und des Scopoletins, wodurch die antioxidativen Eigenschaften des Nonifruchtsaftes gesteigert werden (48). Da die Nonifrucht nur wenig fermentierbaren Zucker enthält, entsteht nur sehr wenig Alkohol. Auf der anderen Seite nimmt der Säuregehalt des Saftes bei der Fermentation zu. Der pH-Wert pendelt sich meistens um Werte zwischen 3 – 4 ein. Beim Fermentationsprozess werden die meisten Glykoside gespalten. Für die gewählten Leitsubstanzen bedeutet das, dass sie in den fermentierten Säften nur noch in freier und nicht mehr in gebundener Form vorkommen. So lässt sich erkennen, wenn ein Nonifruchtsaft fermentiert wurde.

Nach Beendigung des Fermentierungsprozesses kann die Weiterverarbeitung auf zwei Arten erfolgen. Eine besteht darin, den Saft aus der Masse herauszupressen und in Gefäße zu füllen. Nach einer gewissen Zeit setzt sich am Boden ein Sediment ab, von dem der Saft vorsichtig dekantiert wird. Man kann die Trennung des klaren Saftes vom Sediment auch durch Filtration erreichen. Das ist allerdings aufwendiger und daher teurer. Die andere Möglichkeit der Weiterverarbeitung besteht darin, den Fruchtbrei zu zerkleinern und die Kerne zu entfernen. Auf diese Weise erhält man ein Fruchtpüree, das reichlich feste Bestandteile enthält, die zum größten Teil aus unverdaulichen Fasern bestehen. Diese Fasern absorbieren jedoch Wirkstoffe wie z. B. Quercetin. Diese Stoffe würden bei der Abtrennung des Sedimentes verloren gehen.

Bevor das Produkt in Flaschen abgefüllt werden kann, muss es durch Erhitzen (Pasteurisieren) keimfrei gemacht werden. Das ist gesetzlich vorgeschrieben, weil Mikroorganismen im fertigen Produkt zu gesundheitlichen Problemen bei den Verbrauchern führen können. Ein Hersteller, der sein Nonifruchtsaftprodukt nicht pasteurisiert, handelt illegal. Durch die Erhitzung werden nicht nur sämtliche Mikroorganismen im Rohprodukt abgetötet, sondern auch nahezu alle Enzyme inaktiviert. Das ist vorteilhaft, weil so die Haltbarkeit des Saftes verbessert wird. Nachteile für die Wirksamkeit des Produktes ergeben sich durch die Erhitzung nicht, da die makromolekularen Enzyme nicht zu den Wirkstoffen des Nonifruchtsaftes gehören.

Nonifruchtsaft und Nonipüree sind wegen ihres niedrigen pH-Wertes und aufgrund der in ihnen enthaltenen antimikrobiellen Substanzen lange haltbar. Ein Zusatz von Konservierungsstoffen ist daher entbehrlich. Dennoch haben wir in einigen Produkten Konservierungsstoffe gefunden, z. B. Natriumbenzoat. Diese Stoffe waren auf dem Etikett nicht angegeben, womit gegen bestehende Lebensmittelverordnungen verstoßen worden ist. Nonifruchtsaft und Nonipüree müssen nur dann durch zusätzliche Konservierungsstoffe haltbar gemacht werden, wenn sie verdünnt werden und ihnen außerdem Zucker oder zuckerhaltige Produkte (z. B. Honig) zugesetzt werden. In diesem Fall würde das Produkt ohne Konservierungsstoffe, wie andere stark zuckerhaltige Fruchtsäfte auch, nach dem Öffnen rasch verderben.

Da der Geschmack eines reinen Nonifruchtsaftes von den meisten Konsumenten als sehr unangenehm empfunden wird, setzen viele Hersteller ihrem Produkt Fremdsäfte zu. Dadurch wird der Nonifruchtsaft zwangsläufig verdünnt. Handelt es sich bei den Zusätzen um reine Fruchtsäfte, deren Anteile im Verhältnis zum Nonifruchtsaft gering sind, dann wird seine Wirksamkeit kaum beeinflusst. Die anderen Fruchtsäfte können zudem wertvolle Inhaltsstoffe beisteuern. Besteht das Produkt allerdings überwiegend aus Fremdsäften, dann ist die Bezeichnung „Nonifruchtsaft" irreführend. Die in diesem Buch beschriebenen Wirkungen von Nonifruchtsaft können dann nicht in vollem Umfange eintreten.

Manche Hersteller verwenden anstelle von Fruchtsäften Aromastoffe, um den Geschmack des Saftes angenehmer zu machen. Ein Verbraucher sollte dazu wissen, dass eine Bezeichnung wie „natürliches Himbeeraroma" keineswegs bedeuten muss, dass tatsächlich eine Himbeeressenz zugefügt wurde. In den meisten dieser Fälle wurde stattdessen die Chemikalie 4-Hydroxyphenyl-butylketon verwendet. Dieser Stoff kommt zwar auch in Himbeeren vor, aber nur in sehr geringer Menge. Daher wird er im Tonnenmaßstab aus Holzspänen in einem Fermentierungsprozess unter Zusatz bestimmter Pilze hergestellt. Das Produkt darf als „natürliches Himbeeraroma" bezeichnet werden, weil es durch einen natürlichen Prozess (Fermentation) gewonnen wurde, auch wenn Himbeeren dabei nicht verwendet wurden. Wird ein Aromastoff, der auch in einer Pflanze vorkommt, auf rein chemischem Weg gewonnen, wie z. B. Vanillin, dann wird er als „naturidentisches" Aroma bezeichnet.

Um die praktische Relevanz der vorherigen Ausführungen zu verdeutlichen, werden wir anhand einiger Beispiele aufzeigen, wie die beschriebenen Analyseverfahren die jeweilige Herstellung eines Noniprodukts transparent machen. Zur Wahrung der gebotenen Neutralität haben wir die untersuchten Produkte anonymisiert und bezeichnen sie im Folgenden als Saft 1 – 11.

Bestimmung der Leitmetalle

Zunächst wenden wir uns dem Kaliumgehalt zu. Wie in Abbildung 13 dargestellt, sollte der Kaliumgehalt eines als „rein“ bezeichneten Nonifruchtsaftes etwa 1600 mg je Liter betragen. Die Schwankungsbreite liegt bei ± 400 mg je Liter. In Abbildung 15 haben wir die Kaliumgehalte der elf Nonisäfte aus dem Handel (S1 – S11) dargestellt und zusätzlich einen Wert für den Direktsaft mit der gemessenen Schwankungsbreite aus 40 Proben eingefügt. Nur der Saft S9 liegt innerhalb der Schwankungsbreite des Standards (DS). Die übrigen Säfte enthalten entweder zu viel oder zu wenig Kalium. Ist der Kaliumgehalt sehr viel höher als der mittlere Kaliumgehalt der Direktsäfte, was auf die Säfte S(1, 4, 5, 7, 8, 11) zutrifft, dann ist zu vermuten, dass diese Säfte aus einem Konzentrat hergestellt wurden, dem weniger als die zuvor entzogene Menge Wasser zum Verdünnen zugesetzt wurde. Sind die Werte wesentlich niedriger, wie bei den Säften S(2, 3, 6, 10), dann sind diese Säfte mit hoher Wahrscheinlichkeit verdünnt.

Ein weiteres Indiz liefern die Metalle Natrium, Calcium und Magnesium. Drückt man den Gehalt der drei Metalle als Relation zum Kaliumgehalt (K) aus, dann erhält man für die 40 Kontrollproben folgende Werte: Natrium (Na) = 7,2 %; Calcium (Ca) = 20,2 %; Magnesium (Mg) 10,0 %. In Tabelle 20 sind die entsprechenden Werte für die elf untersuchten Säfte und für den Standard (DS) wiedergegeben.

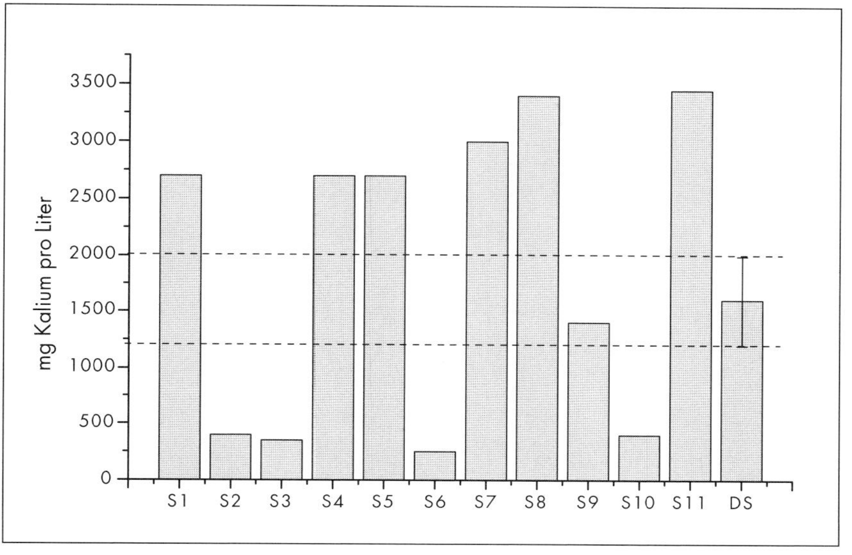

Abbildung 15: *Kaliumgehalt von elf Nonisäften aus dem Handel*
Die Säfte sind mit S1 – S11 gekennzeichnet. Die Säule DS entspricht dem mittleren Kaliumgehalt aus 40 Nonifruchtproben. Der senkrechte Balken und die waagerechten Linien geben die Streubreite dieser Proben wieder.

Der Natriumgehalt der Kontrollproben liegt bei 7,2 % des Kaliumgehaltes. Es fällt auf, dass die Säfte S(2, 3, 6, 10) deutlich mehr Natrium im Verhältnis zum Kalium aufweisen. Sie liegen zwischen 38 – 50 %. Das ist ein sicheres Indiz dafür, dass die Säfte nachträglich mit natriumhaltigen Zusätzen versehen wurden, etwa mit Natriumbenzoat. Es sind dieselben Säfte, die bereits wegen ihres sehr niedrigen Kaliumgehaltes aufgefallen sind, der auf eine starke Verdünnung der Säfte hinweist. Durch Verdünnung sinkt die Haltbarkeit des Saftes. Deshalb ist der Zusatz der Konservierungsstoffe erforderlich.

Tabelle 20: Relativer Gehalt von Na, Ca und Mg bezogen auf K in elf Nonisäften aus dem Handel (S1 – S11)

Nonifruchtsaft	Na/K (%)	Ca/K (%)	Mg/K (%)
Mittelwert DS	**7,2**	**20,2**	**10,0**
S1	3,3	0,6	9,6
S2	50	10,2	7,5
S3	50	9,6	8,5
S4	3,7	1,2	8,1
S5	6,8	1,8	10
S6	38	14,2	8
S7	2,5	0,7	8,6
S8	8,5	0,5	8,5
S9	5,3	3,7	10,7
S10	46	9,1	7,5
S11	3,6	0,9	9,8

Beim Blick auf das Verhältnis von Calcium zu Kalium fällt auf, dass diejenigen Säfte, deren Kaliumgehalte wesentlich über der Norm liegen, stark unterdurchschnittliche Ca/K-Verhältnisse aufweisen. Dieser Befund stützt unsere Hypothese, dass es sich um Säfte handelt, die aus Konzentraten hergestellt wurden. Einige Salze des Calciums, wie z. B. Calciumphosphat, sind in Wasser nur schwer löslich. Beim Vorgang des Konzentrierens wird die Löslichkeit von Calciumphosphat und anderen Calciumsalzen jedoch überschritten, so dass sie als Niederschlag ausfallen. In der (dick)flüssigen Phase nimmt die relative Calciumkonzentration gegenüber den leicht löslichen Salzen des Natriums und Kaliums ab. Der einzige Saft, der weder bezüglich des Na/K-Verhältnisses noch des Ca/K-Verhältnisses auffällig ist, ist der Saft S9. Er ist offenbar weder nennenswert verdünnt noch aus einem Konzentrat hergestellt worden.

Zum Schluss schauen wir auf das Mg/K-Verhältnis. Es liegt bei allen Säften in einem unauffälligen Streubereich um den Kontrollwert. Das bedeutet, dass der Magnesiumanteil der Säfte stets aus dem Nonifruchtsaftanteil stammt. Auch andere Fruchtsäfte, die zur Geschmacksverbesserung zugesetzt werden, weisen ein ähnliches Mg/K-Verhältnis auf, so dass dies durch den Zusatz nicht verändert wird. Magnesiumsalze sind hinreichend wasserlöslich, so dass sie beim Konzentrieren des Saftes nicht ausfallen.

Als Fazit kann also festgehalten werden, dass schon durch eine einfache Bestimmung der Metalle K, Na und Ca, die mit Hilfe eines Atomabsorptions-Spektrometers durchgeführt werden kann, weitreichende Aussagen über die Qualität eines Nonifruchtsaftes gemacht werden können. Metallanalysen werden in vielen Industrielabors routinemäßig durchgeführt. Jeder Leser, der genauere Informationen über einen bestimmten Nonifruchtsaft haben möchte, kann solche Analysen zu einem angemessenen Preis in Auftrag geben.

Bestimmung der organischen Leitsubstanzen

Als organische Leitsubstanzen haben wir die Verbindungen Decatriensäure (CPX), Scopoletin und Quercetin ausgewählt. Ein Produkt, das als Nonifruchtsaft bezeichnet wird, muss diese Verbindungen enthalten. Das Verhältnis von CPX/Scopoletin lässt darüberhinaus Rückschlüsse darauf zu, ob ein Saft aus einem Konzentrat hergestellt wurde. Hierzu verweisen wir auf die Ausführungen auf den Seiten 222 und 223 sowie auf Abbildung 18.

Wir haben die drei Leitsubstanzen in den gleichen elf Nonisäften untersucht, die wir auch für die Metallbestimmungen verwendet haben. Die Ergebnisse sind in Tabelle 21 wiedergegeben.

Tabelle 21: Konzentration der organischen Leitsubstanzen CPX, Scopoletin und Quercetin in 11 Nonisäften des Handels

Nonifruchtsaft	CPX (mg/L)	Scopoletin (mg/L)	Quercetin (mg/L)
DS	**419 ± 151**	**66,9 ± 48**	**10,9 ± 4,9**
S1	37,8	30,3	1,32
S2	3,12	n.d.	n.d.
S3	9,03	1,83	n.d.
S4	36,8	25,92	1,11
S5	15,2	19,6	n.d.
S6	5,06	3,51	n.d.
S7	29,0	29,8	1,36
S8	23,1	48,1	1,71
S9	76,0	16,6	4,41
S10	0,93	0,89	n.d.
S11	18,85	27,57	3,06

Erneut fallen die Säfte S (2, 3, 6, 10) dadurch auf, das die Werte für alle Leitsubstanzen deutlich unter dem Durchschnitt liegen. So wird abermals der Verdacht nahe gelegt, dass diese Säfte nur einen sehr geringen Anteil an Nonifruchtsaft enthalten. Extrem niedrig liegen die Werte bei Saft 11. Die für den Nonifruchtsaft typischen Wirkungen kann man von diesem Produkt daher nicht erwarten. Den höchsten Anteil an CPX hat der Saft 9. Bezüglich des Scopoletin-Gehaltes steht dieser Saft jedoch nur an siebter Stelle. Das könnte daran liegen, dass die sechs Säfte mit höheren Scopoletin-Konzentrationen aus einem Konzentrat hergestellt wurden, was die Metallbestimmung bereits vermuten lässt. Wir haben in Abbildung 16 die CPX/Scopoletin-Verhältnisse der elf Säfte graphisch dargestellt.

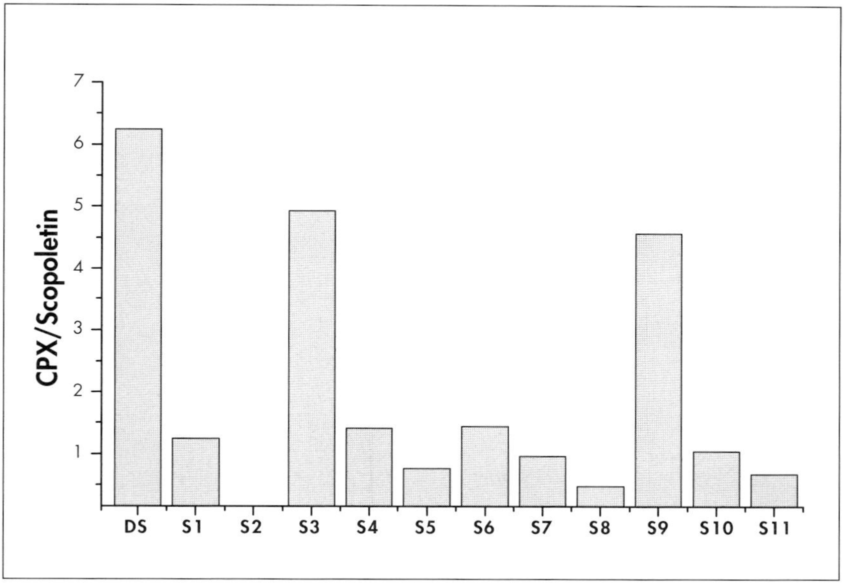

Abbildung 16: ***Relative Konzentrationen von CPX/Scopoletin in elf im Handel erhältlichen Nonisäften***

Aus der Abbildung geht hervor, dass nur die Säfte 3 und 9 ein ähnliches CPX/Scopoletin-Verhältnis aufweisen wie der Kontrollwert, den wir aus 40 selbst gepressten Säften ermittelt haben. Bei allen anderen Säften ist der relative Anteil an Scopoletin wesentlich größer, was einen kleineren Quotienten CPX/Scopoletin zur Folge hat. Das deutet darauf hin, dass diese Säfte aus einem Konzentrat hergestellt wurden. Da einige dieser Säfte absolut gesehen sehr geringe Konzentrationen aller Leitsubstanzen aufweisen, müssen sie durch Verdünnen eines Konzentrates weit unter den Bereich des natürlichen Saftes hergestellt worden sein. Der Saft 3 ist zwar gegenüber natürlichem Nonifruchtsaft verdünnt, wurde aber offenbar nicht aus einem Konzentrat hergestellt, denn dann sollte der relative Anteil an Scopoletin gegenüber CPX größer sein.

Die Ausführungen sollten deutlich machen, dass es große Unterschiede in der Qualität von Nonifruchtsäften gibt, die im Handel erhältlich sind. Säfte, die aus Nonifrüchten ohne Konzentrierung und späterer Rehydrierung gewonnen wurden, sind scheinbar nur selten zu haben. Auch werden viele Produkte stark verdünnt, sodass die erwünschten Wirkungen entweder garnicht oder nur durch Einnahme sehr großer Mengen eintreten sollten. Obwohl alle in Europa legal im Markt befindlichen Produkte sich auf die EU-Zulassung der „Novel Food“ Kommission berufen, erfüllen einige nicht die dafür notwenigen Voraussetzungen. Hinweise auf den Flaschen wie: „aus 100 % reinem Nonisaft“ stimmen häufig nicht. Auch enthalten einige Säfte Zusätze von Konservierungsstoffen, die auf der Flasche nicht deklariert sind, obwohl dieses gesetzlich vorgeschrieben ist. Möchte man die Vorteile des Nonifruchtsaftes in Anspruch nehmen, dann sollte man zuvor eine genaue Auswahl eines geeigneten Produktes treffen. Einige Kriterien für diese Auswahl haben wir aufgezeigt.

Noniblatt-Tee wurde erst kürzlich auf Begehren einer Firma als Novel Food in der EU zugelassen. Es ist anzunehmen, dass bald weitere Hersteller entsprechende Produkte auf den Markt bringen werden. Auch in diesem Falle gilt, dass der Herstellungsprozess sorgfältig überprüft werden muss. Besonderes Augenmerk ist dabei einer möglichen Verunreinigung durch Mykotoxine (Gifte aus Schimmelpilzen) zu widmen. Die Herkunft und das Alter der Blätter sind ebenfalls wichtig. Es sollten junge, gut ausgebildete Blätter verwendet werden. Vor allem aber muss darauf geachtet werden, dass die Noniblätter nicht mit denen anderer (billigerer) Pflanzen verschnitten werden.

Dank

Ohne die Mithilfe zahlreicher Personen hätte dieses Buch nicht geschrieben werden können. An erster Stelle danken wir der Fa. Tahitian Noni International und ihren Gründern für die jahrelange Unterstützung unserer Forschungsarbeiten. Ein besonderer Dank gebührt den Herren Kevin Asay und David Wadsworth sowie Jarakae Jensen und Brett West. Durch sie haben wir Zugang zu der Nonithematik erhalten sowie jede erdenkliche Unterstützung bei der Durchführung unserer Forschung.

Wir danken ebenfalls den vielen Personen, die uns ihre Erfahrungen mit dem Nonifruchtsaft mitgeteilt und uns dadurch zu wichtigen Erkenntnissen über die Wirkung verholfen haben.

Wir danken auch Frau Dr. Simla Basar, die sowohl an der technischen wie auch wissenschaftlichen Gestaltung dieses Buches einen entscheidenden Anteil hatte.

Schließlich möchten wir Herrn Dr. Michael Fürtjes danken, der dieses Buch für uns vortrefflich lektoriert hat.

Anhang

Literaturverzeichnis

1. Baker, J.G. (1970). In: *Flora of Mauritius and the Seychelles*, J. Cramer and H.K. Swann (eds), Verlag J. Cramer, New York, NY, USA.
2. Dixon, A.R., McMillen, H., Etkin, N.L. (1998) Ferment This: The transformation of noni, a traditional Polynesian medicine (*Morinda citrifolia, Rubiaceae*). *Economic Botany*, 53 (1), 51–68.
3. Legal, L., Chappe, B., Jallon, J.M. (1994). Molecular basis of *Morinda citrifolia* (L.): Toxicity on *Drosophila*. *J. Chem. Ecol.*, 20(8), 1931–1943.
4. Legal, L., Moulin, B., Jallon, J.M. (1999). The relation between structures and toxicity of oxygenated aliphatic compounds homologous to the insecticide octanoic acid and the chemotaxis of two species of *Drosophila*. *Pest. Biochem. Physiol.*, 65, 90–101.
5. Burkill, I.A., Birtwistle W., Foxworthy, F.W., Scrivenor, J.B., Watson, J.G. (1966). In: *A Dictionary of the Economic Products of the Malay Peninsula*. Published by the Ministry of Agriculture and Cooperatives of the Governments of Malaysia and Singapore, Kuala Lumpur, Malaysia.
6. Bhuyan, R., Saikia, C.N. (2005). Isolation of colour components from native dye-bearing plants in northeastern India. *Bioresource Tech.*, 96, 363–372.
7. Council of Scientific Research and Industrial Research (1962). In *The wealth of India. A dictionary of Indian Raw Materials and Industrial Products*. CSIR, vol. 6, New Delhi, Indian.
8. Cheeseman. T.F. (1903). The Flora of Rarotonga, the chief island of the Cook Group. In *Transcripts of Linnean Soc of London*, 2nd Ser.-Botany, Vol. 6, 261–313.

9. Facciola, S. (1990). In *Cornucopia: a source book of edible plants.* Kampong Publications, Vista, CA, USA.
10. Morton, J. F. (1992). The Ocean-Going Noni, or Indian Mulberry (*Morinda citrifolia*, Rubiaceae) and some of its "colourful" relatives. *Economic Botany*, 46(3), 241–256.
11. Merrill, E. D. (1943). In *Emergency food plants and poisonous plants of the islands of the pacific*. Technical Manual, TM 10–420, United States Government, Washington, D. C., USA.
12. Hall, N. T., Nagy, S., Berry, R. E. (1975). Leaves for food: Protein and amino acid contents of leaves from 23 tropical and subtropical plants. In *Florida State Horticultural Society Publications*, vol. 88, 486–490.
13. Procter, G. R. (1984). Flora of the Cayman Islands. In *Kew Bulletin Additional Series 11*. Royal Botanic Gardens, London, England.
14. Davydov, M., Krikorian, A. D. (2000). *Eleutherococcus senticosus* (Rupr. & Maxim.) Maxim. (Araliaceae) as an adaptogen: a closer look. *J. Ethnopharmacol.*, 72, 345–393.
15. Balfour, E. (1871). In *Cyclopedia of India and of Eastern and Southeastern Asia, Commercial, industrial and scientific products of the mineral, vegetable and animal kingdoms, useful arts and manufacturers*. Scottisch and Adelphi Presses, 2nd edition, Madras, India.
16. Kubota, W. (1991). Noni-Indian Mulberry. Personal notes.
17. Lassak, E. V., McCarthy, T. (1983). In *Australian Medicinal Plants*. Methuen Australia Pty Ltd, North Ryde, Australien.
18. Atkinson, N. (1956) Antibacterial substances from flowering plants. 3. Antibacterial activity of dried Australian plants by a rapid direct plate test. *Austral. J. Exp. Biol.*, 34, 17–26.
19. Weiner, M. A. (1970). In *Secrets of Fijian Medicine*. University of California, Berkeley, USA.
20. Singh, Y. N., Ikahihifo, T., Panuve, M., Slatter, C. (1984). Folk medicine in Tonga. A study on the use of herbal medicines for obstetric and gynaecological conditions and disorders. *J. Ethopharmacol.*, 12, 305–329.
21. Parsons, C. (1981). Sickness Experience and Language: Aspects of Tongan and Western Accounting. PhD Thesis, University of Waikato, New Zeland.
22. Zepernick, B. (1972). In *Arzneipflanzen der Polynesier*. Verlag Dietrich Reiner, Berlin, Germany.
23. Weiner, M. (1970). Medicinal Plants of Tonga. M.S. Thesis, University of Hawaii, Honolulu, USA.

24. Cambie, R.C., Ash, J. (1994). In *Fijian Medicinal Plants*. Csiro pub., Australia.
25. Pande, M., Naiker, N., Mills, G., Singh, N., Voro, T. (2005). The Kura Files: qualitatively social survey. *Pacific Health Surv. And Resp.*, 12, 85 – 93.
26. Dittmar, A. (1993). *Morinda citrifolia* L.-Use in indigenous Samoan Medicine. *Journal of Herbs, spices and Medicinal Plants*, 1 (3), 77 – 92.
27. Brown, F.B.H. (1971). In *Flora of Southeastern Polynesia, III. Dicotyledons*. Bernice P. Bisop Museum, Bulletin 130, Bayard Dominick Expedition, Pub. No. 22, Kraus Reprint, New York, NY, USA.
28. Henry, T. (1928). In *Ancient Tahiti*. Bernice P. Bisop Museum, Bulletin 48, Bishop Museum Press, Honolulu, USA.
29. Thaman, R.R. (1990). Kiribati agroforestry: Trees, people and the atoll environment. *Atoll Research Bulletin*, No. 333, National Museum of Natural History, Smithsonian Institution, Washington, D.C., USA.
30. Handy, E., Pukui, M., Livermore, K. (1934). In *Outline of Hawaiian physical therapeutics*. Bishop Museum Press, Honolulu, USA.
31. Stewart, M. (1972). "Noni" The lore of the Hawaiian medicinal plants. *Bulletin of the Pacific Tropical Garden*, 2, 37 – 39.
32. Ayensu, E.S. (1981). In *Medicinal Plants of the West Indies*. Reference Publications, Inc., USA.
33. Morton, J.F. (1981). In *Atlas of Medicinal Plants of Middle America Bahamas to Yucatan*. Charles C. Thomas Pub., Springfield, Illinois, USA.
34. Heinicke, R.M. (1985). The pharmacologically active ingredient of noni. *Pacific Tropical Botanical Garden Bulletin*, 15, 10 – 14.
35. Commission E (2003). Comission decision of 5 June 2003 authorising the placing on the market of "noni juice" (juice of the fruit of *Morinda citrifolia* L.) as a novel food ingredient under regulation (EC No. 258/97) of the European parliament and of the council. In *Official Journal of the European Union*, 2003, 1.
36. Akihisa, T., Matsumoto, K., Tokuda, H., Yasukawa, K., Seino, K.-I., Nakamoto, K., Kuninaga, H., Suzuki, T., Kimura, Y. (2007). Anti-inflammatory and potential cancer chemopreventive constituents of the fruits of *Morinda citrifolia* (Noni). *J. Nat. Prod.*, 70, 754 – 757.
37. West, B.J., Jensen, C.J., Westendorf, J., White, L.D. (2006). A safety review of Noni fruit juice. J. Food Sci., 71 (8), 100 – 106.
38. Wang, M.Y., Nowicki, D., Anderson, G., Cheerva, A., Jensen, J. (2004). The heart protection study: Improvemnet of lipoprotein profiles in current smokers receiving *Morinda citrifolia* (Noni) fruit juice. *Circulation*, 109 (6), 38.

39. Williams, R.A., Westendorf, J., Mettlich, C. (2004). In *Noni-Saft und die moderne Medizin*, Hamburg, Germany.
40. Standley, P.C. (1930). In *Flora of Yucatan*. Botanical series No. 3, Field Mus. Nat. History, Chicago, Il, USA.
41. Basu, S., Hazra, B. (2006). Evaluation of nitric oxide scavenging activity, *in vitro* and *ex vivo*, of selected medicinal plants traditionally used in inflammatory diseases. *Phytother. Res.*, 20(10), 896–900.
42. Calzuola, I., Gianfranceschi, G.L., Marsili, V. (2006). Comparative activity of antioxidants from wheat sprouts, *Morinda citrifolia*, fermented papaya and white tea. *Int. J. Food Sci. Nutr.*, 57(3/4), 168–177.
43. Buranakarl, C., Kalandakanond-Thongsong S., Pondeenana, S. (2006). The effects of *Morinda citrifolia L.* (Noni) on oxidative stress and renal catecholamine content in doxorubicin induced nephrosis in rats. *Proceedings. Ann. Con. Vet. Sci. Chula Meeting*, 72.
44. Salleh, M.N., Runnie, I., Roach, P.D., Mohamed, S., Abeywardena, M.Y. (2002). Inhibition of low-density lipoprotein oxidation and up-regulation of low-density lipoprotein receptor in HepG2 cells by tropical plant extracts. *J. Agric. Food Chem.*, 50, 3693–3697.
45. Wang, M.Y., Cheerva, A., Su, C., Jensen, J., Nowicki, D., Anderson, G., Jensen, S., Fritz, J.W. (2002). Protective effects of *Morinda citrifolia* (Noni) on plasma SAR and LPO in current smokers. In the *Proceedings of 11th Biennial Meeting of the Society for Free Radical Research International*, C. Pasquier (ed.), Paris, France.
46. Kamiya, K., Tanak, Y., Endang, H., Umar, M., Satake, T. (2004). Chemical constituents of *Morinda citrifolia* fruits inhibit copper-induced low-density lipoprotein oxidation. *J. Agric. Food. Chem.* 52, 5843–5848.
47. Su, B.N., Pawlus, A.D., Jung, H.A., Keller, W.J., McLaughlin, J.L., Kinghorn, A.D. (2005). Chemical constituents of the fruits of *Morinda citrifolia* (Noni) and their antioxidant activity. *J. Nat Prod.*, 68, 592–595.
48. Yang, J., Paulino, R., Janke-Stedronsky, S., Abawi, F. (2007). Free-radical-scavenging activity and total phenols of noni (*Morinda citrifolia* L.) juice and powder in processing and storage. *Food Chem.*, 102, 302–308.
49. Zin, Z.M., Abdul-Hamid, A., Osman, A. (2002). Antioxidative activity of extracts from Mengkudu (*Morinda citrifolia* L.) root, fruit and leaf. *Food Chem.*, 78, 227–231.
50. Zin, Z.M., Abdul-Hamid, A., Osman, A., Saari, N., Misran, A. (2007). Isolation and identification of antioxidative compound from fruit of Mengkudu (*Morinda citrifolia* L.). *Int. J. Food Prop.*, 10, 363–373.

51. Jagetia, G.C., Baliga, M.S. (2004). The Evaluation of nitric oxide scavenging activity of certain Indian medicinal plants in vitro: a preliminary study. *J. Med. Food*, 7(3), 343 – 348.
52. Owen, P.L., Matainaho, T., Sirois, M., Johns, T. (2007). Endothelial cytoprotection from oxidized LDL by some crude Malenesian plant extracts is not related to their antioxidant capacity. *J Biochem Molecular Toxicology*, 21(5), 231 – 242.
53. West, B.J., Jensen, C.J. (2008). Noni Juice increases athlete endurance via antioxidant mechanism. In the *Proceedings of Joint Conference NORM/RMRM*, Park City, Utah, USA.
54. Palu, A., Seifulla, R., West, B. (2008). *Morinda citrifolia* L. (noni) improves athlete endurance: Its mechanisms of action. *J. Med. Plant Res.*, 2(7), 154 – 158.
55. Ma, D.I., West, B.J., Su, C.X., Gao, J.H., Liu, T.Z., Liu, Y.W. (2007). Evaluation of the ergogenic potential of noni juice. *Phytother. Res.*, 21, 1100 – 1101.
56. Issell, B.F., Gotay, C., Pagano, I., Franke, A. (2005). Quality of life measures in a phase I. *J. Clin. Onco.*, 2005 ASCO Annual Meeting Proceedings, 23, 16S, 8217.
57. Schöne, T.F. (2008). Experimentelle und klinische Untersuchungen zur analgetischen und entzündungshemmenden Wirkung von Fruchtextrakten aus Morinda citrifolia (Noni). Dissertation, Hamburg, Germany.
58. Su, C.X., Jensen, C.J., Wang, M.Y., Fritz, J.W., Jensen, S. (2001). A new selective COX-2 inhibitor: *Morinda citrifolia* (Noni). In *Proceedings of 7th International Conference of Eicosanoids and Other Bioactive Lipids in Cancer, Inflammation and Related Diseases*, Nashville, Tennessee, USA.
59. Palu, A.K., Su, C., Zhou, B.N., Jensen, J. (2004). *Morinda citrifolia* L.: A dual inhibitor of COX-2 and 5-LOX Enzymes. In the *Proceedings of 5th International Conference and Exhibition on Nutraceuticals and Functional Foods*, Worldnutra 2004, San Francisco, California, USA.
60. Xu, J., McSloy, A.C., Anderson, B.K., Godbee, R.G., Peek, S.F., Darien, B.J. (2006). Tahitian Noni® Equine Essentials™ : A novel anti-inflammatory and a COX-2 inhibitor, which regulates LPS-Induced Inflammatory Mediator Expression in Equine Neonatal Monocytes. In the *Proceedings of ACVIM Forum*, USA.
61. Basar, S., Uhlenhut, K., Högger, P., Schöne, F., Westendorf, J. (2009). Analgesic and anti-inflammatory activity of *Morinda citrifolia* L. (Noni) fruit. *Phytother. Res.* (*in press*).

62. Palu, A., Chen, S., Zhou, B.N., West, B., Jensen, J. (2009). Noni leaves: A dual inhibitor of Cox-2/5-LOX enzymes with antibacterial and wound healing effects. *Evidence Based Complementary and Alternative Medicine*, (*in press*).
63. Hirazumi, A., Furusawa, E., S.C. Chou, Hokama, Y. (1994). Anticancer activity of *Morinda citrifolia* (Noni) on intraperitoneally implanted Lewis lung carcinoma in syngeneic mice. *Proc. West. Pharmacol. Soc.*, 37, 145–146.
64. Hirazumi, A., Furusawa, E. (1999). An immunomodulatory polysaccharide-rich substance from the fruit juice of *Morinda citrifolia* (Noni) with antitumor activity. *Phytother. Res.*, 13, 380–387.
65. Palu, A., Hirazumi, A.K., West, B., Deng, S., Jensen, J., White, L. (2008). The effects of *Morinda citrifolia* L. (noni) on the immune system: Its molecular mechanisms of action. *J. Ethnopharm.*, 115, 502–506.
66. Sunder, J., Rai, R.B., Yasmeen, J., Kundu, A., Jeyakumar, S. (2007). Immunomodulator effect of *Morinda citrifolia* in poultry. *Indian Journal of Animal Sciences*, 77(11), 1126–1128.
67. Schäfer, M., Sharp, P., Brooks, V.J., Xu, J., Cai, J., Keuler, N.S., Peek, S.F., Godbee, R.G., Schultz, R.D:, Darien, B.J. (2008). Enhanced bactericidal Activity against *Escherichia coli* in calves fed *Morinda citrifolia* (Noni) puree. *J. Vet. Intern. Med.*, 22, 499–502.
68. Zeglin, A. (2009). Die Bestimmung des östrogenen Potenzials von *Morinda citrifolia* L. unter Verwendung einer Kombination aus einem Rezeptorbindungstest und einem Alkalische-Phosphatase-Induktionstest in Ishikawa Zellen. Dissertation, Hamburg, Germany.
69. Liberei, S. K. (2007). Auswirkung von Pflanzenauszügen auf Estrogenrezeptoren in U-2 OS/ERα und Erβ-sowie hFOB/ERα-Zellen unter besonderer Berücksichtigung der Extrakte aus *Morinda citrifolia* (Noni). Dissertation, Hamburg, Germany.
70. Wang, M.Y., Henley, E., Nolting, J., Cheerva, A., Jensen, J., Anderson, G., Nowicki, D., Story, S. (2006). Noni juice may lower total cholestrol and triglycerides in adult smokers. *American Heart Association Report*, EPI, Abstract, P78.
71. Palu, A.K., Santiago, R.A., West, B.J., Kaluhiokalani, N., Jensen, J. (2008). The effects of *Morinda citrifolia* L. (Noni) on high blood pressure: a mechanistic investigation and case study. *Am. Chem. Soc. Symp. Ser.*,no. 993, Functional Food and Health, ch.39, 446–453.

72. Bushnell, O. A., Fukuda, M., Makinodan, T. (1950). The antibacterial properties of some plants found in Hawaii. *Pacific Science*, 4, 167 – 183.
73. Murray, P. E., Farber, R. M., Namerow, K. N., Kuttler, S., Garcia-Godoy, F. (2008). Evaluation of *Morinda citrifolia* as an endodontic irrigant. *JOE*, 34 (1), 66 – 70.
74. Palu, A. K., West, B. J., Jensen, J. (2008). The inhibitory effects of Noni (*Morinda citrifolia* L.) fruit juice preparations on *Trichomonas foetus* and *Actinomyces viscosus in vitro*. In the *Proceedings of the Joint Conferences NORM/RMRM*, Park City, Utah, USA.
75. Saludes, J. P., Garson. M. J., Franzblau, S,G., Aguinaldo, A. M. (2002). Antitubercular constituents from the hexane fraction of *Morinda citrifolia* Linn. (*Rubiaceae*). *Phytother. Res.*, 16, 683 – 685.
76. Banarjee, S., Johnson, A. D., Csiszar, K., Wansley, D. L., McGEady, P. (2006). An extract of Morinda citrifolia interferes with the serum-induced formation of filamentous structures in *Candida albicans* and inhibits germination of *Aspergillus nidulans*. *Am. J. Chin. Med.*, 34 (3), 503 – 509.
77. Mohtar, M., Shaari, K., Ali, N. A. M., Ali, A. M. (1998). Antimicrobial activity of selected Malaysian plants against micro-organisms related to skin infections. *J. Trop. Fores. Prod.*, 4 (2), 199 – 206.
78. Satrija, F., Retnani, E. B., Ridwan, Y., Tiuria, R. (2001). Potential use of herbal anthelminitics as alternative antiparasitic drugs for small holder farms in developing countries. Livestock Community and Environment. In the *Proceedings of the 10th Conference of the Association of Institutions for Tropical Veterinary Medicine*, Copenhagen, Denmark, 2001.
79. Raj, R. K. (1974). Screening of indigenous plants for anthelmintic action against human *Ascaris lumbricoides*: Part II. Vol 19 (1), 48 – 49.
80. Stuart, K. L., Bras, G. (1955). Clinical observations on veno-occlusive disease of the liver in Jamaican adults. *Br. Med. J.*, 2, 348 – 352.
81. Westendorf, J., Effenberger, K., Iznaguen, H., Basar, S. (2007). Toxicological and analytical investigations of Noni (*Morinda citrifolia*) fruit juice. *J. Agric. Food Chem.*, 55, 529 – 537.
82. Feng, D. S., Zhao, Y. M., Zheng, D. X. (2006). Experimental study on the toxicity of noni juice. *China Tropical Medicine*, 5 (6), 886 – 893.
83. Müller, J. C., Botelho, G. K., Bufalo, A. C., Boareto, A. C., Rattmann, Y. D., Otuki, M. F., Cabrini, D. A., Martins, E. S., Dalsenter, P. R. (2009). *Morinda citrifolia* Linn (Noni): In vivo and in vitro reproductive toxicology. *J. Ethnopharm.*, 121, 229 – 233.

84. Millonig, G., Stadlmann, S., Vogel, W. (2005). Herbal hepatotoxicity: acute hepatitis caused by a Noni preparation (*Morinda citrifolia*). *Eu. J. Gastro. Hepatol.*, 17(4), 445–447.
85. Stadelbauer, V., Fickert, P., Lackner, C., Schmerlaib, J., Krisper, P., Trauner, M., Stauber, R.E. (2005). Hepatotoxicity of Noni juice: Report of two cases. *World J. Gastroenterol.*, 11(30), 4758–4760.
86. Yüce, B., Gülberg, V., Diebold, J., Gerbes, A.L. (2006). Hepatitis induced by noni juice from *Morinda citrifolia*: a rare cause of hepatotoxicity or the tip of the iceberg. *Digestion*, 73, 167–170.
87. West, B.J. (2006). Hepatotoxicity from interferon-beta, not Noni juice. *Digestion*, 74, 47–48.
88. West, B.J., Jensen, C.J., Westendorf, J. (2006). Noni juice is not hepatotoxic. *World J. Gastroenterol.*, 12(22), 3616–3619.
89. EFSA – European Food Safety Authority (2006). Opinion on a request from the commission related to the safety of noni juice (juice of the fruits of *Morinda citrifolia*). *EFSA J.*, 376, 1–12.
90. Wang, M.Y., Anderson, G.L., Nowicki, D., Jensen, J. (2004). Protective effect of *Morinda citrifolia* (Noni) fruit juice against chronic liver injury induced by carbontetrachloride in female SD rats. *Cancer Epi. Biomark. Prev.*, 13(11), 1838.
91. Müller, B.A., Scott, M.K., Sowinski, K.M., Prag, K.A. (2000). Noni juice (*Morinda citrifolia*): hidden potential for hyperkalemia?. *Am. J. Kidney Dis.*, 35(2), 310–312.
92. Carr, M.E. (2004). Coumadin resistance and the vitamin supplement "Noni". *Am J. Hematol.*, 77, 103–104.
93. Pawlus, A.D., Kinghorn, A.D. (2007). Review of the ethnobotany, chemistry, biological activity and safety of the botanical dietary supplement *Morinda citrifolia* (noni). *J. Pharm. Pharmacol.*, 59, 1587–1609.
94. Potterat, O., Hamburger, M. (2007). *Morinda citrifolia* (Noni) fruit-phytochemistry, pharmacology, safety. *Planta Med*, 73, 191–199.
95. Farine, J.P., Legal, L., Moreteau, B., Le Quere, J.L. (1996). Volatile components of ripe fruits of *Morinda citrifolia* and their effects on Drosophila. *Phytochem.*, 41(2), 433–438.
96. EFSA (2009). Scientific Opinion of the Panel on Dietetic Products Nutrition and Allergies on a request from European Comission on the safety of "*Morinda citrifolia* (Noni) fruit puree and concentrate" as a novel food ingredient. *EFSA J.*, 998, 1–9.

97. Pino, J. A., Marquez, E., Castro, D. (2009). Volatile and non-volatile acids of noni (*Morinda citrifolia* L.) fruit. *J. Sci. Food Agric.* (online available).
98. Roncero, C., Goodridge, A. G. (1992). Hexanoate and octanoate inhibit transcription of the malic enzyme and fatty acid synthase genes in chick embryo hepatocytes in culture. *J. Biol. Chem.*, 267 (21), 14918 – 14927.
99. Armin, M., Müller, J., Schneider, P., Fiedler, H.-P., Groth, I., Tayman, F. S.-K., Teltschik, F., Günther, C., Bringmann, G. (1999). (2E, 4Z)-Decadienoic acid and (2E, 4E, 7Z)-decatrienoic acid, two herbicidal metabolites from *Streptomyces viridochromogenes* Tü 6105. *Pestic. Sci.* 55, 733 – 739.
100. Bui, A. K. T., Bacic, A., Pettolino, F. (2006). Polysaccharide composition of the fruit juice of *Morinda citrifolia* (Noni). *Phytochem.*, 71, 1 – 5.
101. Kim, H. J., Jang, S. I., Kim, Y. J., Chung, H. T., Yun, Y. G., Kang, T. H., Jeong, O. S., Kim, Y. C. (2004). Scopoletin suppresses pro-inflammatory cytokines and PGE2 from LPS-stimulated cell line, RAW 264.7 cells. *Fitoterapia*, 75 (3 – 4), 261 – 266.
102. Moon, P. D., Lee, B. H., Jeong, H. J., An, H. J., Park, S. J., Kim, H. R., Ko, S. G., Um, J. Y., Hong, S. H., Kim, H. M. (2007). Use of scopoletin to inhibit the production of inflammatory cytokines through inhibition of the IϰB/NF-ϰB signal cascade in the human mast cell line HMC-1. Eur. *J. Pharmacol.*, 555 (2 – 3), 218 – 225.
103. Shaw, C. Y., Chen, C. H., Hsu, C. C., Chen, C. C., Tsai, Y. C. (2003). Antioxidant properties of scopoletin isolated from *Sinomonium acutum*. *Phytother. Res.*, 17 (7), 823 – 825.
104. Kang, S. Y., Sung, S. H., Park, J. H., Kim, Y. C. (1998). Hepatoprotective activity of scopoletin, a constituent of *Solanum lyratum*. *Arch. Pharm. Res.*, 21 (6), 718 – 722.
105. Oliveira, E. J., Romero, M. A., Silva, M. S., Silva, B. A., Medeiros, I. A. (2001). Intracellular calcium mobilization as a target for the spasmolytic action of scopoletin. *Planta Med.*, 67, 605 – 608.
106. Ding, Z., Dai, Y., Wang, Z. (2005). Hypouricemic action of scopoletin arising from xanthine oxidase inhibition and uricosuric activity. *Planta Med.*, 71 (2), 183 – 185.
107. Carpiella, M. C., Ferrayoli, C. G., Palacios, S. M. (2005). Antifungal synergistic effect of scopoletin a hydroxycoumarin isolated from *Melia azedarach* L. fruits. *J. Agric. Food Chem.*, 53 (8), 2922 – 2927.

108. Kim, E. K., Kwon, K. B., Shin, B. C., Seo, E. A., Lee, Y. R., Kim, J. S., Park, J. W., Park, B. H., Ryu, D. G. (2005). Scopoletin induces apoptosis in human promyeloleukemic cells, accompanied by activations of nuclear factor κ-B and capase-3. *Life Sci.*, 77 (7), 824–836.
109. Jadhav, G. B., Upasani, C. D., Patil, R. A. (2008). http://www.pharmainfo. Net/reviews/overview-flavanoids
110. de Groot, H., Rauen, U. (1998). Tissue injury by reactive oxygen species and the protective effects of flavonoids. *Fundamental Clinical Pharmacology*, 12, 249–255.
111. Hanasaki, Y., Oğawa, S., Fukui, S. (1994). The correlation between active oxygens scavenging and antioxidative effects of flavonoids. *Free Rad. Biol. Med.*, 16, 845–850.
112. Hollmann, P. C. H., Katan, M. B. (1997). Absorption, metabolism and health effects of dietary flavonoids in man. *Biomed. Pharmacother.*, 51, 305–310.
113. Peng, I. W., Kuo, S. M. (2003). Flavonoid structure affects the inhibition of lipid peroxidation in Caco-2 intestinal cells at physiological concentrations. *J. Nutr.*, 133, 2184–2187.
114. Sakanashi, Y., Oyama, K., Matsui, H., Oyama, T. B., Oyama, T. M., Nishimura, Y., Sakai, H., Oyama, Y. (2008). Possible use of quercetin, an antioxidant, for protection of cells suffering from overload of intracellular Ca^{+2}: a model experiment. *Life Sci.*, 83 (5-6), 164–169.
115. Formica, J. V., Regelson, W. (1995). Review of the biology of quercetin and related bioflavonoids. *Food Chem. Tox.*, 33 (12), 1061–1080.
116. Knekt, P., Jarvinen, R., Reunanen, A., Maatela, J. (1996). Flavonoid intake and coronary mortality in Finland: a cohort study. *BMJ.*, 312, 478–481.
117. Hertoğ, G. L. (1995). Antioxidative Flavonoide in der Nahrung: Herzinfarkt- und Karzinomrisiken. *Forsch. Komplementärmed.*, 2, 283–288.
118. Wang, H. K., Xia, Y., Yang, Z. Y., Natschke, S. L., Lee, K. H. (1998). Recent advances in the discovery and development of flavonoids and their analogues as antitumor and anti-HIV agents. *Adv. Exp. Med. Biol.*, 439, 191–225.
119. Hertog, M. G., Kromhout, D., Aravanis, C. (1995). Flavonoid intake and long-term risk of coronary heart disease and cancer in the seven countries study. *Arch. Intern. Med.*, 155, 381–386.

120. Senderson, J.T., Hordijk, J., Denison, M.S., Springsteel, M.F., Nantz, M.H., van den Berg, M. (2004). Induction and inhibition of aromatase (CYP19) activity by natural and synthetic flavonoid compounds in H295R human adrenocortical carcinoma cells. *Toxicol. Sci.*, 82(1), 70–79.
121. Ahmad, V.U., Bano, S. (1980). Isolation of β-sitosterol und ursolic acid from *Morinda citrifolia* Linn.. *J. Chem. Soc. Pak.*, 2(2), 71.
122. Dzubak, P., Haiduch, M., Vydra, D., Hustova, A, Kvasnica, M., Biedermann, D., Markova, L., Urban, M., Sarek, J. (2006). Pharmacological activities of natural triterpenoids and their therapeutical implications. *Nat. Prod. Rep.*, 23, 394–411.
123. EU 2008: Comission Decision of 15 November 2008 authorising the placing on the market of leaves of *Morinda citrifolia* as a novel food ingredient under Regulation (EC) No. 258/97 of the European Parliament and of the Council (*notified under document number C(2008)8108*) (2008/985/EC)
124. Leung, W.T.W., Butrum, R.R., Chang, F.H., Rao, M.N., Polachi, W. (1972). Food composition table for use in East Asia. Dept. of Health, Education and Welfare Publication (NIH) 73-465, Bethesda, MD. Available online at http://www.Fao.org/docrep/003/X6878E/X6878E00.Htm#TOC
125. EFSA (2008). Safety of leaves from *Morinda citrifolia* L. Scientific opinion of the panel on dietetic products, nutrition and allergies. *EFSA J.*, 769, 1–17.
126. Sang, S., Cheng, X., Zhu, N., Stark, R.E., Badmaev, V., Ghai, G., Rosen, R.T.., Ho, C.T. (2001). Flavonol glycosides and novel iridoid glycoside from the leaves of *Morinda citrifolia*. *J. Agric. Food Chem.*, 49, 4478–4481.
127. Sang, S., Liu, G., He, K., Zhu, N., Dong, Z., Zheng, Q., Rosen, R.T., Ho, C.T. (2003). New unusual iridoids from the leaves of Noni (*Morinda citrifolia* L.) show inhibitory effect on ultraviolet B-induced transcriptional activator protein -1 (AP-1) activity. *Bioorg. Med. Chem.*, 11, 2499–2502.
128. Recio, M.C., Giner, R.M., Manez, S., Rio, J.L. (1994). Structural considerations on iridoids as antiinflammatory agents. *Planta Med.*, 60, 232–234.
129. West, B.J., Jensen, C.J., Westendorf, J. (2008). A new vegetable oil from noni (*Morinda citrifolia*) seeds. *Int. J. Food Sci. Tech.*, 43, 1988–1992.

130. Deng, Y., Chin, Y.W., Chai, H., Keller, W.J., Kinghorn, A.D. (2007). Anthraquinones with quinone reductase-inducing activity and benzophenones from *Morinda citrifolia* (Noni) roots. *J. Nat. Prod.*, 70(12), 2049–2052.
131. Kamiya, K., Hamabe, W., Harada, S., Murakami, R., Tokuyama, S., Satake, T. (2008). Chemical constituents of *Morinda citrifolia* roots exhibit hypoglycemic effects in Streptozotocin-induced diabetic mice. *Biol. Pharm. Bull.*, 31(5), 935–938.
132. Kamiya, K., Hamabe, W., Tokuyama, S., Satake, T. (2009). New anthraquinone glycosides from the roots of *Morinda citrifolia*. *Fitoterapia*, 80(3), 196–199.
133. Westendorf, J. (1993). Pharmakologische und toxikologische Bewertung von Anthranoiden. *PZ*, 138, 9–20.
134. Westendorf, J., Poginsky, B., Marquardt, H., Marquardt, H. (1988). The genotoxicity of lucidin, a natural component of *Rubia tinctorum* L. and lucidinethylether, a component of ethanolic *Rubia* extracts. *Cell Biol. Toxicol.*, 4, 225–239.
135. Westendorf, J., Pfau, W., Schulte, A. (1998). Carcinogenecity and DNA adduct formation observed in ACI rats after long term treatment with madder root, *Rubia tinctorium* L. *Carcinogenesis*, 19, 2163–2168.
136. Westendorf, J., Marquardt, H., Poginsky, B., Dominiak, M., Schmidt, J., Marquardt, H. (1990). Genotoxicity of naturally occurring hydroxyanthraquinones. *Mut. Res.*, 240, 1–2.
137. Poginsky, B., Westendorf, J., Blömeke, B., Marquardt, H., Hewer, A., Grover, P., Phillips, D. (1991). Evaluation of DNA-binding activity of hydroxyanthraquinones occuring in *Rubia tinctorum*. *Carcinogenesis*, 12, 1265–1271.
138. Newton, K. (2002). Production of Noni juice and powder in Samoa. In the Proceedings of the 2002 Hawai'i Noni Conference, S.C. Nelson (ed.), Hawaii, USA.

Sachverzeichnis

M

Glossar

Abdomen: Bauchregion

adaptogen: bezeichnet eine Eigenschaft bestimmter Pflanzen, die die Stressfähigkeit des Körpers verbessern, ohne dabei dosisabhängige toxische Effekte zu entfalten.

Agar: Ein Nährsubstrat für Bakterienkulturen

Alkaloid: stickstoffhaltige, basisch reagierende Pflanzeninhaltsstoffe, die häufig pharmakologische Wirkungen besitzen.

Anthrachinone: gelbe bis rot gefärbte chemische Stoffe mit dem Grundgerüst des 9,10-Anthracendions; sie sind oft in den Wurzeln von Pflanzen der Familie der Rubiaceen anzutreffen, daher auch in der Nonipflanze.

Antioxidantien: chemische Stoffe, die in der Lage sind, reaktive Sauerstoffverbindungen wie Superoxidanionradikale oder Hydroxylradikale zu zerstören.

Antiseptikum: ein Mittel zur lokalen Abtötung von Mikroorganismen

Arthrose: degenerative Gelenkerkrankung, die meistens durch ein Missverhältnis zwischen der Leistungsfähigkeit und der Beanspruchung eines Gelenkes entsteht.

ASS: Acetylsalicylsäure – ein von dem Chemiker Arthur Eichengrün 1897 synthetisierter Stoff, der schmerzlindernde und entzündungshemmende Wirkungen hat, auch bekannt unter dem Namen „Asprin".

Bioverfügbarkeit: beschreibt den Anteil einer dem Körper zugefügten Substanz, die in der Lage ist, vom Applikationsort in den Kreislauf überzugehen.

Candida albicans: Hefepilze, die auf Schleimhäuten im Mund, Darm oder Genitalbereich entzündliche Erkrankungen hervorrufen können.

Colitis ulzerosa: durch Autoantikörper hervorgerufene chronische Entzündung des Dickdarms.

Dopadecarboxylasehemmer: Medikamente, die die Umwandlung der Aminosäure Dopa (3,4-Dihydroxy-phenylalanin) in den Neurotransmitter Dopamin (3,4-Dihydroxy-phenylethylamin) blockieren. Sie dienen zur Behandlung der Parkinson'schen Erkrankung.

Enzyme: Eiweißverbindungen, die bestimmte chemische Reaktionen in lebenden Zellen katalysieren.

Fermentation: enzymkatalysierte Reaktion, bei der biologische Materialien umgesetzt werden. Die Enzyme entstammen häufig Mikroorganismen, wie Bakterien oder Pilzen.

Fettsäureglykoside: chemische Verbindungen aus einer Fettsäure und einem Zucker

Herbizid: chemischer Stoff, der zur Bekämpfung des Wachstums von Pflanzen eingesetzt wird.

Hexansäure: gesättigte Fettsäure mit sechs Kohlenstoffatomen; Hauptbestandteil der flüchtigen Fraktion der Nonifrüchte und verantwortlich für deren charakteristischen Geruch.

Hydroxylradikal: chemische Verbindung bestehend aus je einem Wasserstoff- und Sauerstoffatom, mit einem freien Elektron; entsteht als Radikal bei oxidativen Prozessen und ist an der Zerstörung von funktionellen Eiweißmolekülen wie Enzymen, Strukturproteinen oder Nukleinsäuren beteiligt.

Hypophyse: Hirnanhangdrüse – reguliert die Hormonabgabe in den peripheren Hormondrüsen

Hypophysen/Nebennierenachse: funktionelle Einheit bestehend aus der Hypophyse und dem Hypophysenhormon ACTH einerseits, sowie der hormonellen Aktivität der Nebenniere mit den Hormonen Kortisol, Aldosteron und den Androgenen andererseits.

Insulin: Hormon der Inselzellen in der Bauchspeicheldrüse; es reguliert nach der Mahlzeit den Blutzuckerspiegel durch Förderung der Aufnahme von Glukose aus dem Blut in die Speicherzellen.

Koenzyme: niedermolekulare Substanzen, die die Tätigkeit von Enzymen unterstützen oder überhaupt erst möglich machen

Kollagenasen: Enzyme, die den Abbau von Knorpel katalysieren; sie sind an der Zerstörung der Gelenke bei der Arthritis beteiligt.

Kortikoide: Substanzen, die chemisch mit dem Hormon Kortisol verwandt sind und als Medikamente gegen Entzündungen, bei Asthma und zur Unterdrückung des Immunsystems eingesetzt werden.

Krätze: auch Scabies genannt nennt man eine Hauterkrankung, bei der sich Milben in die Haut einbohren und zu starkem Juckreiz führen.

Leukotriene: Entzündungsmediatoren, die aus Arachidonsäure durch Einwirkung von Enzymen (Lipoxigenasen) entstehen.

Massenspektrometer: Messgerät zur Bestimmung der Molekülmasse und der chemischen Struktur einer Verbindung

Menopause: – auch als Wechseljahre bezeichnet – nennt man den Zustand, der das Ende der fruchtbaren Phase im Leben einer Frau beschreibt. Durch den Mangel an Östrogen wird eine Reihe von Beschwerden ausgelöst.

Mesenterium: Geflecht aus Fettgewebe, Blutgefäßen, Nerven und Lymphgefäßen, die den Darm umgeben.

Mitralklappe: Herzklappe zwischen dem linken Vorhof und der linken Kammer.

Monozyten: auch Makrophagen oder Fresszellen genannte, besonders große Form der weißen Blutkörperchen. Sie können die Blutbahn verlassen und in das Gewebe einwandern. Dort können sie eingedrungene Mikroorganismen zerstören.

Ovarialkarzinom: Krebserkrankung der Eierstöcke; hochgradig maligne Erkrankung mit häufigem Auftreten von Metastasen.

palliativ: eine Behandlung, deren Ziel es ist, die Beschwerden einer unheilbaren Krankheit zu lindern.

Pasteurisieren: schonendes Erhitzen von hitzempfindlichen Flüssigkeiten zur Abtötung von Mikroorganismen.

Peroral: Aufnahme über den Mund in den Magen.

Phytoöstrogene: Pflanzeninhaltsstoffe, die sich im Körper wie das Hormon Östrogen verhalten.

Placebo: Gabe eines unwirksamen Stoffes bei klinischen Versuchen zur Erkennung von Wirkungen, die auf Einbildungen beruhen.

Polysaccharid: langkettige Verknüpfungen von Zuckereinheiten, z.B. in Zellulose, Stärke oder Glykogen.

Primärtumor: Krebserkrankung an ihrem Ausgangsorgan.

Proenzym: inaktive Vorläuferform eines Enzyms, die durch einen Aktivierungsvorgang in das funktionsfähige Enzym umgewandelt wird.

Prostaglandine: Gewebshormone, die durch die katalytische Vermittlung der als Cyclooxigenasen bezeichneten Enzyme aus Arachidonsäure gebildet werden. Sie steuern vegetative Funktionen und Entzündungen.

Revertieren: Rückführung in den Anfangszustand.

Rezeptoren: Eiweißverbindungen, die in der Lage sind bestimmte Botenstoffe wie Neurotransmitter oder Hormone zu binden.

Sauerstoffradikale: reaktionsfähige Zwischenstufen bei der Umwandlung von Sauerstoff in Wasser. (Siehe auch Antioxidantien)

Sekundärtumor: Metastasen; sie entstehen wenn Krebszellen sich aus dem Primärtumor lösen und an anderer Stelle im Körper wieder festsetzen und dort einen neuen Tumor bilden.

Subchronisch: die Verabreichung einer Substanz an Versuchstiere über einen Zeitraum von bis zu drei Monaten.

Tetrachlorkohlenstoff: CCl4: Verbindung deren Moleküle nur aus Kohlenstoff und Chlor bestehen. Der Stoff wird als Lösungsmittel genutzt, ist aber für Menschen und Tiere hochtoxisch. Er führt zu Leberschäden.

Theophyllin: gehört zu den Xanthinen und ist mit dem Koffein verwandt. Man verwendet es als Medikament bei schwerem Asthma.

Tramadol: bekannt unter dem Handelsnamen Tramal; gehört zur Gruppe der synthetischen opioidartigen Schmerzmittel und unterliegt nicht der Betäubungsmittelverordnung.

Triglyceride: gehören zur Klasse der Fette und bestehen aus Glycerin und Fettsäuren. Jeweils ein Molekül Glycerin ist mit drei Molekülen Fettsäure verbunden. Die meisten tierischen und pflanzlichen Fette kommen in dieser Form vor.

Xanthinoxidase: Enzym, das die Umwandlung von Xanthin, welches beim Abbau von Nukleinsäuren (RNS und DNS) entsteht, in Harnsäure katalysiert. Stoffe, die die X. hemmen, haben eine positive Wirkung bei der Gicht, die durch eine pathologische Erhöhung des Harnsäurespiegels im Blut gekennzeichnet ist.

Zytokine: Gewebshormone, die in Mastzellen und Leukozyten gespeichert sind und bei entzündlichen Prozessen freigesetzt werden.

Hinweis:
Dieses Buch ist als Information über die Nonipflanze und seine Wirkungen gedacht. Es verwendet Berichte von Anwendern sowie in der Literatur publizierte Studien. Es stellt keine Anleitung zur Therapie von Krankheiten dar. Die Autoren haften nicht für eventuelle Schäden, die durch Anwendung von Noniprodukten entstehen.

ISBN 978-3-00-027815-0